血液病流式细胞术临床应用 100 例

Practical Flow Cytometry in Haematology
100 Worked Examples

主　编　Mike Leach　　Mark Drummond
　　　　Allyson Doig　　Pam McKay
　　　　Bob Jackson　　Barbara J. Bain

主　审　夏　薇

主　译　岳保红　　高晓娟　　袁小庚

人民卫生出版社
·北京·

血液病流式细胞术临床应用 100 例

Practical Flow Cytometry in Haematology
100 Worked Examples

主　编　Mike Leach　Mark Drummond
　　　　Allyson Doig　Pam McKay
　　　　Bob Jackson　Barbara J. Bain

主　审　夏　薇

主　译　岳保红　高晓娟　袁小庚

副主译　孙晓莉　魏园玉　韩艳平　刘　帅

译　者　李曌博　张　帆　李　佳　岳嘉鸣

人民卫生出版社
·北京·

Practical Flow Cytometry in Haematology：100 Worked Examples
By Mike Leach，Mark Drummond，Allyson Doig，Pam McKay，Bob Jackson，Barbara J. Bain

血液病流式细胞术临床应用 100 例
岳保红、高晓娟、袁小庚等译

图书在版编目（CIP）数据

血液病流式细胞术临床应用 100 例/（英）迈克·李奇（Mike Leach）主编；岳保红，高晓娟，袁小庚主译
．—北京：人民卫生出版社，2020.9
  ISBN 978-7-117-30373-6

  Ⅰ.①血… Ⅱ.①迈…②岳…③高…④袁… Ⅲ.①血液病-细胞-生物样品分析-定量分析-案例 Ⅳ.①R522②Q2-33

中国版本图书馆 CIP 数据核字（2020）第 159848 号

| 人卫智网 | www.ipmph.com | 医学教育、学术、考试、健康，购书智慧智能综合服务平台 |
| 人卫官网 | www.pmph.com | 人卫官方资讯发布平台 |

图字：01-2017-0391 号

血液病流式细胞术临床应用 100 例
Xueyebing Liushi Xibaoshu Linchuang Yingyong 100 Li

主　　译：岳保红　高晓娟　袁小庚
出版发行：人民卫生出版社（中继线 010-59780011）
地　　址：北京市朝阳区潘家园南里 19 号
邮　　编：100021
E - mail：pmph @ pmph.com
购书热线：010-59787592　010-59787584　010-65264830
印　　刷：人卫印务（北京）有限公司
经　　销：新华书店
开　　本：889×1194　1/16　　印张：24
字　　数：694 千字
版　　次：2020 年 9 月第 1 版
印　　次：2020 年 9 月第 1 次印刷
标准书号：ISBN 978-7-117-30373-6
定　　价：268.00 元

打击盗版举报电话：010-59787491　E-mail：WQ @ pmph.com
质量问题联系电话：010-59787234　E-mail：zhiliang @ pmph.com

中文版序言

国际著名的 Wiley Blackwell 出版集团的 *Practical Flow Cytometry in Haematology*：*100 Worked Examples* 的中文版《血液病流式细胞术临床应用 100 例》在郑州大学岳保红教授的翻译团队不懈努力下终于出版了。

原著通过 100 个实用的血液学临床病例，将血液病诊断过程中所需要的检测方法和诊疗思路进行了详细的分类和讨论。按照 WHO 对血液疾病的分类方法，以形态学（外周血涂片、骨髓涂片、骨髓活检和淋巴组织病理）为基础检测，通过流式细胞术为每一个病例提供进一步的诊断和鉴别诊断的线索，同时结合细胞遗传学和分子生物学检测进行详细的预后判断、疗效评估以及获得微小残留病等信息。

将国外系统的、先进的血液学理念介绍到国内是血液学及血液病工作者的责任和义务。岳保红教授在美国访学期间非常关注血液病实验诊断领域的学科著作，选择了这本原著并组织团队翻译，把该书介绍到国内。原著图文并茂，有关血液、骨髓细胞和组织的形态学图片质量高且权威，其中文版的出版对提高国内血液病实验诊断及流式细胞术的临床应用将起到推动和促进作用，对从业人员的理论和技术水平提高将会有一定帮助。

董子钢

郑州大学　　　　　副校长
郑州大学医学院　　院长
郑州大学　　　　　特聘教授
2020 年 8 月

中文版前言

《血液病流式细胞术临床应用100例》原著出版以来，阅读过该书的读者都强烈推荐，因为它涉及的血液病病种非常丰富，每一个疾病从循证医学的角度，通过临床症状、基础形态学到重点内容流式细胞术的免疫表型分析，再到遗传学检测等各个环节都环环相扣，有据可依。本书介绍的100个临床实际病例，不仅突出了流式细胞术在血液疾病中的诊断价值，而且每一个病例都力争按照WHO造血与淋巴组织肿瘤分类中的"MICM"诊断标准进行诊断。这本相当实用的临床病例书籍，对检测数据的分析过程是单平台数据分析与多平台数据综合的过程，更是临床特征和实验诊断数据完美结合、相互印证的过程。本书通过对每一个病例的分析，不仅使血液病实验诊断人员的实验数据解读能力得到一定的提高，促进对血液疾病的全面认识，而且使临床医师对疾病的检验、检测方法和意义等有一个新的理解，这也是翻译这本书的意义所在。

需要说明的是，本书原著对个别疾病的诊断参照了2008版的诊断标准。比如第54个病例，诊断的是"急性红白血病（单核-红）"。急性红白血病名称在2016年WHO诊断标准修订版中已经取消，仅保留了纯红白血病这一类型。既往若红系比例超过50%，且髓细胞原始细胞比例占NEC（非红系细胞）的20%以上，诊断为急性红白血病，但在2016年WHO分类中，原始细胞比例指原始细胞占所有有核细胞的比例，这样，在红系细胞比例超过50%的情况下，若原始细胞比例低于20%，则诊断为MDS；原始细胞比例超过20%，诊断为AML-NOS（无重现性遗传学异常的情况下）。

纵观这100个病例，有几点感受很深刻。首先，病种相当丰富，涉及常见的、少见的、罕见的血液病，包括遗传性血液疾病，如罕见的遗传性血小板功能障碍性疾病（血小板无力症、遗传性球形红细胞增多症）以及反应性疾病引起的血液学改变（如吸烟引起的持续的多克隆B淋巴细胞反应性增生症）。这些疾病类型在排序上并没有按病种归类，而是随机分布，不会给阅读者预期的心理暗示，让读者每读一个病例都要独立思考和分析。同时，同一个病种，在不同的患者、不同的遗传学和生物学背景下，主要伴随的临床特征、实验室特征也是千差万别，需要仔细分辨。

其次，每一个病例，都有翔实的实验室检测方案和检测结果的解读。正如本书的题目一样，本文主要介绍流式技术的应用，所以主要从流式分析细胞的角度来寻找线索，以疾病为导向，指导临床考虑可能的诊断方向，以及需要进一步完善的检测，包括确诊性的检测，用于鉴别诊断的检测，能够反映预后、提供治疗靶点的检测等。之所以强调流式细胞术，是因为其在整个实验室检测中最先出结果，快速准确的同时，可以对任何单细胞悬液的标本进行检测，特别是在标本珍稀、细胞数量少或临床难以取到组织时，流式分析可以为临床提供非常有价值的诊断线索。

第三，病例分析过程中最让人眼前一亮的是，每个病例除了有大量的实验室检测数据、详细的图解以外，每个病例最后都有一个讨论部分，该讨论部分是每个病例的精华所在，由浅入深，从临床表现到细胞形态观察，再到流式细胞术的免疫表型分析和遗传信息的全面、深度剖析，让读者对每一个疾病都印象深刻，极大地拓展了血液病实验诊断工作人员和临床医师的诊疗思路。另外，每一个病例不仅有详细的诊断过程，对后续疾病的转归也有跟踪，进一步验证多平台的实验诊断信息对疾病预后和治疗的指导作用。

这本书能顺利出版与许多人的辛勤工作分不开，各位译者承担了很多具体的翻译、核对、审稿、校稿工作，我衷心感谢他们。在本书的出版过程中得到了人民卫生出版社编审、责任编辑的大力支持，他们不惧烦琐，逐字逐句审阅、修改译文。本书的出版也得到了血液学专家、北华大学夏薇教授的支持和鼓励，在此一并致谢。

虽然我们很努力、很认真去做这件传递知识、传递信息的工作，但我们的能力和水平还有限，翻译中可能还存在一些瑕疵甚至错误，期待读者阅读过程中加以指正并告知我们，有利于我们今后的提高。

郑州大学第一附属医院　　　教授　主任技师
郑州大学医学检验系

2020 年 8 月

原著前言

在之前的 *Practical Flow Cytometry in Haematology Diagnosis* 一书中，我们提到流式细胞术免疫表型分析是血液病实验诊断的基本检测方法，并介绍了如何应用该技术来研究临床病例的血液、骨髓和组织标本以达到初步诊断，同时结合病史、形态学、生物化学、免疫学、细胞遗传学、组织病理学和分子学资料、数据联合作出明确诊断。书中用一系列来自临床"工作实践"的真实病例，这些病例非常受欢迎，因此本书中编写团队重点致力于推出 100 个新的"真实病例"。

本书中每个病例的诊断方法与前一本的原则基本相同，并且结合组织病理学、细胞遗传学和分子学来进行病例说明，所有数据综合分析以符合 WHO 造血和淋巴组织肿瘤分类中的诊断标准。书中介绍了我们在工作中遇到的成人和儿童患者的病例，流式细胞术在这些病例中都发挥了重要作用。此外，我们还列出了一些肿瘤性和反应性疾病。这些病例没有特定的顺序，因此读者阅读时对于书中每一个病例的诊断思维都不应该有先入为主的想法。外周血和骨髓穿刺细胞的 May-Grünwald-Giemsa（MGG）染色、骨髓与组织活检切片的苏木精-伊红（H&E）染色和流式细胞术结果相结合。免疫组化染色用于进一步阐明组织类型和细胞分化系别。细胞分裂中期的细胞遗传学检查用于鉴定染色体易位、增加和丢失，同时细胞间期的荧光原位杂交（FISH）和聚合酶链反应（PCR）用于鉴定基因融合、断裂和缺失。每个病例均通过综合上面提到所有技术检测结果才得出结论，并充分讨论重要的特征。病例也根据疾病类别分别列在附录部分，以便该书也可以用作参考手册。

对血液、骨髓和组织样本的分析需要采用多种方法，并结合多个学科的数据。任何一门学科都不能孤立地运用，否则就会出现错误。流式细胞术处于优势地位，因为它可以提供标本的快速分析，它通常第一个出结果并可帮助制订诊断的最终方案。流式细胞术的结果还可以帮助建立疾病研究方案，以确保在各种情况下进行合适的组织病理学、细胞遗传学和分子学研究。组织样本获取通常很难而且数量有限，因此重要的是对所得数据进行归类并从中获得最大收益。对每个病例进行大量不相关的检查并不是科学或经济的诊疗方法。需要在特定情况下进行适当的研究，流式细胞术即可以以合理的方式指导后续工作。在某些情况下，免疫表型分析可以实现快速简洁的诊断，在急性白血病诊断方面表现优异。细胞遗传学和分子学研究为这些患者提供了重要的预后信息。一些特殊类型的血液肿瘤疾病如需确定诊断，还需要有检测到特定的遗传学改变,如急性早幼粒细胞白血病通常可以使用形态学和免疫表型分析进行可靠的诊断,但需要有 PML/*RARA* 融合基因最终明确。

尽管有血液肿瘤诊断的"第一口樱桃"(first bite of the cherry)之称,流式细胞术并不能孤立使用,大量的临床实例证明单独使用免疫分型不能明确诊断,做鉴别诊断仍然需要多种其他技术,原因是疾病的免疫表型经常出现"间变"或"丢失"导致特征不典型而使明确诊断变得困难。在流式细胞术检查结果的基础上融入适当的组织病理学和 FISH 内容对疾病明确诊断和精细分型有非常大的帮助。只有在明确诊断并评估了预后指标后,才能为每个患者制订最佳的治疗方案。目前,疾病发生的分子基础、精准的疾病分类正日新月异地迅速发展。不论是嗜酸性粒细胞增多、各种类型的骨髓增殖性肿瘤、淋巴细胞增生性疾病还是急性白血病,都在不断发现新的分子事件并相应地调整诊断和治疗策略。现在是快速发展的诊断学和分子学时代,临床医生需要及时了解血液病理学所有领域的重大进展。

每个病例所涉及的流式细胞术内容已在 *Practical Flow Cytometry in Haematology Diagnosis* 一书中详细描述,理解本书所描述的病例也需要一些实践经验为基础。形态学在疾病评估也发挥应有的作用,能够识别在各种疾病状态中看到的形态变异。我们在书中力求完整叙述每个临床实例中应用到的诊断思路,并重现流式细胞免疫表型分析帮助确定疾病性质的过程。

希望本书对所有的专业血液学工作者、对血液病理学及血液病实验诊断工作者有益。

Mike Leach

缩略词

ADP	腺苷二磷酸	adenosine diphosphate
AITL	血管免疫母细胞性 T 细胞淋巴瘤	angioimmunoblastic T-cell lymphoma
AL	急性白血病	acute leukaemia
ALCL	间变性大细胞淋巴瘤	anaplastic large cell lymphoma
ALL	急性淋巴细胞白血病	acute lymphoblastic leukaemia
ALP	碱性磷酸酶	alkaline phosphatase
ALT	丙氨酸转氨酶,谷丙转氨酶	alanine transaminase
AML	急性髓细胞性白血病	acute myeloid leukaemia
AML-MRC	急性髓细胞性白血病伴有骨髓增生异常相关改变	acute myeloid leukaemia with myelodysplasia-related changes
ANA	抗核抗体	anti-nuclear antibody
APC	藻蓝蛋白	allophycocyanin
APL	急性早幼粒细胞白血病	acute promyelocytic leukaemia
APTT	活化部分凝血活酶时间	activated partial thromboplastin time
ASM	侵袭性系统性肥大细胞增多症	aggressive systemic mastocytosis
AST	天冬氨酸转氨酶,谷草转氨酶	aspartate transaminase
ATLL	成人 T 细胞白血病/淋巴瘤	adult T-cell leukaemia/lymphoma
ATRA	全反式维 A 酸	all-trans-retinoic acid
AUL	急性未分化型白血病	acute undifferentiated leukaemia
B-ALL	B 系急性淋巴细胞白血病	B-lineage acute lymphoblastic leukaemia
BCLU	B 细胞淋巴瘤,未定义型,具有介于弥漫性大 B 细胞淋巴瘤和伯基特淋巴瘤之间的特征	B-cell lymphoma, unclassifiable, with features intermediate between diffuse large B-cell lymphoma and Burkitt lymphoma
BEAM	卡莫司汀(BCNU),依托泊苷,阿糖胞苷(胞嘧啶阿拉伯糖苷)和美法仑	carmustine(BCNU), etoposide, cytarabine(cytosine arabinoside) and melphalan
BL	伯基特淋巴瘤	Burkitt lymphoma
BP	急性期	blast phase
BPDCN	母细胞性浆细胞样树突状细胞肿瘤	blastic plasmacytoid dendritic cell neoplasm
c, cyt, cyto	细胞质	cytoplasmic
CD	分化抗原	cluster of differentiation
CHOP	环磷酰胺,阿霉素,长春新碱和泼尼松龙	cyclophosphamide, doxorubicin, vincristine and prednisolone
CLL	慢性淋巴细胞白血病	chronic lymphocytic leukaemia
CML	慢性髓细胞性白血病	chronic myeloid leukaemia

11

CMML	慢性粒-单核细胞白血病	chronic myelomonocytic leukaemia
CMV	巨细胞病毒	cytomegalovirus
CNS	中枢神经系统	central nervous system
CODOX M/IVAC	环磷酰胺,长春新碱,多柔比星,甲氨蝶呤/异环磷酰胺,美司钠,依托泊苷,阿糖胞苷	cyclophosphamide, vincristine, doxorubicin, methotrexate/ifosphamide, mesna, etoposide, cytarabine
CR	完全缓解	complete remission
CRAB	钙(升高),肾衰竭,贫血,骨病变	calcium(elevated), renal failure, anaemia, bone lesions
CSF	脑脊液	cerebrospinal fluid
CT	CT 检查	computed tomography
CTCL	皮肤 T 细胞淋巴瘤	cutaneous T-cell lymphoma
CTD	环磷酰胺,沙利度胺和地塞米松	cyclophosphamide, thalidomide and dexamethasone
CXR	胸部 X 线片	chest X-ray
DEXA	扫描双能 X 线吸收扫描	scanning dual energy X-ray absorptiometry scanning
DIC	弥散性血管内凝血	disseminated intravascular coagulation
DKC	先天性角化不良	dyskeratosis congenita
DLBCL	弥漫性大 B 细胞淋巴瘤	diffuse large B-cell lymphoma
DM	双重标记	double marking
EBER	EBV 编码的小 RNA	EBV-encoded small RNAs
EBV	EB 病毒	Epstein-Barr virus
EBV LMP	EB 病毒潜伏膜蛋白	Epstein-Barr virus latent membrane protein
EDTA	乙二胺四乙酸	ethylene diamine tetra-acetic acid
eGFR	估算肾小球滤过率	estimated glomerular filtration rate
EMA	伊红-5-马来酰亚胺	eosin-5-maleimide
EORTC	欧洲癌症研究和治疗组织	European Organization for Research and Treatment of Cancer
ESHAP	依托泊苷,甲泼尼龙,阿糖胞苷,顺铂	etoposide, methyl prednisolone, cytarabine, cisplatin
ESR	红细胞沉降率	erythrocyte sedimentation rate
ET	原发性血小板增多症	essential thrombocythaemia
ETP-ALL	早期前体 T 细胞急性淋巴细胞白血病	early T-cell precursor acute lymphoblastic leukaemia
FAB	法国-美国-英国(白血病分型标准)	French-American-British (leukaemia classification)
FBC	全血细胞计数	full blood count
FDG	氟脱氧葡萄糖	fluorodeoxyglucose
FISH	荧光原位杂交	fluorescence in situ hydridisation
FITC	异硫氰酸荧光素	fluorescein isothocyanate
FL	滤泡性淋巴瘤	follicular lymphoma
FLAER	荧光素缀合的 proaereolysin	fluorescein-conjugated proaereolysin

FLAG	氟达拉滨,阿糖胞苷,粒细胞集落刺激因子	fludarabine, cytarabine, granulocyte colony-stimulating factor
FLAG-IDA	氟达拉滨,阿糖胞苷,粒细胞集落刺激因子,伊达比星	fludarabine, cytarabine, granulocyte colony-stimulating factor, idarubicin
FSC	前向散射光	forward scatter
GGT	γ-谷氨酰转移酶	gamma glutamyl transferase
GI	胃肠道	gastrointestinal
Gp	糖蛋白	glycoprotein
GP	全科医生	general practitioner
GPI	糖基	glycosylphosphatidylinositol
HE	苏木精和伊红	haematoxylin and eosin
HA	遗传性球形红细胞增多症	hereditary spherocytosis
Hb	血红蛋白浓度	haemoglobin concentration
HCT	毛细胞白血病	hairy cell leukaemia
HCT-V	毛细胞白血病变异型	hairy cell leukaemia variant
HHV	人类疱疹病毒	human herpesvirus
HIV	人类免疫缺陷病毒	human immunodeficiency virus
HL	霍奇金淋巴瘤	Hodgkin lymphoma
HLA-DR	人白细胞抗原 DR	human leucocyte antigen DR
HRS	霍奇金淋巴瘤中的里-施细胞	Hodgkin Reed-Sternberg cells
HTLV-1	人 T 细胞淋巴细胞病毒-1	human T-cell lymphotropic virus-1
ICC	免疫组化	immunocytochemistry
Ig	免疫球蛋白	immunoglobulin
IgA	免疫球蛋白 A	immunoglobulin A
IgG	免疫球蛋白 G	immunoglobulin G
IgM	免疫球蛋白 M	immunoglobulin M
IHC	免疫组化	immunohistochemistry
IPSS	国际预后评分系统	International Prognostic Scoring System
ISCL	国际皮肤淋巴瘤学会	International Society for Cutaneous Lymphomas
ISH	原位杂交	in situ hybridisation
ISM	惰性系统性肥大细胞增多症	indolent systemic mastocytosis
ITD	内部串联重复	internal tandem duplication
ITP	"特发性"(自身免疫性)血小板减少性紫癜	'idiopathic' (autoimmune) thrombocytopenia purpura
IVLBCL	血管内大 B 细胞淋巴瘤	intravascular large B-cell lymphoma
LAP	白血病相关表型	leukaemia-associated phenotype
LBL	淋巴母细胞淋巴瘤	lymphoblastic lymphoma
LDH	乳酸脱氢酶	lactate dehydrogenase
LFT	肝功能检查	liver function tests
LGL	大颗粒淋巴细胞	large granular lymphocyte
LPD	淋巴细胞增生性疾病	lymphoproliferative disorder
MCH	平均血红蛋白含量	mean cell haemoglobin

MCL	套细胞淋巴瘤	mantle cell lymphoma
MCV	平均红细胞体积	mean cell volume
MDS	骨髓增生异常综合征	myelodysplastic syndrome/s
MDS/MPN	骨髓增生异常/骨髓增殖性肿瘤	myelodysplastic/myeloproliferative neoplasm
MF	蕈样肉芽肿	mycosis fungoides
MGG	May-Grünwald-Giemsa 染色	May-Grünwald-Giemsa
MGUS	意义不明单克隆丙种球蛋白病	monoclonal gammopathy of undetermined significance
MM	多发性骨髓瘤	multiple myeloma
MOD	中等强度	moderate fluorescence
MPAL	混合表型急性白血病	mixed phenotype acute leukaemia
MPN	骨髓增殖性肿瘤	myeloproliferative neoplasm
MPO	髓过氧化物酶	myeloperoxidase
MRD	微小残留病	minimal residual disease
MRI	磁共振成像	magnetic resonance imaging
MZL	边缘区淋巴瘤	marginal zone lymphoma
NLPHL	结节性淋巴细胞为主的霍奇金淋巴瘤	nodular lymphocyte-predominant Hodgkin lymphoma
NOS	没有特别说明	not otherwise specified
NR	正常范围	normal range
PAS	过碘酸-雪夫	periodic acid-Schi
PCR	聚合酶链反应	polymerase chain reaction
PD-1	一种抗原,程序性死亡蛋白-1(CD279)	an antigen, programmed death 1(CD279)
PE	藻红蛋白	phycoerythrin
PEL	原发性渗出性淋巴瘤	primary effusion lymphoma
PET	正电子发射断层扫描	positron-emission tomography
Ph	费城(染色体)	Philadelphia(chromosome)
PMF	原发性骨髓纤维化	primary myelofibrosis
PNET	原始神经外胚层肿瘤	primitive neuroectodermal tumour
PNH	阵发性睡眠性血红蛋白尿症	paroxysmal nocturnal haemoglobinuria
PRCA	纯红细胞再生障碍性贫血	pure red cell aplasia
PT	凝血酶原时间	prothrombin time
PTCL-NOS	外周 T 细胞淋巴瘤,未特别说明	peripheral T-cell lymphoma, not otherwise specified
PTLD	移植后淋巴细胞增生性疾病	post-transplant lymphoproliferative disorder
PV	红细胞增多症	polycythaemia vera
RBC	红细胞(计数)	red blood cell(count)
R-CHOP	利妥昔单抗,多柔比星,长春新碱和泼尼松龙	rituximab,doxorubicin,vincristine and prednisolone
R-CVP	利妥昔单抗,环磷酰胺,长春新碱和泼尼松龙	rituximab,cyclophosphamide,vincristine and prednisolone
RNA	核糖核酸	ribonucleic acid

RQ-PCR	实时定量聚合酶链反应	real-time quantitative polymerase chain reaction
RS	里-施细胞	Reed-Sternberg cell
RT-PCR	反转录酶聚合酶链反应	reverse transcriptase polymerase chain reaction
SAA	重型再生障碍性贫血	severe aplastic anaemia
Sig	细胞膜表面免疫球蛋白	surface membrane immunoglobulin
SLE	系统性红斑狼疮	systemic lupus erythematosus
SM	系统性肥大细胞增多症	systemic mastocytosis
SM-AHNMD	系统性肥大细胞增多症伴有克隆性血液学非肥大细胞病	systemic mastocytosis with associated clonal haematological non-mast cell disease
SMILE	地塞米松,甲氨蝶呤,异环磷酰胺,L-天冬酰胺酶和依托泊苷	dexamethasone, methotrexate, ifosfamide, L-asparaginase and etoposide
SSC	侧向散射光	side scatter
T-ALL	T系急性淋巴细胞白血病	T-lineage acute lymphoblastic leukaemia
TBI	全身照射	total body irradiation
TdT	末端脱氧核苷酸转移酶	terminal deoxynucleotidyl transferase
TIA	T细胞内抗原	T-cell intracellular antigen
TKI	酪氨酸激酶抑制剂	tyrosine kinase inhibitor
T-LBL	T淋巴母细胞淋巴瘤	T-lymphoblastic lymphoma
t-MDS	治疗相关骨髓增生异常综合征	therapy-related myelodysplastic syndrome
TRAP	抗酒石酸酸性磷酸酶	tartrate-resistant acid phosphatase
TT	凝血酶时间	thrombin time
TTP	血栓性血小板减少性紫癜	thrombotic thrombocytopenic purpura
U&E	尿素,电解质和肌酐	urea, electrolytes and creatinine
USS	超声	ultrasound
WAS	威斯科特-奥尔德里奇综合征(Wiskott-Aldrich syndrome)	Wiskott-Aldrich syndrome
WASp	威斯科特-奥尔德里奇综合征(Wiskott-Aldrich syndrome)蛋白	Wiskott-Aldrich syndrome protein
WBC	白细胞(计数)	white blood cell(count)
WM	华氏巨球蛋白血症	Waldenström macroglobulinaemia

所用技术说明

在过去的 18 个月内,我们从一个约 250 万人口地区的流式细胞学实验室内收集了书中所示的 100 例临床实际病例。收集每一个人的完整病史,从疾病开始所出现的临床特征到基本的实验室检查、流式细胞术检查、骨髓形态学、骨髓活检、免疫组化和其他的一些检查,如细胞遗传学和分子生物学分析。

血常规

使用 Sysmex XN 分析仪进行全血细胞和骨髓细胞(适当稀释)计数,获得白细胞分类计数结果。需要注意的是,在自动计数过程中,异常细胞容易被错误分类从而导致白细胞分类结果与人工血涂片分类结果不同,这些错误分类会用单引号注明。

生物化学与免疫学分析

文中给出的所有相关的生物化学和免疫学数据都是根据每个患者所表现的临床症状以及随着临床诊断的进行被认为与病例相关。一些回顾性数据可能丢失,但也反映出患者真实的病情和在当时情况下考虑所必须做的检查。血清钙水平已根据血清白蛋白的水平校正。

流式细胞术分析

使用 Becton Dickinson FACS Canto Ⅱ 流式分析仪进行分析。结果列出了每个病例的抗原、靶细胞群的抗原表达阴阳性,并对每个病例所使用的圈门方法进行了说明。同时利用一系列散点图和直方图来阐明一些具有特殊意义的结果。当所获得细胞超过 20% 都为阳性的时候视为膜抗原表达阳性;但 CD34、CD117 以及细胞内抗原超过 10% 即视为阳性。当圈定的靶细胞群位于阳性边界上,导致一部分细胞出现阳性而另一部分为阴性,那么该群细胞的阳性率通常用"部分"来表述。细胞内抗原的表示我们添加前缀 c(如细胞内 CD3 抗原用 cCD3 表示),但在某些散点图上也用"cyt"或者"cyto"来表示。抗原表达强度用平均荧光强度来表示,通过与我们实验室的每个系列的正常细胞参考范围对比,将其分为弱、中等、强三个等级。图 1a~h 为以上规则的示意图。

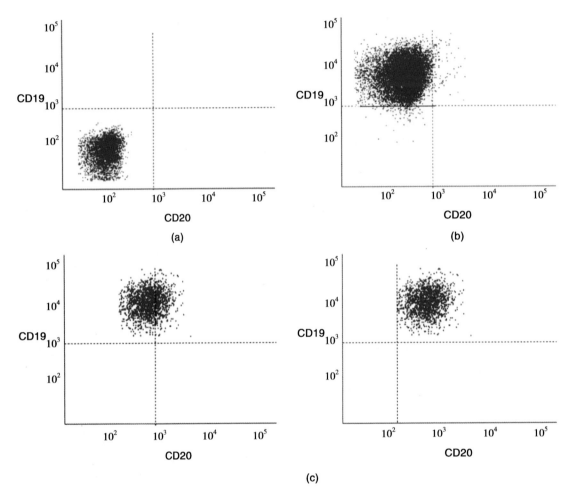

(c)

图1　流式细胞术中荧光强度的直观表示(不是真正患者标本),显示有同型对照和 8 个 CD19 阳性标本,CD20 的荧光强度从阴性变化到强阳性。(a)同型对照,用于设置阴控。(b)阴性(与 CD19 阳性、CD20 阴性的 B-前体细胞肿瘤相符)。(c)部分阳性,这表示 CD20 抗原的表达变化从阴性到阳性(与 B-前体细胞肿瘤相符)。(c 调整后)手动调低阳性阈值后,弱阳性散在分布细胞被检测出来。(d)弱,CD20 抗原弱表达(与慢性淋巴细胞白血病相符)。(e)中等强度,表示 CD20 抗原表达强度处于中等水平(与 B-细胞非霍奇金淋巴瘤相符)。(f)强,表示 CD20 抗原表达强阳性(与毛细胞白血病相符)。(g)两群不同细胞,一群细胞部分阳性或者弱阳性,一群强阳性(可能预示两种不相关的 B 细胞肿瘤或低级别的淋巴瘤转化而来)。(h)与(g)对比显示,单个异质性表达细胞群,其荧光强度从阴性变化到中等强度,少数有强表达

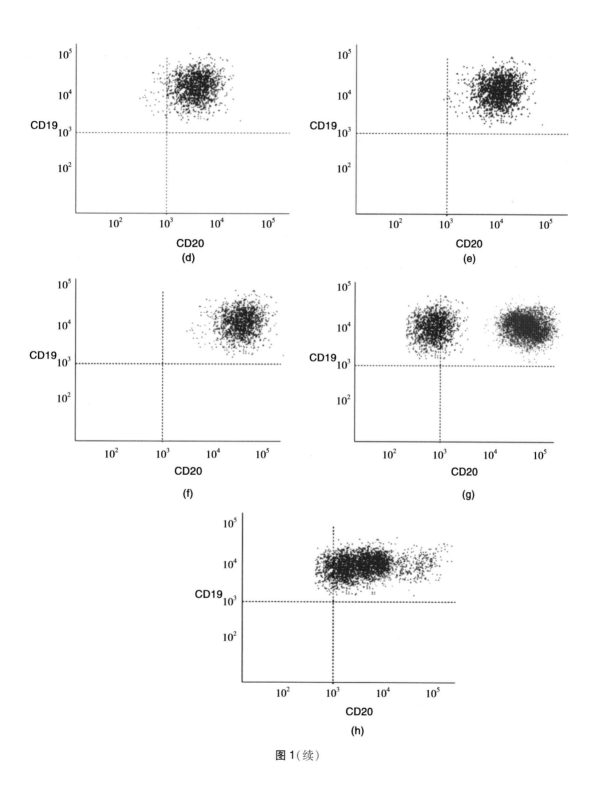

图1（续）

甲醛固定石蜡包埋组织的免疫组化分析

在后面章节,会列出文中所描述病例中石蜡包埋组织(骨髓活检和淋巴结活检)所使用的免疫化学试剂。需要特别指出的是由于甲醛固定和脱钙技术的影响,会导致抗原丢失或遮蔽,所以特异性和敏感性有别于流式细胞术所使用的抗体。例如在外周血 B 淋巴细胞增多时,流式细胞仪可以检测到 CD5 阳性,但是在免疫组化检查中使用相同的抗体结果偶尔可能是阴性。CD56 异常表达于骨髓瘤中的浆细胞,然而在石蜡切片中该抗体只在少数病例中显示阳性。相反情况同样存在,例如 TdT 在免疫组化的固定组织中可能是强阳性但是在流式细胞术中显示阴性。WHO 把网状纤维化分为 0、1、2、3 四个等级。正因为不同技术的不同特点,在制订病理学检查报告时要考虑此方面。确立最终诊断时,了解不同方法的优势和局限性也非常必要。细胞遗传学和分子生物学对疾病的分类也起重要作用,精准的检查结果所带来的诊断意义超过其他任何一种单一检查,例如 *BCR-ABL1*、*PML-RARA*、*FIP1L1-PDGRFA* 等基因的检出。分裂中期的细胞遗传学研究经常失败,可能是标本的质量问题或者由于疾病本身的原因。FISH 和 PCR 在某些临床情况下具有重要的诊断意义,并且分子诊断将继续在未来几十年中以更高的功效和特异性为疾病分类提供有效信息。

实验室检测参考值

检测项目	参考值	检测项目	参考值
血液学		碳酸氢盐	$<20\sim30$mmol/L
Hb 浓度	$130\sim180$g/L（M）	尿酸盐	$0.2\sim0.43$mmol
	$125\sim170$g/L（F）	乳酸盐	<24mmol
MCV	$80\sim100$fl	LDH	$80\sim240$U/L
网织红细胞计数	$(50\sim100)\times10^9$/L	AST	<40U/L
WBC 计数	$(4\sim11)\times10^9$/L	ALT	<50U/L
中性粒细胞	$(2\sim7)\times10^9$/L	GGT	<70U/L
淋巴细胞	$(1.5\sim4)\times10^9$/L	ALP	$40\sim150$U/L
单核细胞	$(0.2\sim0.8)\times10^9$/L	钙调蛋白	$2.1\sim2.6$mmol
嗜酸性粒细胞	$(0.04\sim0.4)\times10^9$/L	磷酸盐	$0.7\sim1.4$mmol
嗜碱性粒细胞	$(0.01\sim0.1)\times10^9$/L	CRP	<10mg/L
血清学		胆红素	$<20\mu$mol/L
血清铁蛋白	$10\sim275$ng/ml	白蛋白	$32\sim45$g/L
血清叶酸	$3.1\sim20$ng/ml	球蛋白	$23\sim38$g/L
血清维生素 B_{12}	$200\sim900$pg/ml	血清渗透压	$270\sim295$mmol/kg
凝血功能		尿蛋白/肌酐	$0\sim15$mg/mmol
PT	$9\sim13$s	IgG	$6\sim16$g/L
APTT	$27\sim38$s	IgA	$0.8\sim4.0$g/L
TT	$11\sim15$s	IgM	$15\sim2.0$g/L
血纤蛋白原	$1.5\sim40$g/L	血清游离轻链	
D-二聚体	$0\sim243$ng/ml	游离 κ	$3.3\sim19.4$mg/L
生化		游离 λ	$5.7\sim26.3$mg/L
Na	$135\sim145$mmol/L	CSF	
K	$3.5\sim5.0$mmol/L	蛋白	<0.4g/L
尿素	$2.5\sim7.5$mmol/L	细胞	$<0.001\times10^9$（<10 个细胞/μl）
肌酐	$40\sim130\mu$mol/L	葡萄糖	比血清糖低 2mmol/L

目录

病例 1

患者,男,11岁,以"短时间内出现发热、盗汗、呼吸困难、左侧胸部不适"为主诉入院。无既往病史。体检显示左侧胸腔积液,左前胸上部轻微肿胀疼痛,颈部淋巴结明显肿大,肝、脾未触及肿大。

实验室检查

血常规和外周血形态学检查:正常。
肾功能、电解质及肝功能检查:正常。
乳酸脱氢酶:1 460U/L。

影像学

胸部 X 线片显示左肺纹理增粗,胸腔积液及左肺通气不足(图 1.1)。CT 检查除证实此点外,另发现左侧胸膜肿块,左侧胸肌中存在异常软组织(箭头所示,图 1.2)以及颈部淋巴结肿大。此外,有左下肺叶不张/实变,出现空气支气管征。取颈部淋巴结活检和胸腔穿刺积液检查。

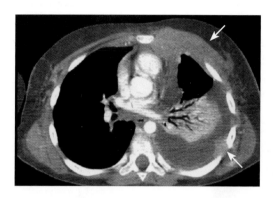

图 1.2　CT

流式细胞术

胸腔积液中细胞总数为 $0.98 \times 10^9/L$。细胞离心涂片可见三种细胞:体积较小的成熟淋巴细胞群(反应性淋巴细胞),中等至较大的淋巴细胞群以及体积较大、细胞质呈蓝色的多形性细胞群(图 1.3~图 1.6)。细胞质丰富的细胞(图 1.3 和图 1.4)和单一的双核细胞(图 1.6)是反应性间皮细胞。细胞质含有空泡的细胞(图 1.4~图

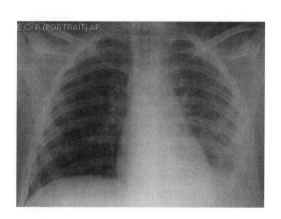

图 1.1　CXR

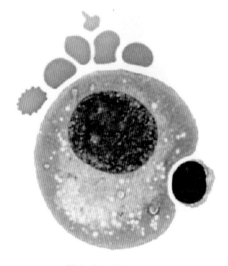

图 1.3　MGG,×500

1

1.6)是病变细胞,这些细胞是下面免疫表型分析的重点。在 FSC/SSC 图中将可疑的恶性细胞圈门进行分析(图 1.7),其强表达 CD45(图 1.8),表达 CD2(图 1.9)、cCD3(其胞膜 CD3 为阴性,可与图中胞膜 CD3 阳性的少部分反应性 T 细胞区分开来)(图 1.8)、部分表达 CD7(图 1.10)和 CD13,不表达其他 T 系抗原标志。鉴于该群细胞表达 cCD3 以及有限的系列特异性抗原和异常的髓细胞抗原,考虑该病为 T 淋巴细胞肿瘤。该患者年龄 11 岁、存在结外浸润的恶性临床表现,胸腔积液内存在的这群体积中等大小/

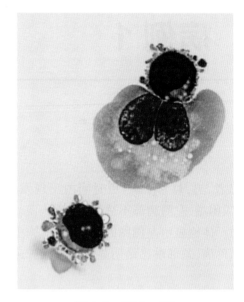

图 1.6　MGG,×500

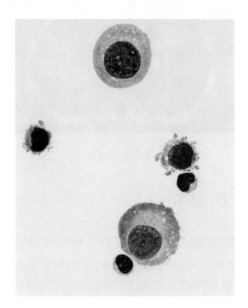

图 1.4　MGG,×500

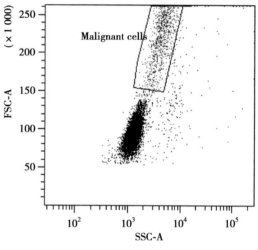

图 1.7　FSC/SSC

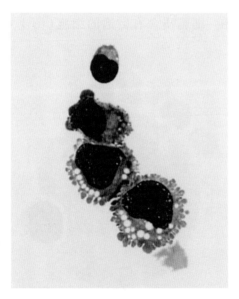

图 1.5　MGG,×500

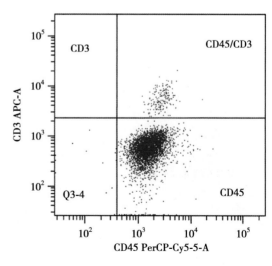

图 1.8　CD3/CD45

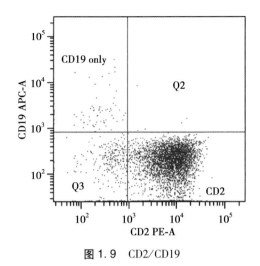

图 1.9　CD2/CD19

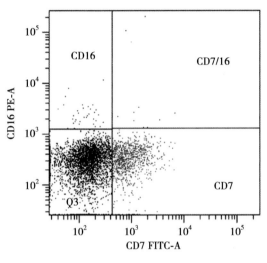

图 1.10　CD7/CD16

较大的多形性肿瘤细胞强表达 CD30（图片未显示），因此考虑该病很有可能是间变性大细胞淋巴瘤。

组织病理学

颈部淋巴结穿刺活检的 HE 染色如图 1.11 所示，可见核仁明显、形态多样的未分化大细胞浸润淋巴结。免疫组化结果显示该类大细胞表达 CD45，上皮膜抗原（EMA），CD2（图 1.12），CD7，颗粒酶 B 和 CD30（图 1.13）。此外，其胞核和细胞质的间变性淋巴瘤激酶（ALK）蛋白染色强阳性（图 1.14）。CD30 染色在证实淋巴结内侵犯方面尤其有价值（图 1.15）。

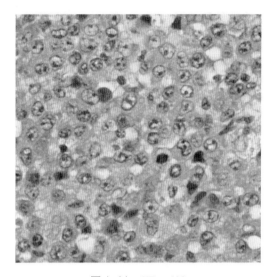

图 1.11　HE, ×400

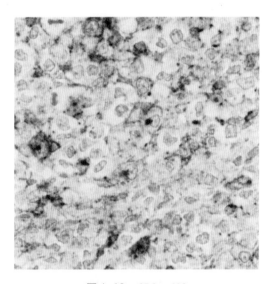

图 1.12　CD2, ×400

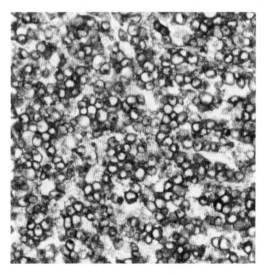

图 1.13　CD30, ×400

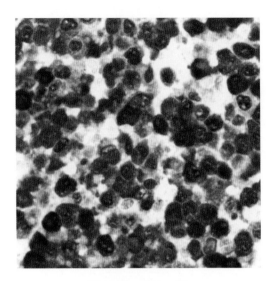

图 1.14　ALK，×400

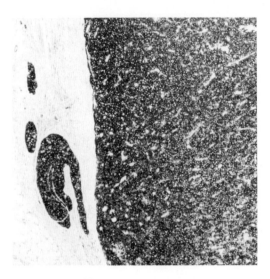

图 1.15　CD30，×100

荧光原位杂交

淋巴结组织石蜡包埋切片 FISH 检测，提示该群细胞存在 t(2;5)(p23;q35) 易位，形成 *ALK* 和 *NPM1*（核仁磷酸蛋白）基因重排。该易位的出现与胞核和细胞质内 ALK 阳性高度相关。

讨论

间变性大细胞淋巴瘤（ALCL）是一种侵袭性较强的成熟 T 细胞淋巴瘤，其肿瘤细胞体积通常较大，呈多形性。通常不表达 T 系特异性的膜表面标记，且可能异常表达髓细胞抗原，容易被误导。该病通常进展迅速，易发生结外浸润，但很少累及外周血，这一点要特别认识。ALK⁺ ALCL 的治疗通常有效，尤其是儿科患者，对化疗反应敏感，通常可获得持久缓解。

最终诊断

间变性大细胞淋巴瘤（ALK⁺）。

病例 2

患者,女,72岁,以"乏力数月,新近出现呼吸困难,盗汗"为主诉入院。查体发现右侧大量胸腔积液,无明显淋巴结肿大。

实验室检查

血常规:血红蛋白 158g/L;白细胞 16.6×10^9/L(中性粒细胞和单核细胞增多);血小板 502×10^9/L。

肾功能、电解质:正常。肝功能轻度异常(谷丙转氨酶 52U/L,碱性磷酸酶 173U/L)。白蛋白降低(29g/L),乳酸脱氢酶升高(584U/L)。

影像学

CT检查示右侧大量胸腔积液,伴右侧肺中下叶及部分上叶不张(图2.1)。此外,在右肺门、纵隔、膈角后、心周、主动脉旁(未显示)除了有大量融合坏死的淋巴结肿块外,还可见胸膜沉积物(箭头所示,图2.1)。

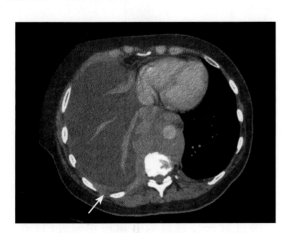

图2.1 CT

生物化学及细胞形态学(胸腔积液)

胸腔积液乳酸脱氢酶显著升高(2 171U/L),而葡萄糖相对降低(7.2mmol/L)(患者患有糖尿病),蛋白质 43g/L。胸腔积液镜检以淋巴细胞为主,并混有中性粒细胞、组织细胞和间皮细胞。大部分淋巴细胞体积较小,但其中混有部分中等大小、核形略微不规则的细胞。仅从形态上判断,该部分细胞更倾向于反应性淋巴细胞,但是病理医师的报告中建议应用流式细胞术的方法对新鲜的胸腔积液进行进一步的分析。

细胞形态学(胸腔积液)

胸腔积液标本由本实验室接收。经检查,白细胞总数为 6.3×10^9/L。经细胞离心涂片后可见大量的巨噬细胞、中性粒细胞和小淋巴细胞。此外,还可见到一些体积较大的淋巴母细胞样细胞(图2.2~图2.5)。

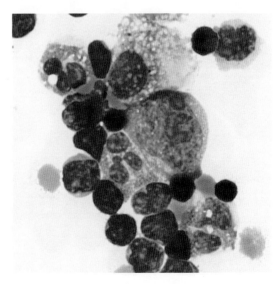

图2.2 MGG,×500

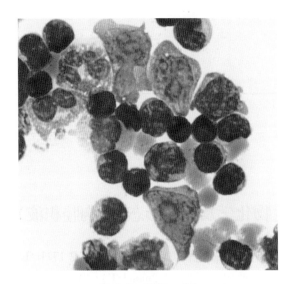

图 2.3　MGG,×500

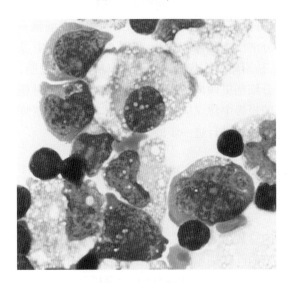

图 2.4　MGG,×500

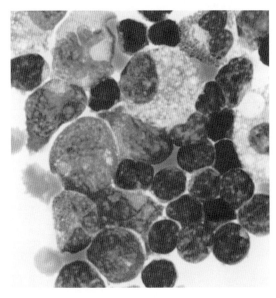

图 2.5　MGG,×500

流式细胞术(胸腔积液)

FSC/SSC 图中显示上述各种细胞的分布。小淋巴细胞群(图 2.6)主要由反应性 T 细胞(黑色,CD4$^+$和 CD8$^+$细胞)和正常 B 淋巴细胞(蓝色)组成。CD19$^+$B 淋巴细胞占所有白细胞的 17%(图 2.7),表达成熟的泛 B 系抗原表型,CD20 阳性,且提示存在单克隆性(κ 轻链占 73%,λ 轻链占 18%)。在图 2.7 中,根据 SSC 不同,CD19$^+$B 淋巴细胞可分为 2 群:P1 群和 P2 群。

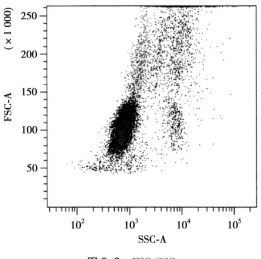

图 2.6　FSC/SSC

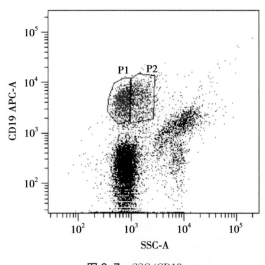

图 2.7　SSC/CD19

通过对 SSC 较高的 B 淋巴细胞设门(在图 2.7 中为红色的 P2 群细胞,在图 2.6 中 FSC 高提示体积大),发现一群明显的克隆性细胞群。该群细胞强表达 CD20,表达 CD10/HLA-DR(图

2.8)、CD38、FMC7、CD79b 和 CD22,限制性表达 κ 轻链(图 2.9)。蓝色的细胞群,即 P1 群,代表残留的反应性多克隆性小 B 淋巴细胞。

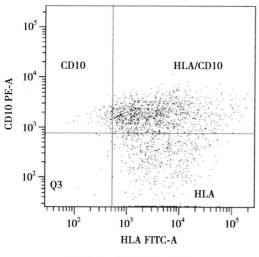

图 2.8　CD10/HLA-DR

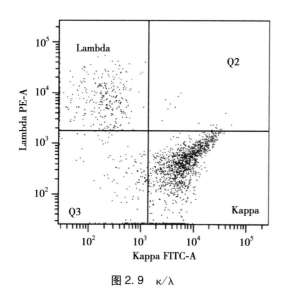

图 2.9　κ/λ

淋巴结活检

　　CT 引导下的椎旁淋巴结穿刺活检显示浸润的淋巴细胞主要是小生发中心细胞,偶有大的生发中心母细胞。这些细胞如 CD20、CD10、BCL6、BCL2 阳性,CD3、CD5、cyclin D1、CD23、CD43、CD21 阴性,增殖活性较低(约 10%)。组织学和免疫组化符合滤泡性淋巴瘤,2 级,没有向高级别转化的证据。荧光原位杂交提示存在 t(14;18)易位。

骨髓涂片及活检

　　均正常。

讨论

　　该病例的临床表现、影像学、胸腔积液形态学和流式细胞术检查大致符合侵袭性、CD10⁺ 的成熟 B 细胞淋巴瘤,最易想到的诊断为弥漫性大 B 细胞淋巴瘤(DLBCL),但必须经淋巴结或组织活检证实。经皮椎旁淋巴结穿刺活检符合滤泡性淋巴瘤(FL)的典型特征。因此该疾病极有可能是由之前未诊断的 FL 转化而来的 DLBCL,并且这种高级别的转化发生在纵隔淋巴结,随后累及胸膜。当组织活检取自不同的解剖部位时,淋巴瘤分级的差异并不少见。

　　这个病例也说明了流式细胞术能够从含有正常的淋巴细胞、组织细胞和中性粒细胞的反应性胸腔积液中检出少量肿瘤性 B 淋巴细胞。胸腔积液中细胞形态保存完好,以及对大 B 细胞仔细的设门分析是证实肿瘤性 B 细胞克隆存在的关键。

　　经过三个周期的"R-CHOP"化疗,CT 扫描显示淋巴结和胸膜肿块显著减小。尽管对治疗的反应令人鼓舞,但是患者产生复发性胸腔积液,呼吸困难逐渐加重。该情况下进行穿刺,胸腔积液呈乳糜性(图 2.10),与原来的浆液性积液有相似

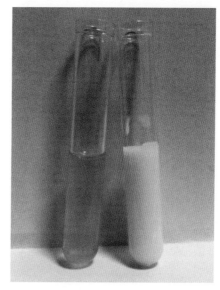

图 2.10　浆液性(左侧)与乳糜性(右侧)胸腔积液

的蛋白质含量,但是乳酸脱氢酶含量正常,葡萄糖水平与血糖相似(之前积液中则含有高水平乳酸脱氢酶和低水平葡萄糖)。乳糜胸腔积液来源于淋巴引流系统,含有丰富的脂质和蛋白质。其中的脂肪和蛋白质由小肠黏膜吸收,通过胸导管引流入左锁骨下静脉,使其运送到全身循环。乳糜液由于含有高密度的乳糜微粒而呈不透明状。

此次胸腔积液的形态学和流式细胞术检查结果显示只存在小的反应性 T 细胞和泡沫状巨噬细胞(图 2.11 和图 2.12)。未见大的肿瘤性 B 淋巴细胞。

以上这些结果是典型乳糜胸造成的,且甘油三酯升高至 12.3mmol/L(<2.3),胆固醇低至 1.8mmol/L(<5)进一步证实了该诊断。这个病例说明,恶性淋巴瘤患者胸腔积液的形成有不同的

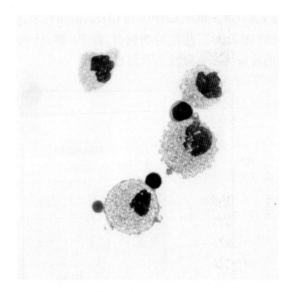

图 2.12　MGG,×500

机制。第一种胸腔积液是由疾病直接浸润胸膜形成的。这种积液通常含有高浓度乳酸脱氢酶、低浓度葡萄糖,常见恶性细胞。第二种积液是由于胸导管的损伤或阻塞形成的。这种类型的积液,乳酸脱氢酶通常正常,葡萄糖水平与血糖相似,甘油三酯升高,通常没有肿瘤细胞。

最终诊断

1. 滤泡性淋巴瘤的高级别转化累及纵隔和胸膜。

2. 滤泡性淋巴瘤累及椎旁淋巴结。

3. 弥漫性大 B 细胞淋巴瘤治疗后损伤胸导管,形成乳糜性胸腔积液。

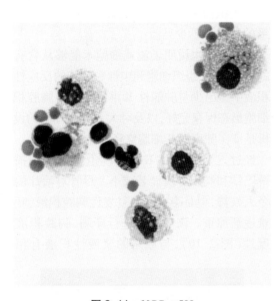

图 2.11　MGG,×500

病例 3

患儿,男,23个月,以"面色苍白,面部肿胀5天"为主诉就诊于当地儿童医院急诊科。血常规检查结果如下。头、颈、胸、腹部CT存在多处异常,包括双侧唾液腺明显肿大,双侧颈部淋巴结中度肿大,肝脏和两肾广泛的局灶性低密度阴影(未显示)。

实验室检查

血常规:血红蛋白75g/L,白细胞6.7×10⁹/L(中性粒细胞0.2×10⁹/L,淋巴细胞5.7×10⁹/L),血小板321×10⁹/L。

凝血筛查:正常。肾功能、电解质、肝功能:正常。

乳酸脱氢酶:1 300U/L。

骨髓涂片

取材较差,涂片上细胞较少,直接影响形态学分析,但仍可见少量病理性早期细胞(图3.1~图

3.4)。这些细胞体积中等或较大,细胞质呈嗜碱性、偶见嗜天青颗粒。空泡化较少见,但这并非一个明显的特征。偶见轻微核折叠(图3.4),核仁极其少见。

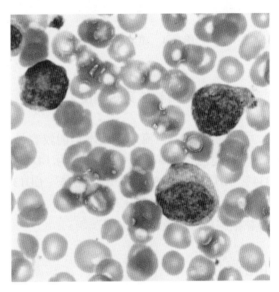

图3.2 MGG,×1 000

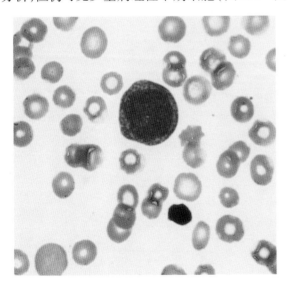

图3.1 MGG,×1 000

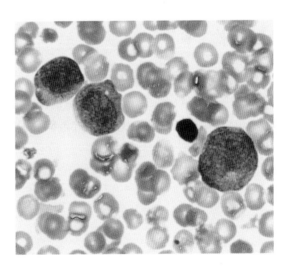

图3.3 MGG,×1 000

9

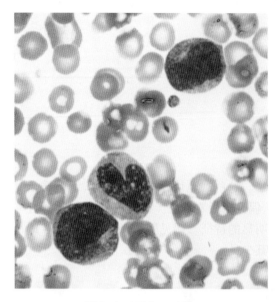

图 3.4　MGG,×1 000

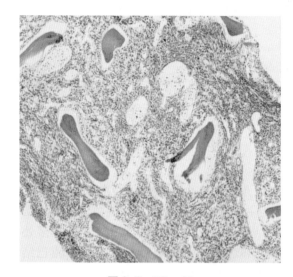

图 3.5　HE,×40

流式细胞术(骨髓穿刺液)

尽管细胞数少,但流式细胞术仍能较容易地检测到病理性细胞群,其免疫表型为 CD45^{dim}、CD34$^-$、CD117$^+$、CD38$^+$、CD56$^-$、CD15$^+$、CD13$^+$、CD33$^+$、HLA-DR^{++}、CD64$^+$、CD14$^-$、MPO$^-$,符合急性单核细胞白血病免疫表型特征。

细胞遗传学

所分析细胞检测到 46,XY,t(9;11)(p22;q23)异常。

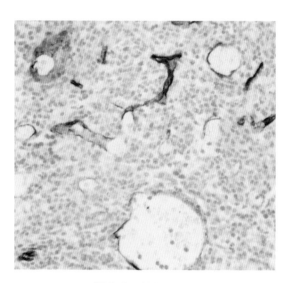

图 3.6　CD34,×200

骨髓活检

细胞间可见明显的血窦(图 3.5)。浸润的原幼单核细胞 CD34(图 3.6,注意血窦的染色)、MPO(图 3.7)阴性,但 CD4、CD15(图 3.8)、CD68(图 3.9)阳性。

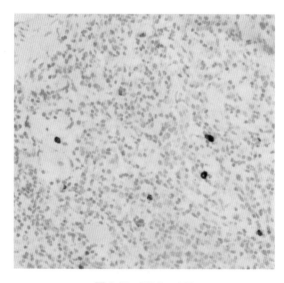

图 3.7　MPO,×200

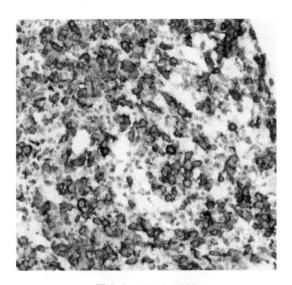

图 3.8　CD15，×200

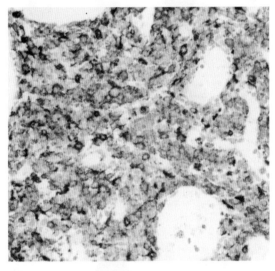

图 3.9　CD68，×200

讨论

该病例外周循环血中白血病细胞较少，这种情况相对罕见。单核细胞性白血病在外周血中通常可见较多的原始细胞，且易发生组织浸润。因此，在疾病的初始阶段肿瘤负荷通常非常高，出现肿瘤溶解综合征的风险较大，如果出现肾脏的直接浸润会进一步加剧该风险。

该病例的免疫表型符合典型的原始单核细胞白血病特征，即 CD34$^-$、CD117$^+$、CD64$^+$、CD14$^-$。大多数病例 CD34$^-$、CD117$^+$常出现在早期单核细胞而非偏成熟的细胞。在单核细胞正常的发育成熟过程中，MPO 最早在幼稚单核细胞上表达，而在原始单核细胞上常不表达。原始单核细胞白血病细胞经常丢失单核细胞系特异性标记 CD14，因此在单核细胞白血病中 CD14 不是一个敏感的指标。CD14 的检测具有抗原表位依赖性，各个实验室使用的 CD14 抗体的克隆号不同，CD14 的表达可能会有所不同。急性单核细胞白血病细胞经常异常表达 CD7 和 CD56（高达 40% 的病例），但该病例并不表达。

在 11 号染色体长臂上的混合系列白血病基因（MLL）重排存在多种类型，t(9;11)(p22;q23) 易位是其中之一。这种重排常见于儿童急性髓细胞性白血病（约占 20%），在小于 2 岁的儿童中发生率（50%~60%）很高，这种重排与单核细胞系和髓外组织浸润有关。MLL 重排患者的预后具有明显的异质性，在不同的研究中，伴 t(9;11)(p22;q23) 的急性单核细胞白血病儿童患者有的预后较好[1]，有的则预后中等[2]。

最终诊断

急性单核细胞白血病伴 t(9;11)(p22;q23)；*MLLT3-MLL*。

参考文献

1　Rubnitz, J.E., Raimondi, S.C., Tong, X. *et al.* (2002) Favorable impact of the t(9;11) in childhood acute myeloid leukemia. *Journal of Clinical Oncology*, **20**, 2302-2309.

2　Balgobind, B.V., Raimondi, S.C., Harbott, J. *et al.* (2009) Novel prognostic subgroups in childhood 11q23/MLL-rearranged acute myeloid leukemia: results of an international retrospective study. *Blood*, **114**, 2489-2496.

病例 4

患者,女,68岁,以"意识障碍"为主诉入院。收入院过程中出现面色苍白,可识别时间和地点,但不能回答细节问题。无明确的神经系统损伤。

实验室检查

血常规:血红蛋白 88g/L,白细胞 19×10^9/L(中性粒细胞 4.5×10^9/L,淋巴细胞 5.1×10^9/L,单核细胞 9.8×10^9/L),血小板 112×10^9/L。

肾功能、电解质:钠 125mmol/L,钾 4.6mmol/L,尿素 19mmol/L,肌酐 295μmol/L。

骨代谢检查:钙 3.5mmol/L,磷酸盐 1.9mmol/L,碱性磷酸酶 110U/L。

肝功能检查:白蛋白 26g/L,总蛋白 55g/L,其他正常。

免疫球蛋白:IgG 2g/L,IgA 未能测出,IgM 0.2g/L。

血清蛋白电泳:IgA 副蛋白定量 25g/L。

血清游离轻链:κ 轻链 1 400mg/L,λ 轻链 90mg/L。

血涂片

可见红细胞呈明显的缗钱状排列,血浆中的蛋白质被染色(涂片背景呈淡蓝色)。外周血中出现大量的浆细胞,提示该病可能为浆细胞白血病(图 4.1~图 4.4)。

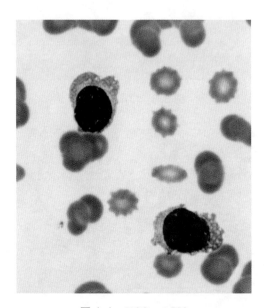

图 4.1　MGG,×1 000

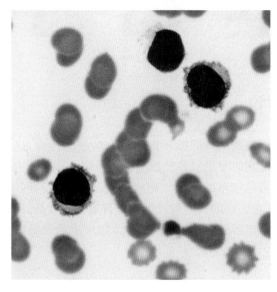

图 4.2　MGG,×1 000

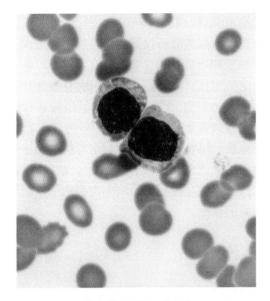

图 4.3　MGG,×1 000

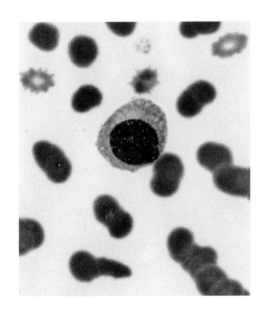

图 4.4　MAGG,×1 000

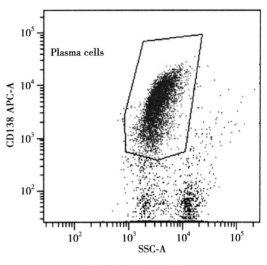

图 4.5　CD138/SSC

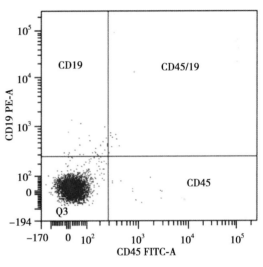

图 4.6　CD19/CD45

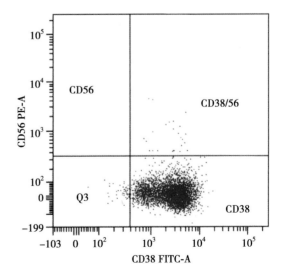

图 4.7　CD38/CD56

流式细胞术(外周血)

采用浆细胞抗体组合检测外周血,以 CD138/SSC 设门,浆细胞占循环白细胞的 76%,表现为肿瘤表型,即表达 CD38,不表达 CD19、CD45 和 CD56(图 4.5～图 4.7)。如若不能确诊,可进一步检测细胞质轻链限制性来证实克隆性,但在浆细胞为肿瘤性表型的情况下,该项检测并不需要常规进行。

CD56 常表达在多发性骨髓瘤细胞表面,而在浆细胞白血病中并不表达。CD56 又被称为神经细胞黏附分子（NCAM），在多发性骨髓瘤中参与浆细胞的组织归巢，在浆细胞白血病中 CD56 表达的缺失在某种程度上可能会引起浆细胞在骨髓中的定向分布发生障碍，从而导致其被释放到外周血。尽管浆细胞白血病通常不表达 CD56，但某些情况下对其进行骨髓检查却发现其中的浆细胞 CD56 阳性，该现象支持上述关于 CD56 的假说。

讨论

本病例所述患者临床表现为高钙血症伴急性肾损伤，进而导致近期出现意识障碍，以上被证实是恶性浆细胞增殖的结果。浆细胞白血病中肿瘤细胞的形态极其多变。一些患者可表现出如本文所述病例中的典型的浆细胞形态，从而使诊断变得简单明确，但还有一些患者外周血浆细胞形似淋巴细胞、单核细胞、甚至毛细胞，该情况下要注意全自动血细胞分析仪通常会将这类细胞误认为淋巴细胞和单核细胞。在临床工作中，若患者表现为高钙血症，伴新近出现肾损伤，且血涂片中可见不典型的细胞，尤其是红细胞呈缗钱状排列以及涂片背景变蓝（由于血浆中副蛋白增多），均应考虑该病的可能。免疫球蛋白定量检查和血清蛋白电泳结果通常在入院几天后才会获得，因此血涂片检查可能是潜在的浆细胞白血病诊断的第一个明确的证据。

最终诊断

原发性浆细胞白血病。

病例 5

患者,男,32 岁,因"突发左上腹疼痛"就诊于急诊科。乏力七天。经检查,血流动力学稳定,发热 38℃,左季肋部疼痛。双侧颈部淋巴结轻度肿大。

实验室检查

血常规:血红蛋白 97g/L,白细胞 $25×10^9$/L(中性粒细胞 $8.1×10^9$/L,淋巴细胞 $11×10^9$/L,单核细胞 $5.3×10^9$/L)。

肾功能、电解质:正常。

肝功能检查:谷草转氨酶 95U/L,谷丙转氨酶 102U/L,碱性磷酸酶 150U/L,γ-谷氨酰转移酶 50U/L,血清白蛋白 32g/L,胆红素 27μmol/L。

C 反应蛋白:35mg/L。

影像学

急诊 CT 扫描示双侧颈部淋巴结中度肿大。更重要的是,CT 明确了腹部疼痛的原因,脾中度肿大、被膜破裂(箭头所示)伴被膜外血肿(图 5.1)。超声引导下进行颈部淋巴结穿刺活检。

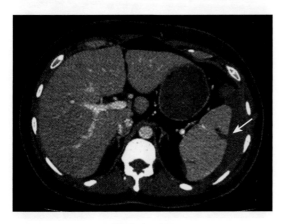

图 5.1 CT

血涂片

血涂片提示了一些重要的信息。外周血可见具有细胞毒性 T 细胞形态特征的大颗粒淋巴细胞(图 5.2~图 5.5)。我们最初认为这可能是一种

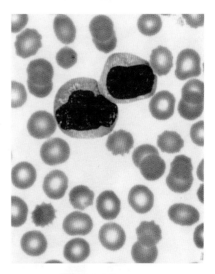

图 5.2 MGG,×1 000

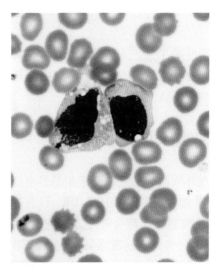

图 5.3 MGG,×1 000

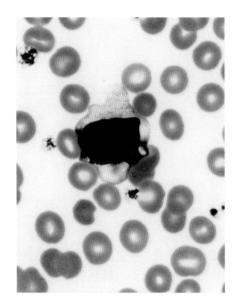

图 5.4　MGG,×1 000

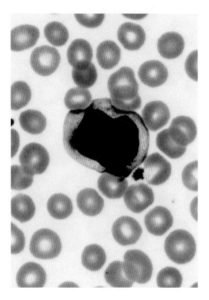

图 5.5　MGG,×1 000

高级别的肝脾 T 细胞淋巴瘤,而不是一种反应性现象。需要注意的是,全自动血细胞分析仪将异常淋巴细胞误认为成单核细胞。

流式细胞术(外周血)

发现外周血中的大淋巴细胞是具有泛 T 抗原的 CD8⁺T 细胞,强表达 HLA-DR,不表达 CD56、CD57。该表型特点符合处于活化增殖状态的反应性 T 细胞,常见于病毒感染(尤其是 EBV)。鉴于该群细胞没有抗原的丢失、不表达 CD56、均一性强表达 HLA-DR,故该群细胞不是肿瘤细胞。

淋巴结活检

淋巴结显示一定程度的结构紊乱,可见明显的 T 细胞区域扩大并出现免疫母细胞样改变(图 5.6 箭头所示,图 5.7),另伴有坏死和出血(图 5.6 和图 5.8)。

该淋巴结活检符合坏死性淋巴结炎的特点。原位杂交显示 B 细胞内 EBER(EBV 编码的 RNA)阳性(图 5.9),B 细胞是 EBV 感染的主要靶细胞。B 细胞免疫母细胞样改变和 T 细胞反应性增殖引起淋巴结肿大。外周血 PCR 检测显示 EBV DNA 阳性,随后又进一步证实抗 EB 病毒

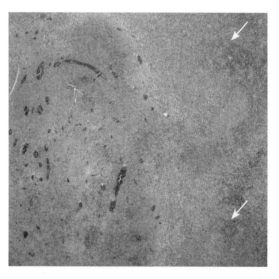

图 5.6　HE,×25

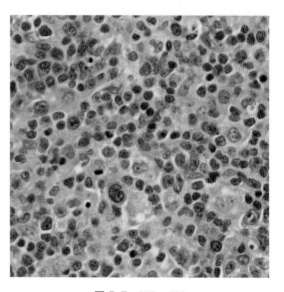

图 5.7　HE,×400

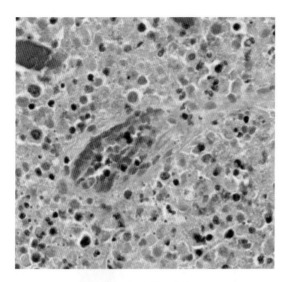

图 5.8 HE,×400

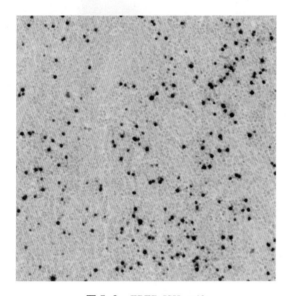

图 5.9 EBER ISH,×40

IgM 抗体阳性。对患者进行支持性治疗,不需要脾切除。最后患者痊愈。

讨论

该病例是一个典型的 EBV 感染并伴有潜在后遗症的案例。EBV 是一种普遍存在的 DNA 病毒,属于疱疹病毒科,通过人与人直接接触传播。青少年为易感人群,EBV 感染为良性疾病,常引起发烧、咽痛、反应性淋巴结肿大、脾肿大、轻度肝炎。通常引起反应性 CD8$^+$T 淋巴细胞增多,不应该被误诊为其他病理过程。在传染性"单个核细胞"增多症中,脾内 T 细胞反应性增殖可引起自发性脾破裂,但较罕见,发生率不到 0.5%。针对该种病例,传统做法是脾切除,但越来越多的证据表明,对于血流动力学稳定的患者,保守治疗较合理。

最终诊断

急性 EBV 感染伴反应性 CD8$^+$T 淋巴细胞增多,坏死性淋巴结炎和自发性脾破裂。

病例 6

患者,男,75 岁,慢性轻度全血细胞减少。初诊医院检查血涂片无明显异常。血细胞计数缓慢降低,因此需要进一步的检查,高度怀疑骨髓增生异常综合征。

实验室检查

血常规:血红蛋白 101g/L,白细胞 $3.2×10^9$/L(中性粒细胞 $0.9×10^9$/L,淋巴细胞 $1.9×10^9$/L,单核细胞 $0.3×10^9$/L),血小板 $109×10^9$/L。

肾功能和肝功能:正常。

乳酸脱氢酶:正常。

免疫球蛋白正常,未检测到副蛋白。

流式细胞术(骨髓穿刺液)

本实验室接收到的骨髓穿刺液标本中细胞含量较少,未见骨髓小粒,白细胞计数为 $3.3×10^9$/L。一份良好的骨髓穿刺液标本要求白细胞计数接近 $100×10^9$/L(实验室内部参考值)。骨髓细胞形态学检查未见明显的原始细胞,但观察到了少量淋巴细胞,由于细胞数量过少,无法进行良好的细胞形态学评估。流式分析采用 FSC/SSC 设门,发现在淋巴细胞和粒细胞之间存在一群异常细胞(图 6.1,细胞群 P1)。正常情况下单核细胞位于这一区域。

这些细胞 CD19$^+$、CD20^{bright}、HLA-DR$^+$,膜表面 λ 轻链阳性。由于标本中细胞数量不足,不能对该群细胞表型进行进一步检测。基于这些发现,建议采用外周血标本进行形态学和流式细胞术分析,以明确是否存在克隆性淋巴增殖性疾病。

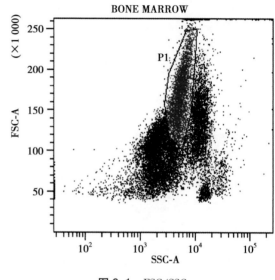

图 6.1 FSC/SSC

细胞形态学(外周血)

仔细观察外周血涂片发现一群中等或较大的淋巴细胞,细胞质呈淡蓝色。细胞边缘模糊,多数细胞核分两叶(图 6.2~图 6.4)。这些发现高度

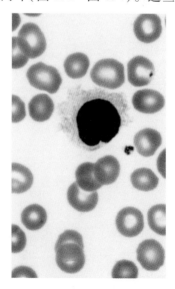

图 6.2 MGG,×1 000

18

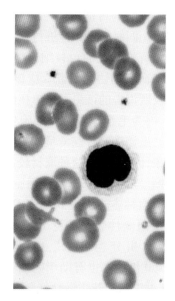

图 6.3　MGG,×1 000

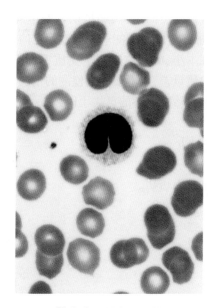

图 6.4　MGG,×1 000

提示毛细胞白血病。

流式细胞术(外周血)

对于外周血血细胞的分析采用扩大的成熟 B 淋巴细胞抗体组合(因之前骨髓穿刺液进行流式分析时该群细胞表面 λ 轻链呈阳性表达)。与骨髓中具有相同散射光特性的该类 B 细胞在外周血中约占 13%(图 6.5)。这些细胞表达 CD19、CD20^{bright}、CD79b、CD22、FMC7 和表面 λ 轻链。次要抗体组合显示该群细胞表达 CD25、CD11c、

CD103、CD123,符合毛细胞白血病的免疫表型特点。

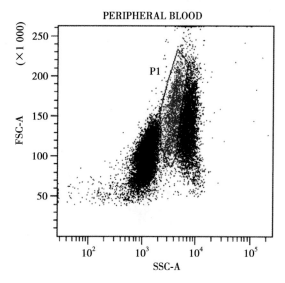

图 6.5　外周血 FSC/SSC

组织病理学

骨髓活检切片显示骨髓增生活跃(60%)。可见肾形淋巴细胞轻微地浸润间质,胞核常为二分叶,细胞质透明,伴 2 级网状纤维化(图 6.6 和图 6.7)。淋巴细胞表达泛 B 细胞抗原标志,以及 CD11c、CD25、CD123、CD72(DBA-44)、TRAP 和膜联蛋白-1,这是诊断毛细胞白血病(HCL)的必要的免疫表型特点。

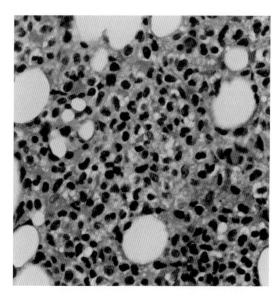

图 6.6　HE,×400

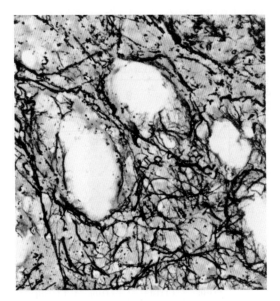

图 6.7　网状纤维，×400

讨论

　　毛细胞白血病（HCL）是一种克隆性成熟 B 淋巴细胞疾病，以外周血血细胞减少（特别是中性粒细胞减少和单核细胞减少）、外周血出现肿瘤细胞、骨髓纤维化、脾红髓弥漫浸润引起的脾肿大为特征。血细胞减少是由骨髓浸润和脾功能亢进引起的。该病较罕见，发病率为慢性淋巴细胞白血病的 1/10。出现血细胞减少和脾肿大的患者应重点考虑该病的可能，并仔细寻找血涂片中的特征性细胞。同时应认真地进行手工白细胞分类计数以明确可能存在的单核细胞减少，这有助于对毛细胞白血病的协助诊断。应该注意的是，血细胞分析仪所报告的该患者的单核细胞计数可能存在错误，因为毛细胞常被血细胞分析仪误认为单核细胞。患该病时骨髓常呈增生低下状态或出现干抽现象，因此，依靠这种取材较差的标本常不能做出诊断。所以如果考虑毛细胞白血病，应尽早采用外周血标本进行流式细胞术检测；毛细胞呈表面轻链限制性表达的泛 B 表型，CD20^{bright} 和 4/4 毛细胞积分（CD11c$^+$、CD25$^+$、CD103$^+$、CD123$^+$）。流式细胞术也有助于区别变异型毛细胞、脾边缘区淋巴瘤和脾弥漫性红髓淋巴瘤，未定义型。最后，骨髓活检是确诊该病的一个可靠手段，尤其是当血液科医师尚未考虑到该病时具有重要的价值。然而，在疾病早期骨髓呈局灶性浸润，骨髓取材有时并不能获得病变部位的标本，特别是在标本小、破碎或来源于皮质下部位时。在其他标本质量差，或不能仔细检测的情况下，骨髓活检仍然是诊断该病的可靠手段。

最终诊断

　　毛细胞白血病。

病例 7

患者,男,30 岁,以"双侧多发鼻息肉出现鼻塞,计划行鼻息肉切除术"入院。耳鼻喉科医生建议做血液系统检查。无明显的出血史,自诉儿时跌倒致头部受伤后出现大面积头皮血肿,其伊拉克家族中多数成员血小板计数偏低,但从未获悉其具体原因,而该患者健康状况良好,没有常规服用药物。体格检查正常。

实验室检查

血常规:血红蛋白 151g/L,白细胞 $5.8×10^9$/L,血小板 $7×10^9$/L。

肾功能、电解质、肝功能、C 反应蛋白:正常。

凝血筛查和血浆 D-二聚体水平:正常。

血涂片

外周血可见真性血小板减少伴巨血小板。有些血小板体积接近红细胞,因此全自动血细胞分析仪计数血小板数值偏低,无法计算出平均血小板体积(图 7.1 和图 7.2)。中性粒细胞内未见包含体,外周血中其他细胞未见明显异常。

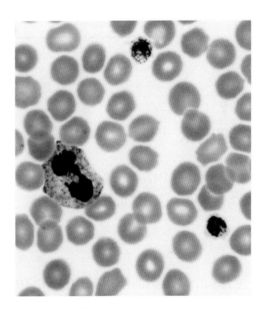

图 7.2　MGG,×1 000

血小板聚集功能检测

考虑到该患者不完整的家族史、且患有巨血小板减少综合征,以及进行外科手术存在的潜在风险,我们对其进行血小板聚集实验。结果如图 7.3,除了瑞斯托霉素,其他激动剂均可诱导血小板正常聚集。该结果符合巨血小板综合征(Bernard-Soulier syndrome,BSS)的诊断。

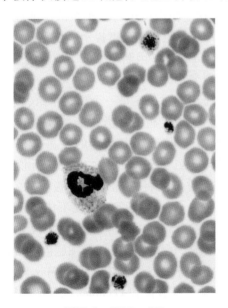

图 7.1　MGG,×500

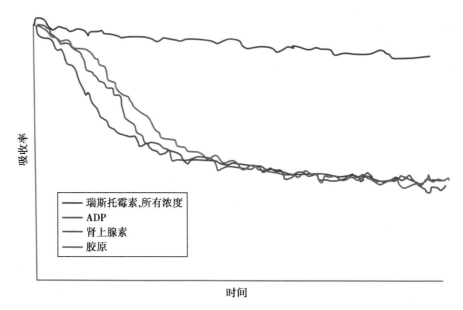

图 7.3 血小板聚集

流式细胞术

患者血小板 CD42（Gp I b-IX-V）的表达量明显减少,CD41、CD61 表达正常。

分子生物学

患者 *GP1BB* 基因的外显子 1 存在 C. 10T>G 的纯合突变。

治疗

该患者被告知其患有遗传性血小板疾病,以及对其伊拉克家系进行研究的必要性。与外科同事会诊后,计划术前进行去氨加压素的输注,并进行氨甲环酸静脉注射后口服七天氨甲环酸。必要时可以输注血小板。手术过程顺利,没有过多失血。

讨论

巨血小板综合征是一种常染色体隐性遗传疾病,其特征为血小板减少、出现巨血小板以及由于 Gp I b-IX-V 复合物的缺失导致的血小板功能障碍,其典型特征为除瑞斯托霉素和血管性假血友病因子(von Willebrand factor , vWF)之外的激动剂均可引起血小板正常聚集。血管内皮受到损伤后,vWF 暴露,Gp I b-IX-V 复合物可作为其受体与其结合,引起血小板黏附于组织损伤部位,并参与血栓形成和炎症过程中与内皮下基质的复杂相互作用。该疾病临床表现多样,大部分患者表现为黏膜出血(如鼻出血、牙龈出血)以及创伤和手术后出血不止。女性患者常出现月经过多。

尽管该患者之前从未进行过外科手术,但如此轻微的出血史仍然少见。鼻息肉手术可引起明显出血,这才使得该患者血小板减少的症状被重视。血小板聚集实验高度提示巨血小板综合征的诊断,而 *GP1BB* 基因测序则进一步确认了该患者存在纯合突变。

巨血小板减少症是一个广义术语,包括多种遗传性血小板疾病。该类疾病确实存在血小板数量减低,但由于其中存在的巨血小板的电阻抗特性与小红细胞相似,血细胞分析仪进行血小板计数时可能将这部分血小板排除在外,从而造成了血小板计数可能出现不成比例的假性减低。血涂片镜检时除了要对血小板大小和形态进行评估,还要注意中性粒细胞内是否存在包含体。中性粒细胞包含体常见于 May-Hegglin 异常,Sebastian 综合征和 Fechtner 综合征(MYH9-相关性疾病),而不会出现在巨血小板综合征和其他巨血小板疾病,详见参考文献 Mhawech 和 Sal-eem[1]。

最终诊断

巨血小板综合征。

参考文献

1 Mhawech, P. & Saleem, A. (2000) Inherited giant platelet disorders. Classification and literature review. *American Journal of Clinical Pathology*, **113** (**2**), 176–190. PubMed PMID: 10664620.

患者,男,79岁,以"近期出现乏力"为主诉入院。既往病史无特殊,除面色苍白外,查体无明显异常。9个月前全血细胞计数正常。

实验室检查

血常规:血红蛋白 87g/L,白细胞 36×10^9/L(中性粒细胞 0.75×10^9/L,单核细胞 34×10^9/L),血小板 140×10^9/L。

肾功能、电解质、肝功能检查、血清乳酸脱氢酶及骨代谢:正常。

血涂片

外周血可见大量的单核细胞,其细胞质呈淡蓝色、有空泡,胞核折叠、无明显核仁(图8.1和图8.2)。还可见少量染色质细致的幼稚单核细胞(图8.2中位置稍偏下方的细胞)。由于该涂片中大多数细胞形态非常类似于正常单核细胞,因

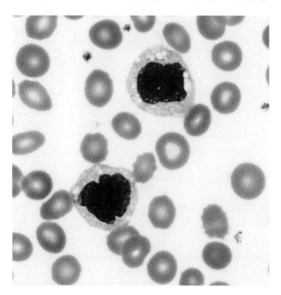

图8.1　MGG,×1 000

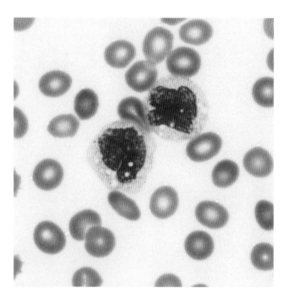

图8.2　MGG,×1 000

此上述少量的幼稚单核细胞并未引起注意。然而,单核细胞数量的明显增多以及幼稚单核细胞的出现强烈提示克隆性增殖的可能,加之9个月前患者的血细胞计数正常,考虑该疾病可能是急性单核细胞白血病,而非慢性粒-单核细胞白血病(CMML)。同时,在 CMML 中通常出现的中性粒细胞增多在该病中也不存在。

骨髓穿刺

考虑患者的年龄,决定实施保守支持治疗,没有进行骨髓穿刺。

流式细胞术(外周血)

流式细胞术提示存在一群异常单核系细胞(CD34$^-$、CD117$^-$、CD13$^+$、CD33$^+$、HLA-DR$^+$、CD15$^+$、CD14$^+$、CD64$^+$),占全部细胞的73%,其中15%的细胞符合原始单核细胞的免疫表型特点

（CD14⁻、CD64⁺），其余细胞表型符合幼稚单核细胞（CD14^dim、CD64⁺），成熟单核细胞（CD14^bright、CD64⁺）。表达 CD56，提示细胞恶性增殖，CD56主要表达于原始单核细胞和幼稚单核细胞（占单核系细胞的 40%）。除表达 CD56 之外，CD64 的表达强度强于正常单核细胞。异常抗原表达不仅有助于诊断，而且对于化疗后骨髓缓解状态的评估（识别残留的白血病细胞）具有重要的作用。

细胞遗传学（外周血）

制备有丝分裂中期细胞，呈正常核型 46，XY。

临床病程

考虑到患者的年龄和目前血小板计数正常，且经输血后其症状有所缓解，我们选择仅进行支持治疗。

起初患者因面部慢性结节性、溃疡性病变就诊于皮肤科，并进行活检。结果呈现两个特征：第一、基底细胞癌，可能是引起有症状的皮肤病变的病理基础（圆圈所示，图 8.3）；第二、真皮被一群形态单一、体积中等至较大、细胞质丰富的细胞浸润（箭头所示，图 8.3 和图 8.4）。这些细胞 CD34阴性，MPO 弱阳性，CD33 和 CD15 阳性，符合单核细胞表型（图 8.5～图 8.8）。CD33 也强表达于表皮内的正常朗格汉斯细胞。值得注意的是，表皮未被单核细胞浸润，这可能解释为什么表皮无症状。注意图 8.4 中的交界区（短箭头所示），这是

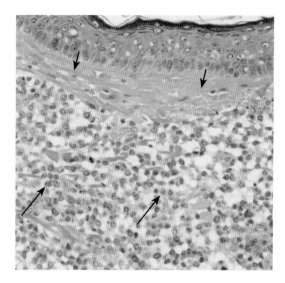

图 8.4　HE，×200

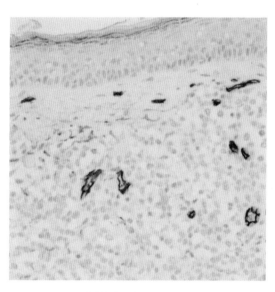

图 8.5　CD34，×200

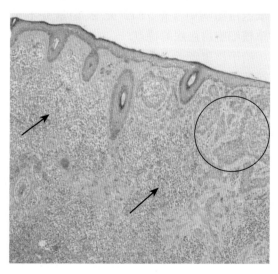

图 8.3　HE，×40

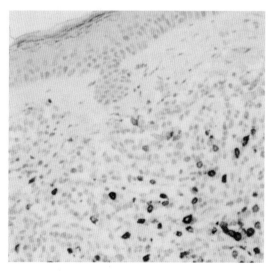

图 8.6　MPO，×200

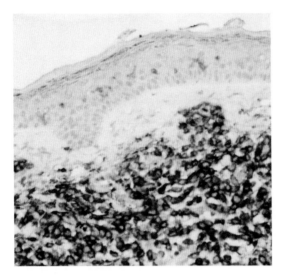

图 8.7　CD33，×200

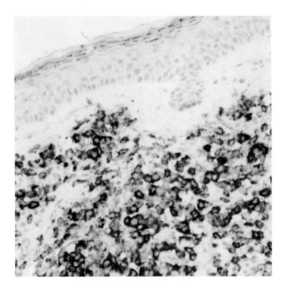

图 8.8　CD15，×200

真皮和表皮之间的胶原带，通常不被非 T 细胞肿瘤浸润。血管内皮细胞 CD34 阳性（图 8.5）。术后无明显出血，但为防止皮肤伤口感染，需要静脉应用抗生素。

讨论

急性单核细胞白血病的诊断是基于白血病细胞的形态学检查，这为后续的检查提供了思路。最初的形态学诊断，被流式细胞术验证后，可指导进行合适的细胞遗传学，荧光原位杂交和分子生物学检查。这些有针对性的检查可以指导进行必要的后续检查，从而节约时间、金钱，不必因"每个患者都需要做完所有检查"而造成过度医疗。然而，检查项目的种类和数量也必须与患者的个体情况相适应，像该病例这种情况，一旦做出了治疗决定，就应当避免不必要的检查。

针对该病例，尽管其血小板计数处于正常范围内，但其外周血单核细胞克隆的数量、正常中性粒细胞生成的减少，以及 9 个月前血细胞计数的正常，都提示该疾病是一个急性病程。流式细胞术提示存在大量白血病细胞，部分分化、发育不成熟，支持了这一可能的诊断。当不能获得骨髓标本时，急性单核细胞白血病的诊断可借助于观察血涂片中幼稚单核细胞和成熟单核细胞来确定。在骨髓或外周血中出现 20% 的原始细胞（原始单核细胞+幼稚单核细胞），就足以诊断为急性白血病。通常情况下，当存在单核系方向分化时，骨髓中的细胞通常要比外周血中的幼稚，因此有时候急性单核细胞白血病的诊断只能通过骨髓检查来确定。

考虑到治疗方案的不同，明确区分急性单核细胞白血病和慢性粒-单核细胞白血病是非常重要的。这两种疾病的易感人群均为老年人，均有淋巴结外组织浸润的倾向。除了细胞形态学和免疫表型，细胞遗传学和分子生物学检查也可以提供有用信息，虽然该病例并非如此。11q23 上的 *MLL* 基因重排可见于急性单核细胞白血病中，而非慢性粒-单核细胞白血病。相反，在慢性粒-单核细胞白血病中常见 *TET2* 突变，但这并不是急性单核细胞白血病的特点。

给予该患者近一年的支持治疗，因此其在医院花费的时间相对较少，从而把宝贵的时间留给家人和朋友。

最终诊断

最可能的诊断为：急性单核细胞白血病伴亚临床真皮浸润。

病例 9

患者,男,79 岁,既往体健,在常规体检时发现血象异常。自诉"6 个月来体重减轻 2～3kg,伴盗汗"。体格检查脾肿大 5cm,肝肋下缘 4cm,无淋巴结肿大、皮疹,胸部检查正常。一年前的血常规检查结果完全正常。

实验室检查

血常规:血红蛋白 147g/L,白细胞 38.3×10^9/L(中性粒细胞 26.0×10^9/L,单核细胞 7.4×10^9/L),血小板 463×10^9/L。

肾功能、电解质、骨代谢和肝功能正常。血清乳酸脱氢酶 1 620U/L,尿酸 0.48mmol/L。

血涂片

外周血中单核细胞明显增多(占全部细胞的 20%),伴有单核细胞和中性粒细胞的明显发育异常。单核细胞发育成熟,中性粒细胞大部分为成熟中性粒细胞但分叶过少(图 9.1～图 9.4)。部分嗜酸性粒细胞分叶过少,细胞质颗粒减少(图 9.3)。偶见有核红细胞,未见泪滴形红细胞和原始细胞。血小板体积普遍较大,部分为异常血小板但颗粒正常。

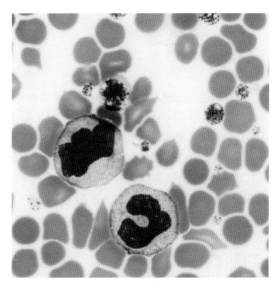

图 9.2　MGG,×1 000

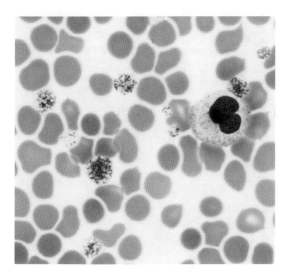

图 9.1　MGG,×1 000

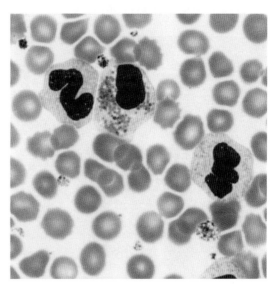

图 9.3　MGG,×1 000

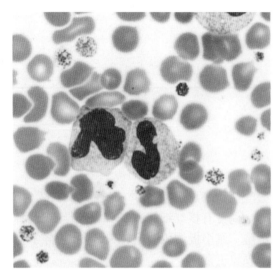

图 9.4　MGG,×1 000

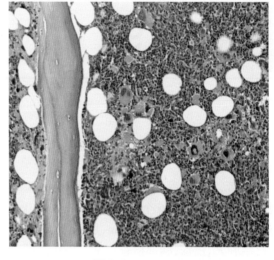

图 9.6　HE,×100

流式细胞术

外周血流式细胞术检测发现一群异常的单核细胞,其表型为 CD64$^+$、CD14^{dim}、CD56$^-$、HLA-DR$^+$(HLA-DR 未缺失值得注意)。未检测到 CD34$^+$细胞。

骨髓抽吸困难,取材差,细胞增生减低,CD34$^+$细胞占有核细胞比例小于 1%,异常单核细胞与外周血中异常细胞的免疫表型一致,占全部细胞的 25%。

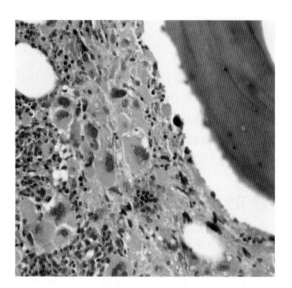

图 9.7　HE,×200

骨髓活检

骨髓活检切片显示骨髓增生度 90%,粒系数量增多,巨核细胞增生明显活跃(图 9.5~图 9.8)。

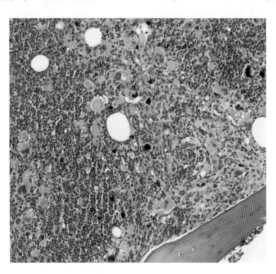

图 9.5　HE,×100

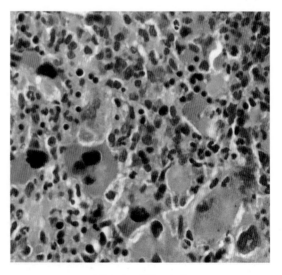

图 9.8　HE,×400

这些细胞大小不一,多见松散成簇分布,在骨小梁旁异常定位(图9.7);部分巨核细胞核深染。髓系早期细胞和单核细胞的增生使骨髓间质进一步扩张(图9.9)。网状纤维增加至2级。未见胶原纤维化,细胞流状分布或骨硬化。

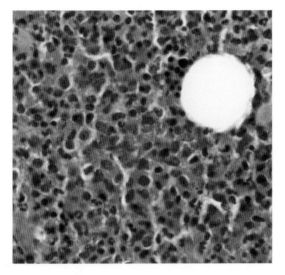

图 9.9 HE,×100

细胞遗传学

正常男性染色体核型:46,XY[20]。

分子生物学

外周血中检测到 *JAK2V617F* 基因突变(*BCR-ABL1* 阴性)。

讨论

该病例的诊断存在一定的困难。鉴于肝脾肿大及一系列的全身症状,最初考虑为原发性骨髓纤维化(PMF)。但是血涂片检查结果不典型,未见泪滴形红细胞,髓细胞前体细胞<10%,中性粒细胞和单核细胞存在发育异常、单核细胞显著增多。缺乏反应性过程的证据,骨髓检查证实是原发性的血液疾病,JAK2+ve。在该病例中,单核细胞数量的增多是诊断的关键;PMF 和其他 BCR-ABL 阴性的骨髓增殖性疾病通常不表现为单核细胞增生。但是该病例单核细胞数量增多且发育异常,形态学和流式细胞术(包括 CD14 阳性)提示

其更倾向于偏成熟阶段的细胞。骨髓和外周血中原始细胞罕见(1%或更少)。加之外周血中中性粒细胞增多和发育异常以及骨髓中粒系数量增多,慢性粒-单核细胞白血病(CMML)的可能性较大,*JAK2* 基因突变可解释巨核细胞异常增生和网状纤维化的程度。HE 染色的骨髓切片很难用来评估单核细胞的浸润程度,因此可能需要进行免疫组化或流式细胞术检测来证实单核细胞过度增生。在正常骨髓中,流式细胞术检测到的单核细胞通常占有核细胞的 1%~8%[1],该病例单核细胞明显增多。单核细胞异常表型的鉴定对于克隆性疾病的诊断具有重要的价值;该病例中单核细胞 CD14 表达减弱,CD64 表达相对增强,表明该群细胞分化发育不成熟。CD56 是 CMML 中最常见的异常抗原,见于约 80% 的病例[2],但在该病例中不表达。

CMML 的特征是单核细胞增多($>1.0\times10^9$/L),通常伴有明显的骨髓增生(CMML-MP,占所有病例的 40%)或发育异常(CMML-MDS,占所有病例的 60%),前者主要表现为增生性特征,而后者主要表现为细胞减少。在这类患者中,偶见血小板增多,多数情况下血小板减少。近年来的统计表明 *JAK2* 突变在该病的发生率约为 5%~10%[3,4]。该突变可能与骨髓增殖性表型有关,尤其是骨髓中中性粒细胞增多、血小板增多,脾肿大,巨核细胞成簇分布以及网状纤维化。考虑到 CMML 在基因学、临床表现和实验室检查方面的多样性,在不久的将来可以对 CMML 基因型与表型的关联性进行研究。

最终诊断

慢性粒-单核细胞白血病伴 *JAK2V617F* 基因突变。

参考文献

1 van Lochem, E.G., van der Velden, V.H., Wind, H.K., te Marvelde, J.G., Westerdaal, N.A. & van Dongen, J.J. (2004) Immunophenotypic differentiation patterns of normal hematopoiesis in human bone marrow: reference patterns for age-related changes and disease-induced shifts. *Cytometry Part B, Clinical Cytometry*, **60** (1), 1–13.

2 Kern, W., Bacher, U., Haferlach, C., Schnittger, S. & Haferlach, T. (2011) Acute monoblastic/monocytic leukemia and chronic myelomonocytic leukemia share common immunopheno-

typic features but differ in the extent of aberrantly expressed antigens and amount of granulocytic cells. *Leukemia & Lymphoma*, **52** (**1**), 92–100. PubMed PMID: 21219126.

3 Schnittger, S., Bacher, U., Eder, C. *et al.* (2012) Molecular analyses of 15,542 patients with suspected BCR-ABL1-negative myeloproliferative disorders allow to develop a stepwise diagnostic workflow. *Haematologica*, **97** (**10**), 1582–1585.

4 Pich, A., Riera, L., Sismondi, F. *et al.* (2009) JAK2V617F activating mutation is associated with the myeloproliferative type of chronic myelomonocytic leukaemia. *Journal of Clinical Pathology*, **62** (**9**), 798–801.

病例 10

患者,男,70岁,既往体健,近期出现"发热、盗汗、全身不适"入院。

实验室检查

血常规:血红蛋白140g/L,白细胞31.9×10^9/L(中性粒细胞14.7×10^9/L,淋巴细胞11.7×10^9/L,单核细胞4.8×10^9/L),血小板132×10^9/L。

肾功能、电解质:钠135mmol/L,钾3.6mmol/L,尿素9mmol/L,肌酐124μmol/L,肾小球滤过率50ml/min。

骨代谢检查:钙4.75mmol/L,磷酸盐1.35mmol/L,碱性磷酸酶350U/L,白蛋白30g/L。

血清乳酸脱氢酶:2 428U/L,尿酸盐1.12mmol/L。

血涂片

外周血可见一群大的淋巴样细胞,核仁明显,细胞质呈嗜碱性,部分细胞可见空泡(图10.1~图10.3)。细胞表现为"伯基特样",但形态和大小多变。易见凋亡细胞,其细胞质易碎、可见脱落的细胞质碎片。

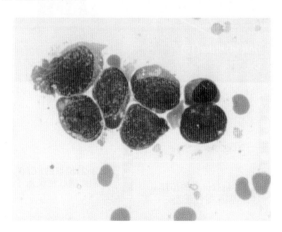

图 10.1　MGG,×1 000

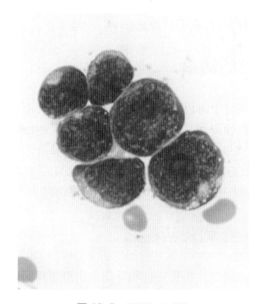

图 10.2　MGG,×1 000

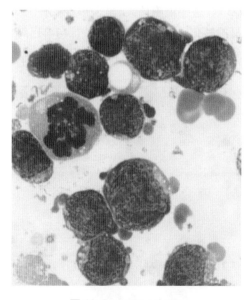

图 10.3　MGG,×1 000

流式细胞术(外周血)

外周血中的大细胞为单克隆性B细胞,其免

疫表型为 λ^{bright}、CD19^{dim}、CD20^{mod}、CD10⁺、CD38⁺、FMC7^{dim}、HLA-DR⁺、CD22⁺、CD79b⁺、CD5⁻、CD23⁻。该表型符合成熟 B 淋巴细胞疾病的特点,但值得注意的是 CD19 和 FMC7 表达强度减弱。

影像学

CT 扫描显示从颅底至腹股沟存在广泛的淋巴结肿大,存在上腔静脉(SVC)阻塞证据。

淋巴结活检

锁骨上淋巴结活检显示形态多样的大原始细胞弥漫性浸润,可见大量含"可染小体"的巨噬细胞,呈"星空"样外观。免疫组化提示异常细胞表达 CD20、CD10、BCL6、BCL2 和 MUM1,不表达 CD5、CD30、cyclin D1。增殖指数为 90%。

骨髓穿刺及活检

骨髓涂片可见一群和外周血中形态相同的异常细胞。骨髓活检切片可见骨髓增生度达 70%～80%,伴大的原始样细胞弥漫性浸润(图 10.4 和图 10.5)。这些细胞核大、呈多形性、有一个或多个明显的核仁。它们的细胞学特征与淋巴结活检中见到的细胞一致。

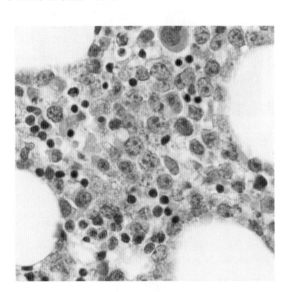

图 10.4   HE,×500

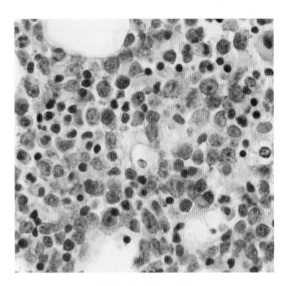

图 10.5   HE,×500

分子生物学

FISH 显示淋巴结组织存在 *MYC* 易位。此外,*IGH/BCL2* 融合基因阳性提示存在 t(14;18)(q32;q21)或其变异体(图 10.6)。

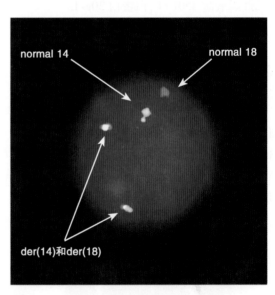

normal 14   normal 18

der(14)和der(18)

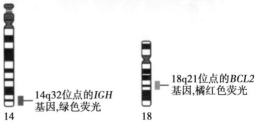

14q32位点的*IGH*基因,绿色荧光

18q21位点的*BCL2*基因,橘红色荧光

14   18

图 10.6   LSI IGH/BCL2 双染色,双融合易位探针

细胞遗传学

除 7 三体外,染色体 8、14 和 18 存在三元易

位(图 10.7),核型为 45,XY,+ 7,t(8;14;18)(q24;q32;q21)。

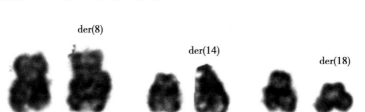

图 10.7　分裂中期细胞显示三元易位 t(8;14;18)(q24;q32;q21)

临床病程

该患者采用 R-CHOP 方案治疗,同时使用大剂量甲氨蝶呤预防 CNS 浸润。最初的治疗反应为肿大淋巴结缩小,循环血中病变细胞被清除。但是,5 个周期的治疗(含一个周期的甲氨蝶呤)完成后,患者出现吞咽困难,新发右侧第Ⅲ脑神经麻痹。临床医生考虑为延髓麻痹。脑部磁共振未见明显异常,因此,穿刺采集脑脊液进行流式细胞术分析。

脑脊液细胞计数为 $0.25 \times 10^9/L$,离心涂片可见大的多形性淋巴样细胞,可见核仁,细胞质呈嗜碱性(图 10.8)。这些细胞与最初在外周血和骨髓中发现的病变细胞相似,为表面 λ 轻链呈限

制性表达、CD10+ 和 HLA-DR+ 的 B 淋巴细胞,不表达 FMC7。这种情况符合治疗过程中脑膜部位的复发。

讨论

形态学和免疫分型提示该病例为高级别 B 细胞淋巴瘤,生发中心型,但是具有弱表达 CD19 和 FMC7 的不典型表型。考虑到病变细胞的形态多样性、BCL2 阳性、复杂的细胞遗传学异常、虽有增高但并未像伯基特淋巴瘤那样显著异常的增殖指数,认为该病例的特征并不符合典型的伯基特淋巴瘤。结合 FISH、细胞遗传学结果,以及不典型的形态学和免疫组化所提示的 BCL2 阳性生发中心型成熟 B 细胞肿瘤认为该病例符合介于弥漫性大 B 细胞淋巴瘤和伯基特淋巴瘤之间的未定义型 B 细胞淋巴瘤(BCLU)的诊断。

MYC(8q24)易位合并 BCL2(18q21)易位,或合并更少见的 BCL6(3q27)易位称为'双重易位'或'双重打击'淋巴瘤[1],约见于 5% ~ 10% 的弥漫性大 B 细胞淋巴瘤患者。此类淋巴瘤的形态学和免疫表型通常符合 BCLU。这些患者就诊时通常已处于疾病的晚期,且多存在外周血和骨髓的浸润,CNS 病变的发生率增加。据文献报道该类淋巴瘤治疗效果非常差,中位生存期约为 8 个月。

越来越多的报道称流式细胞术检测发现 BCLU 存在不典型表型,其特征表现为部分表达或弱表达 CD19、CD20、FMC7 和表面轻链[2,3]。

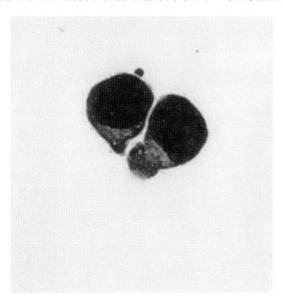

图 10.8　MGG,×1 000

该病例存在的三元易位是一项有趣的发现，在此之前鲜有报道。14 号染色体同时参与 t(8；14) 和 t(14；18)，从而形成了复杂的三元易位 t(8；14；18)(q24；q32；q21)。文献中所记录的少数与本文相似的病例通常都具有侵袭性，因此应该归类为双重打击淋巴瘤[4]。这只是一种可能的机制，通过该机制可能产生这种表型。这种淋巴瘤越来越多见诸报道，但目前尚未发现有效治疗方法。

最终诊断

介于弥漫性大 B 细胞淋巴瘤和伯基特淋巴瘤之间的未定义型 B 细胞淋巴瘤，累及外周血和骨髓，治疗期间 CNS 再发。

参考文献

1 Li, S., Lin, P., Young, K.H., Kanagal-Shamanna, R., Yin, C.C. & Medeiros, L.J. (2013) MYC/BCL2 double-hit high-grade B-cell lymphoma. *Advances in Anatomic Pathology*, **20** (5), 315–326. PubMed PMID: 23939148.

2 Wu, D., Wood, B.L., Dorer, R. & Fromm, J.R. (2010) "Double-Hit" mature B-cell lymphomas show a common immunophenotype by flow cytometry that includes decreased CD20 expression. *American Journal of Clinical Pathology*, **134** (2), 258–265. PubMed PMID: 20660329.

3 Harrington, A.M., Olteanu, H., Kroft, S.H. & Eshoa, C. (2011) The unique immunophenotype of double-hit lymphomas. *American Journal of Clinical Pathology*, **135** (4), 649–650. PubMed PMID: 21411790.

4 Liu, D., Shimonov, J., Primanneni, S., Lai, Y., Ahmed, T. & Seiter, K. (2007) t(8;14;18): a 3-way chromosome translocation in two patients with Burkitt's lymphoma/leukemia. *Molecular cancer*, **6**, 35. PubMed PMID: 17547754. Pubmed Central PMCID: 1904237.

病例 11

患者,男,72岁,既往有慢性肾功能损害和高血压病史,因"厌食,呼吸困难、踝关节肿胀"入院。查体发现广泛的淋巴结肿大和脾肿大。

实验室检查

血常规:血红蛋白 131g/L,白细胞 245×10^9/L(中性粒细胞 4.9×10^9/L),血小板 54×10^9/L。

肾功能、电解质:肌酐 246μmol/L,肾小球滤过率 23ml/min。

骨代谢正常。

胆红素 62μmol/L,碱性磷酸酶 670U/L,血清乳酸脱氢酶:725U/L。

血涂片

外周血可见淋巴细胞显著增多,其细胞体积中等大小至偏大,多数细胞有多个明显核仁,染色质较为细致,部分胞核可见明显的裂隙,涂抹细胞易见(图 11.1~图 11.4)。血小板减少。

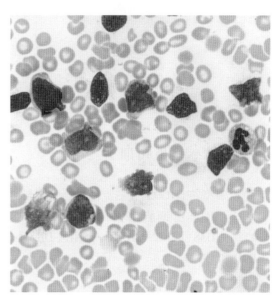

图 11.2　MGG,×500

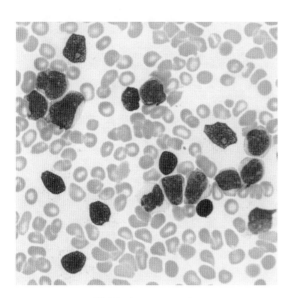

图 11.1　MGG,×500

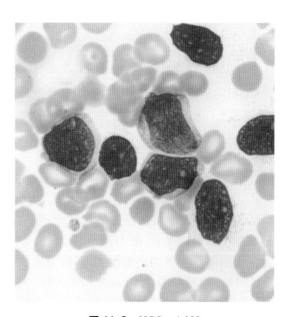

图 11.3　MGG,×1 000

35

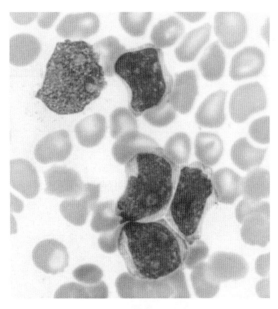

图 11.4　MGG,×1 000

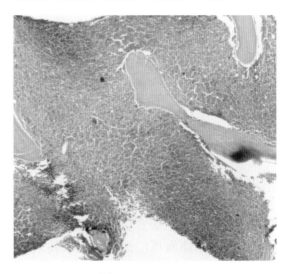

图 11.5　HE,×40

流式细胞术(外周血)

免疫表型符合 CD5$^+$成熟克隆性(κ 轻链限制性强表达)B 淋巴细胞增生性疾病特点,表达 CD20^{bright}、CD38、FMC7、CD79b 和 HLA-DR,不表达 CD10 和 CD23。

荧光原位杂交

存在 t(11;14)(q13;q32)。

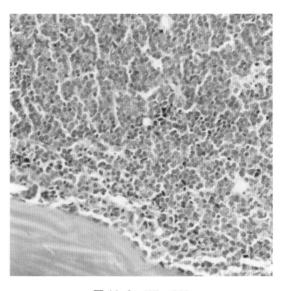

图 11.6　HE,×200

影像学

CT 扫描示颈部、腋窝、纵隔、腹腔和骨盆广泛的小体积(<2cm)淋巴结肿大。脾脏肿大达21cm。

组织病理学

骨髓活检切片示骨髓增生极度活跃,异常淋巴样细胞呈弥漫性浸润(图 11.5 和图 11.6)。这些异常细胞体积中等大小至偏大,多数可见核仁(图 11.7)。增殖指数高(Ki-67 50%,图片未显示)。表型与上述流式细胞术检测外周血中的异常细胞一致,并表达 cyclin D1(图 11.8)。

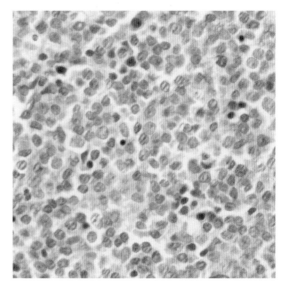

图 11.7　HE,×400

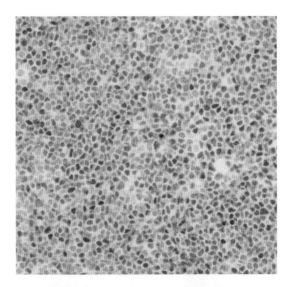

图 11.8 cyclin D1,×200

讨论

该患者白细胞总数高、淋巴结肿大、脾肿大，免疫表型提示为 CD5⁺淋巴细胞增生性疾病。鉴别诊断包括慢性淋巴细胞白血病（CLL），套细胞淋巴瘤（MCL）和边缘区淋巴瘤（MZL）。免疫表型不符合 CLL 特点（CLL 得分 1/5）。细胞形态学和淋巴细胞显著增多可排除边缘区淋巴瘤。最可能的诊断是套细胞淋巴瘤，且这一诊断也被 cyclin D1 阳性和 t(11;14)(q13;q32)证实，该易位使位于 11q13 的 CCND1 基因与位于 14q32 的 IGH 基因融合在一起。

MCL 是一种少见的疾病，在所有非霍奇金淋巴瘤中占不到 10%。这种疾病常见于老年人，尤其是男性，常进展到晚期才被发现。骨髓和胃肠道受累常见。外周血浸润亦常见，但淋巴细胞增多较轻微。而该病例中淋巴细胞的显著增多则较少见，其形态学和免疫表型可能类似于 B 幼淋巴细胞白血病。

母细胞变异型 MCL 在所有 MCL 中所占的比例不到 10%，临床病程侵袭性较强，伴白细胞显著增多，对治疗呈瞬态反应，总生存期缩短。白细胞显著增多常与多个细胞遗传学和分子生物学异常有关，包括癌基因或抑癌基因重排，如位于 8q24 的 MYC 基因，位于 9p22-24 的 CDKN2A (p16)基因，位于 17p13 的 TP53 基因。母细胞变异型 MCL 往往表现出高的增殖指数，P53 基因过表达和多种变异型 cyclin D1 mRNA 异构体[1,2]。免疫表型通常比较典型（表达泛 B 标志物和 CD5），但在母细胞变异型中也可见 CD5 表达的缺失和 CD10 阳性[3]。

该型淋巴瘤对一线化疗药物的敏感反应时间通常持续较短，但没有证据表明使用高剂量阿糖胞苷强化治疗会产生更好的效果。我们正在尝试新的方法治疗 MCL，如一种作用于细胞内信号转导的布鲁顿激酶抑制剂类药物依鲁替尼可用于 MCL 的治疗，在复发性和难治性患者中疗效显著，据报道总体有效率达 70%[4]。此类药物是否能够加入现有治疗方案或取代标准化疗方案尚需拭目以待。此外，其对增生高度活跃的母细胞型 MCL 亚型（如本病例所述）是否有效尚有待观察。

最终诊断

套细胞淋巴瘤（MCL），母细胞变异型。

参考文献

1　Slotta-Huspenina, J., Koch, I., de Leval, L. et al. (2012) The impact of cyclin D1 mRNA isoforms, morphology and p53 in mantle cell lymphoma: p53 alterations and blastoid morphology are strong predictors of a high proliferation index. *Haematologica*, **97** (**9**) 1422–1430. PubMed PMID: 22315488.

2　Parrens, M., Belaud-Rotureau, M.A., Fitoussi, O. et al. (2006 Mar) Blastoid and common variants of mantle cell lymphoma exhibit distinct immunophenotypic and interphase FISH features. *Histopathology*, **48** (**4**), 353–362. PubMed PMID: 16487357.

3　Zanetto ,U., Dong, H., Huang, Y. et al. (2008) Mantle cell lymphoma with aberrant expression of CD10. *Histopathology*, **53** (**1**), 20–29. PubMed PMID: 18518902.

4　Wang, M.L., Rule, S., Martin, P. et al. (2013 Aug 8) Targeting BTK with ibrutinib in relapsed or refractory mantle-cell lymphoma. *The New England Journal of Medicine*, **369** (**6**), 507–516. PubMed PMID: 23782157.

病例 12

患者,女,77 岁,身体虚弱,疲劳乏力,体重减轻,脾肿大 2cm,全血细胞计数异常[血红蛋白 92g/L,白细胞 18.4×10⁹/L(中性粒细胞及其前体细胞 16×10⁹/L,嗜碱性粒细胞 0.6×10⁹/L),血小板 1 324×10⁹/L]。诊断为慢性髓细胞性白血病(CML)慢性期(CP),RT-PCR 证实存在 *p210 BCR-ABL1*(B3A2 剪接体)融合基因。除 Ph 染色体(占 20/20 个细胞)外,没有检测到其他的细胞遗传学异常,骨髓原始细胞占 2%。Sokal 风险评分高。遗憾的是,该患者不能耐受所有可用的酪氨酸激酶抑制剂(TKI),更适合用羟基脲对疾病进行缓解。经过 18 个月的治疗,发现血小板减少,中断羟基脲治疗后无反应。进一步行外周血形态学检查。

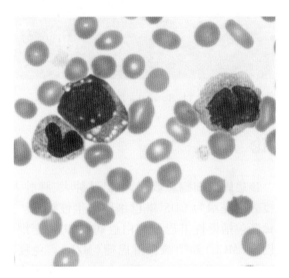

图 12.1 MGG,×1 000

实验室检查

血常规:血红蛋白 96g/L,白细胞 42.9×10⁹/L,血小板 59×10⁹/L。

肾功能、电解质、肝功能和骨代谢:正常。血清乳酸脱氢酶:550U/L。

血涂片

手工分类可见 70% 的原始细胞。这些细胞体积大,细胞质呈嗜碱性,细胞质含较多小空泡、偶见小的嗜天青颗粒(图 12.1~图 12.4)。可见粒细胞核左移(图 12.1),偶见发育异常的单核系和粒细胞(图 12.1 和图 12.3)。图 12.4 中嗜碱性粒细胞颗粒减少。

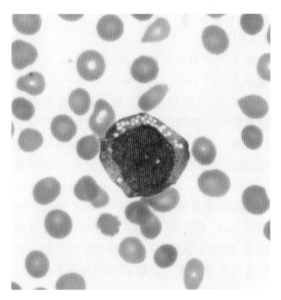

图 12.2 MGG,×1 000

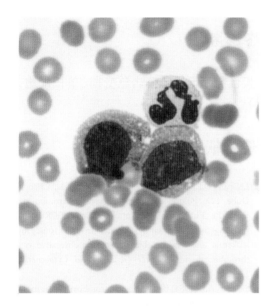

图 12.3　MGG,×1 000

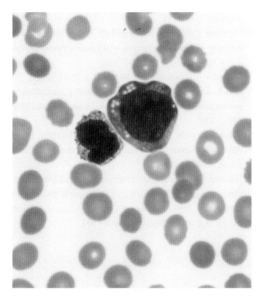

图 12.4　MGG,×1 000

骨髓穿刺

由于患者虚弱行姑息治疗,所以未行骨髓穿刺。

流式细胞术

原始细胞免疫表型为 CD34$^-$、CD117$^-$、HLA-DR^{dim}、CD38$^+$、CD15$^+$、CD33$^+$、CD13$^+$、MPO$^+$、CD64^{++}、CD14^{dim},考虑为单核细胞系来源。

细胞遗传学

47,XY,+19,t(9;22)(q34;q11)。

讨论

患者的临床症状和体征完全符合 CML。血小板明显增多和白细胞中度增多在 CML 中并不少见,而粗心的人也有可能将其误认为 Ph-的骨髓增殖性肿瘤。仔细分析该病例的血常规和血涂片,可见嗜碱性粒细胞明显增多,这高度提示 CML,可建议行相应的细胞遗传学和分子生物学检查。CML 伴血小板极度升高(>1 000×10^9/L)的病例在文献中并不少见(大概占所有 CML 病例的 5%),有些作者甚至还观察到了血小板高达 2 000×10^9~3 000×10^9/L 的病例。实际上,这类疾病最初被称为 Ph+的特发性血小板增多症(ET)[1],而现在当存在 BCR-ABL1 易位时,由于其在诊断中的压倒性地位,我们当然要将其归类为 CML。但是总的来说,在 CML 中血栓形成和出血的发生率很低(分别大概为 1% 和 3%)[2]。近期关于 CML 伴血小板极度增高的病例分析显示其常会出现获得性 von Willebrand 综合征的实验室特征[3],但临床上无证据表明会有出血风险。因此,尽管使用适当的 CML 相关治疗会尽可能地将血小板数量降低到正常似乎是合理的,但对这些患者采用任何具体的预防措施是困难的,应因人而异。重要的是不能漏掉这种形式的 CML 病例。近期 BCSH 指南也推荐针对 JAK2V617F、MPL[4]以及近期文献中报道的 CALR 突变[5]阴性的血小板增多患者要进行 BCA-ABL1 检测。

相对于前 TKI 时代,在 TKI 时代,CML 进入急变期是相对罕见的。该患者不能耐受现有的酪氨酸激酶抑制剂,虽然使用减量的达沙替尼治疗获得了血液学缓解(脾肿大消失、白细胞和血小板恢复至正常),但是停止所有的 TKI 治疗(由于毒性反应)后不久,迅速出现了血液学复发。在高危 Sokal 评分的背景下,中断改善病情的治疗,最终导致快速进展为 CML 急变期。Sokal 风险评估(将年龄、脾脏大小、原始细胞计数和血小板计数作为连续变量)是在传统化疗时代(以白消安为主要化疗药物)开发的,但在 TKI 时代仍提供一定程度的预后分层标准[6]。CML 慢性期的前期治疗很少依据风险评分的基线做出调整,但是对 TKI 的反应是预后的唯一决定性因素。最近使用的 EUTOS 评分(简单地将外周血中嗜碱性粒细胞的百分比和脾脏的大小组合作为连续变量),是从应用伊马替尼治疗患者的队列研究中得到的[7]。它可以预测经过 18 个月的治疗后细胞遗传学缓解的可能性(是临床疗效的良好替代指标),因其与现代治疗方法更好的相关性而被提倡使用。预后评分计算公式可在 http://www.leukemia-net.org 找到。

流式细胞术对该病的慢性期不具有常规诊断价值,但是在急变期可用于明确前体细胞的性质和原始细胞的系别。大多数病例原始细胞为髓细胞(60% ~ 80%)来源,淋巴系来源的病例所占比例较低,且主要是 B 系(20% ~ 30%)。CML 急变期可进展迅速,以至于很难甚至不可能与 Ph + ALL 或 AML 进行鉴别(参见病例 80)。在本病例中,细胞遗传学的改变较典型。无论哪个细胞系别,CML 急变期的治疗仍然很具有挑战性,疗效远不如那些原发的急性白血病。目前的治疗方法一般采用大剂量 TKI 治疗伴强化诱导化疗(根据细胞谱系),也可考虑同种异体移植。鉴于此患者预后极差,我们选择了姑息疗法,该患者最终在几周后去世。

最终诊断

慢性髓细胞性白血病急变期(单核细胞方向转化)。

参考文献

1 LeBrun, D.P., Pinkerton, P.H., Sheridan, B.L., Chen-Lai, J., Dube, I.D., Poldre, P.A. (1991) Essential thrombocythemia with the Philadelphia chromosome and BCR-ABL gene rearrangement. An entity distinct from chronic myeloid leukemia and Philadelphia chromosome-negative essential thrombocythemia. *Cancer Genetics and Cytogenetics*, **54**, 21–25.

2 Schafer, A.I. (1984) Bleeding and thrombosis in the myeloproliferative disorders. *Blood*, **64**, 1–12.

3 Sora, F., Autore, F., Chiusolo, P. *et al.* (2014) Extreme thrombocytosis in chronic myeloid leukemia in the era of tyrosine kinase inhibitors. Leukemia & Lymphoma, epub ahead of print.

4 Harrison, C.N., Butt, N., Campbell, P. *et al.* (2013) Diagnostic pathway for the investigation of thrombocytosis. *British Journal of Haematology,* **161**, 604–606.

5 Nangalia, J., Massie, C.E., Baxter, E.J. *et al.* (2013) Somatic CALR mutations in myeloproliferative neoplasms with nonmutated JAK2. *The New England Journal of Medicine*, **369**, 2391–2405.

6 Sokal, J.E., Cox, E.B., Baccarani, M. *et al.* (1984) Prognostic discrimination in "good-risk" chronic granulocytic leukemia. *Blood*, **63**, 789–799.

7 Hasford, J., Baccarani, M., Hoffmann, V. *et al.* Predicting complete cytogenetic response and subsequent progression-free survival in 2060 patients with CML on imatinib treatment: the EUTOS score. *Blood*, **118**, 686–692.

病例 13

患者,女,57 岁,因"乏力"入院。无其他特殊症状,临床检查未发现异常。无既往病史。

实验室检查

血常规:血红蛋白 64g/L,平均红细胞体积 94fl,白细胞 $7×10^9/L$,中性粒细胞 $4×10^9/L$,血小板 $24×10^9/L$。

凝血筛查:凝血酶原时间 12s,活化部分凝血活酶时间 30s,凝血酶时间 12s,纤维蛋白原 9g/L,D-二聚体 1 500ng/ml。

肾功能、电解质、肝功能和乳酸脱氢酶:均正常。

血涂片

外周血可见有核红细胞,粒细胞出现核左移,未见红细胞碎片和原始细胞。血小板数量减少。

骨髓穿刺

骨髓标本取材困难,未见髓小粒,细胞数过少。镜下可见许多细胞碎片和裸核,可见较多未分化的细胞,其胞核形态多样、偶见核裂隙,细胞质无颗粒(图 13.1~图 13.4)。骨髓涂片中可见具有相似细胞核形态的细胞成团出现。

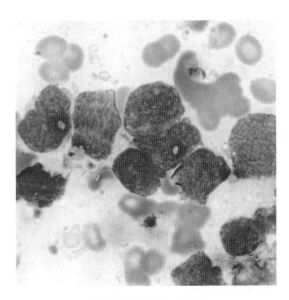

图 13.2　MGG,×1 000

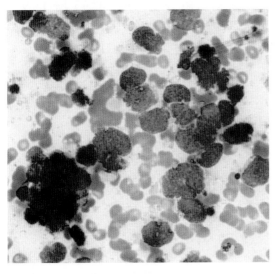

图 13.1　MGG,×500

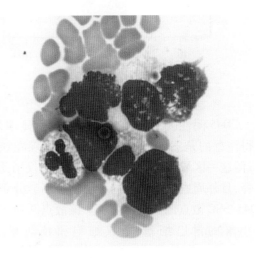

图 13.3　MGG,×1 000

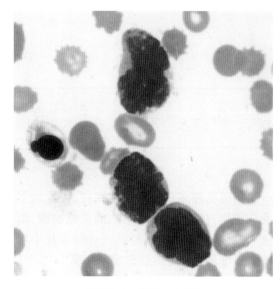

图 13.4　MGG, ×1 000

流式细胞术

该病例疑为非造血系统肿瘤,因此初始采用 CD45/SSC 设门对骨髓细胞进行分析(图 13.5)。

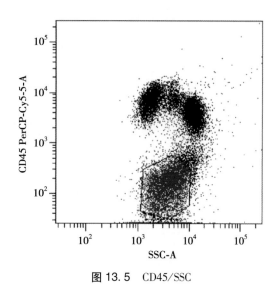

图 13.5　CD45/SSC

CD45 阴性区细胞(红色门)数量明显增加。值得注意的是细胞碎片和裸核也会出现在该区域,但这一区域的细胞数量太多,不能仅仅用此来解释,且外周血中所见到的不明细胞不会分布在 CD45/SSC 散点图的其他位置。该散点图中还可见小群的淋巴细胞,单核细胞和粒细胞,而 CD45^{dim} 门内细胞缺失。因此采用覆盖髓细胞和淋巴系抗体的急性白血病组合对 CD45 阴性区细胞进一步分析。偶有原始的前体淋巴细胞白血病

可能不表达 CD45,因此必须要排除该类疾病。该门内细胞表达上述组合中有限的抗原,CD56^{bright}、CD117^{dim}、CD15^{dim},不表达 MPO、cCD3、cCD79a 等造血系统肿瘤的系别特异性抗原。一些非造血系统肿瘤可表达 CD56,如小细胞肺癌、神经母细胞瘤和某些肉瘤等。该患者具有吸烟史,胸部 X 线显示左肺门肿块(图 13.6)。

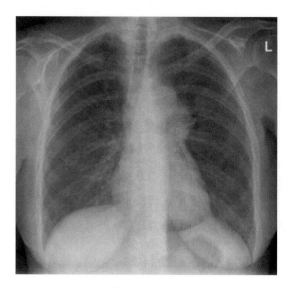

图 13.6　CXR

组织病理学

骨髓活检切片显示骨髓细胞几乎完全被肿瘤细胞所代替,仅残留很少的正常造血细胞(图 13.7 和图 13.8)。免疫组化符合起源于肺部的小细胞未分化癌的表型特征:肿瘤细胞表达 CD56(神经细胞黏附分子[NCAM])(图 13.9)和 CAM5.2(一种上皮标志物)(图 13.10),突触素和

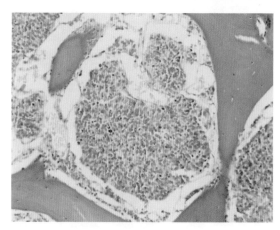

图 13.7　HE, ×100

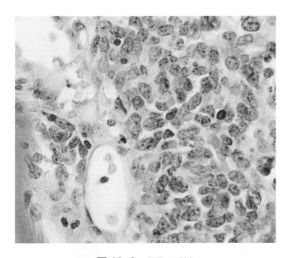

图 13.8　HE,×500

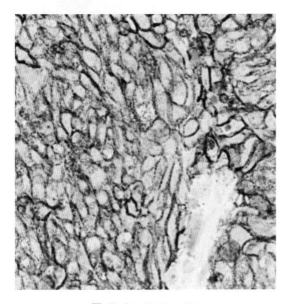

图 13.9　CD56,×400

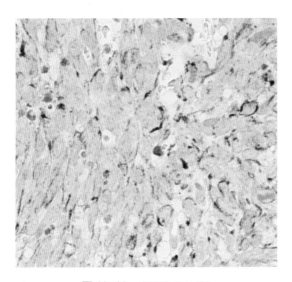

图 13.10　CAM5.2,×400

神经元特异性烯醇化酶等进一步的神经内分泌分化标记呈阳性。

讨论

　　转移癌浸润骨髓,出现骨髓衰竭的病例并不少见。某些患者发生骨髓浸润时可能还尚未出现原发部位肿瘤的症状,如小细胞肺癌。小细胞肺癌是一种基底部支气管上皮细胞来源的侵袭性肿瘤,许多患者在首次发现时已出现转移。对于那些外周血中存在幼稚白细胞或幼红细胞、骨髓较难穿刺且骨髓涂片中髓小粒少见、细胞增生低下的患者,应考虑到非造血系统肿瘤浸润骨髓的可能。此外,若骨髓涂片中出现不易识别的不典型细胞,尤其是成团出现,也应考虑转移癌的可能。具有形态相似的细胞核是小细胞癌的一个特征。骨髓的流式细胞术分析可能是有用的。非造血肿瘤细胞经常出现在 CD45 阴性区。某些前体白血病细胞有时可能出现在 CD45 阴性区,而非 CD45^{dim} 区,但这些细胞表达系别特异性抗原,即 cCD79a、CD19、CD3 或 MPO。CD56、CD117 和 CD15 不是系别特异性抗原,可在多种非造血系统肿瘤上表达。进行流式细胞术报告时认识到这一点非常重要。但是对于这些病例,进行骨髓活检是必不可少的,虽然流式细胞术怀疑小细胞癌的可能,但是只有对骨髓活检标本进行免疫组化分析,才可能得出明确诊断。

最终诊断

　　小细胞肺癌伴骨髓转移。

病例 14

患者,男,82 岁,因"糖尿病和高血压"就诊于全科医生,血常规检查时,偶然发现淋巴细胞增多,建议进一步检查。

实验室检查

血常规:血红蛋白 133g/L,白细胞 $15×10^9$/L(淋巴细胞 $11×10^9$/L,中性粒细胞 $3×10^9$/L),血小板 $189×10^9$/L。

肾功能、电解质、骨代谢、肝功能和乳酸脱氢酶:均正常。

免疫球蛋白正常,无异常蛋白。

血涂片

外周血可见中等大小或较大的淋巴样细胞,核染色质浓缩,偶见核仁和核裂隙。细胞质呈淡蓝色,部分细胞边缘不整齐(图 14.1 和图 14.2)。

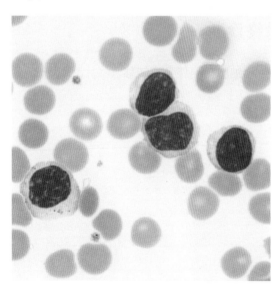

图 14.1 MGG,×1 000

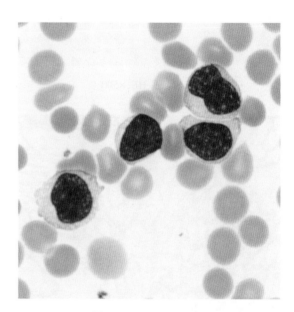

图 14.2 MGG,×1 000

流式细胞术

异常淋巴细胞为成熟 B 细胞表型,表达 CD19、$CD20^{dim}$、$FMC7^{dim}$、CD23、HLA-DR、CD79b、CD22 和表面轻链 $λ^{bright}$,不表达 CD5、CD10、CD11c、CD25、CD103、CD123、CD38。目前,形态学和免疫表型不能得出明确的诊断,尽管弱表达 FMC7,CD23 阳性(CLL 积分 2/5),但并不是慢性淋巴细胞白血病。

影像学

CT 扫描显示腋窝、髂区和腹股沟区存在小体积(最大 1.4cm)淋巴结肿大。

临床病程

因为患者身体状况良好,无疾病相关症状和血细胞减少,仅作观察处理。一年后,其身体状况下降,出现厌食和体重减轻。白细胞计数升高至 73×10^{9}/L(淋巴细胞 66×10^{9}/L),伴轻度贫血(血红蛋白 113g/L)和血小板减少(137×10^{9}/L)。重复 CT 扫描显示淋巴结肿大加重和脾肿大(16cm)。考虑到患者目前需要治疗,进行了骨髓穿刺和活检及颈部淋巴结切除活检,以便更准确地对该疾病进行诊断和分类。

骨髓穿刺及活检

骨髓涂片可见小的成熟淋巴样细胞浸润,与外周血中描述的那些细胞具有相同的表型。由于小淋巴样细胞浸润间质,骨髓活检切片显示骨髓增生度80%(图 14.3 和图 14.4)。这些细胞表达

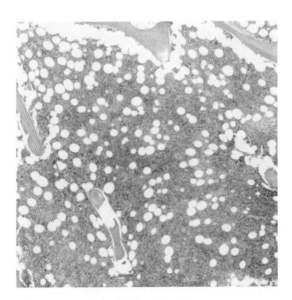

图 14.3   HE,×40

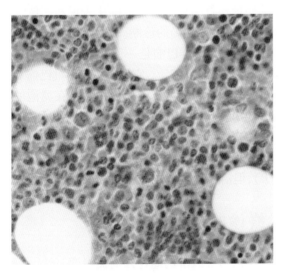

图 14.4   HE,×400

CD20(图 14.5)和 BCL2,仅少数细胞弱表达 CD23(图 14.6),不表达 CD5、CD10 和 cyclin D1。正常造血细胞数量减少。

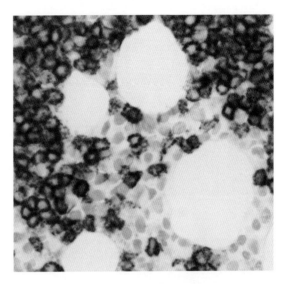

图 14.5   CD20,×400

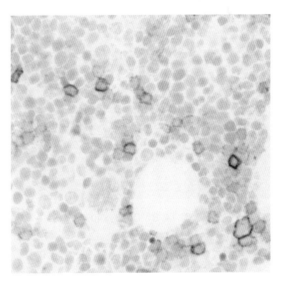

图 14.6   CD23,×400

颈部淋巴结活检

淋巴结结构被小至中等大小的淋巴样细胞结节状浸润所破坏(图 14.7),该细胞的胞核细长、偶见核裂隙,细胞质较丰富。细胞 CD20(图 14.8)和 BCL2 阳性,CD23(5%~10%)阳性。CD21 表达于结内的滤泡树突状细胞(图 14.9)。浸润细胞不表达 CD5、CD10、BCL6、cyclin D1 和 CD30。增殖指数较低,为 15%(图 14.10)。考虑到淋巴结的

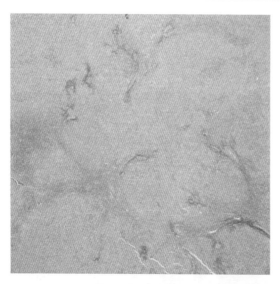

图 14.7　HE,×20

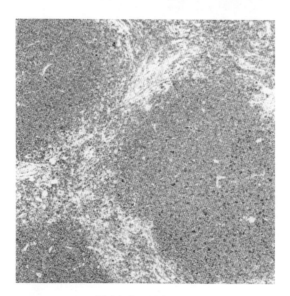

图 14.8　CD20,×40

图 14.9　CD21,×40

图 14.10　Ki-67,×40

结构,细胞形态学和缺乏生发中心标志,该疾病可能为低级别的结内边缘区淋巴瘤(MZL)。

讨论

　　该病例说明了两个重要的问题。首先,对于出现偶发临床症状的患者,尤其是老年人,可制订一个有效的,但并非具体的诊断。仅凭外周血中的克隆性成熟 B 细胞的形态学和免疫表型特征并不能作出一个明确的诊断,但却可以排除一些疾病(如 CLL、滤泡性淋巴瘤,毛细胞白血病和套细胞淋巴瘤)。其次,随着疾病的进展患者出现全身症状和贫血时,应进行骨髓和淋巴结活检;淋巴结活检仍然是结内淋巴瘤分类的金标准。当所有的病理检查结果可以根据临床表现和影像学解释时,即可形成明确的诊断。

　　结内边缘区淋巴瘤是一种不常见的疾病,仅占非霍奇金淋巴瘤的 2%。它比脾边缘区淋巴瘤和结外边缘区淋巴瘤少见。浸润最初发生在滤泡的边缘区,但随后会发生滤泡植入。正如该病的名称一样,外周血浸润亦不常见。结内边缘区淋巴瘤常使用类似于滤泡性淋巴瘤的一线治疗方法(如 R-CVP),但治疗效果通常较为局限,缺乏持久性。

最终诊断

　　结内边缘区淋巴瘤伴外周血浸润。

病例 15

患者,男,64岁,因"乏力、盗汗"就诊,全血细胞计数提示贫血和白细胞明显增多,建议进一步检查。体格检查,脾脏可触及,但未见其他明显异常。

检验结果

血常规:血红蛋白 79g/L,白细胞 78×10⁹/L（淋巴细胞 5.3×10⁹/L,中性粒细胞 4.5×10⁹/L,单核细胞 15×10⁹/L,嗜酸性粒细胞 53×10⁹/L）,血小板 30×10⁹/L。

肾功能、电解质:钠 142mmol/L,钾 3.8mmol/L,尿素 6.7mmol/L,肌酐 79μmol/L。

肝功能和骨代谢指标:白蛋白 30g/L,余正常。

血清乳酸脱氢酶 625U/L,尿酸盐 0.59mmol/L。

血沉 7mm/h。血清自身免疫抗体和 cANCA/pANCA（细胞质和核周抗中性粒细胞胞质抗体）阴性。

影像学

CT 扫描显示除脾肿大 16cm,其他基本正常。

血涂片

血涂片显示了一些重要异常点（图 15.1～图 15.4）。首先,嗜酸性粒细胞明显增多,其细胞质颗粒较大但数量稀少。其次,单核细胞比例增高,部分单核细胞核异常。再者,外周血可见粒细胞核左移和有核红细胞,后者胞核不规则,细胞质呈嗜碱性点彩改变。

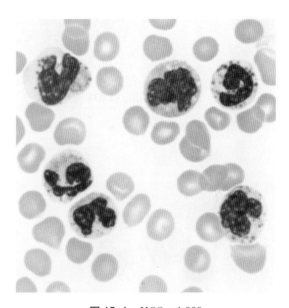

图 15.1　MGG,×1 000

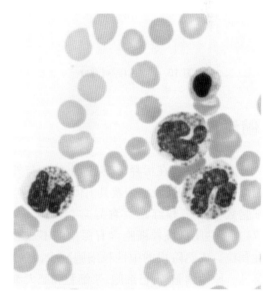

图 15.2　MGG,×1 000

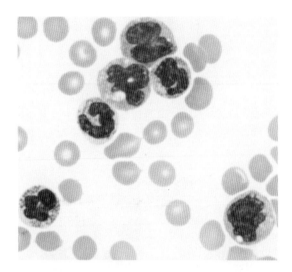

图 15. 3　MGG,×1 000

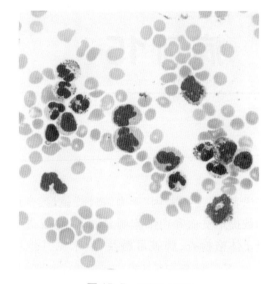

图 15. 5　MGG,×500

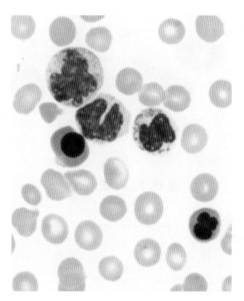

图 15. 4　MGG,×1 000

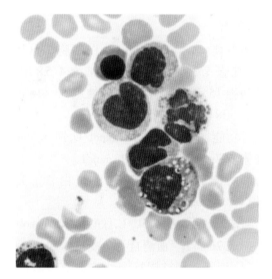

图 15. 6　MGG,×1 000

骨髓涂片

　　骨髓穿刺液存在稀释,未见髓小粒。与外周血相似,可见嗜酸性粒细胞及其前体细胞增多、单核细胞数量增多和红系发育异常(图 15.5 ~ 图 15.7)。一些嗜酸性粒细胞含有深染的不成熟嗜酸性颗粒。成熟阶段的中性粒细胞减少,巨核细胞罕见。原始细胞、淋巴细胞、浆细胞和肥大细胞数量未见增多。

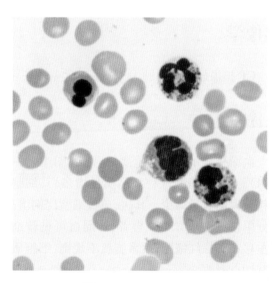

图 15. 7　MGG,×1 000

流式细胞术（外周血和骨髓穿刺液）

髓系和淋系来源的原始细胞未见增多，未见异常 T 细胞和 B 细胞；CD34$^+$ 细胞仅占 1.3%，T 细胞占 0.3%，B 细胞占 3.2%。FSC/SSC 图形可见嗜酸性粒细胞（蓝色）及其前体细胞（约占所有细胞的 70%），幼稚和成熟单核细胞（红色，占 25%）（图 15.8）。CD45/SSC 散点图显示单核细胞和嗜酸性粒细胞的位置，但 CD45^{dim} 区细胞（绿色）缺失（图 15.9）。单核细胞中 75% 的免疫表型为 CD15$^+$、CD14^{dim}、CD64$^+$，25% 为 CD15$^+$、CD14$^-$、CD64$^+$。这两群单核细胞均部分表达 CD56。

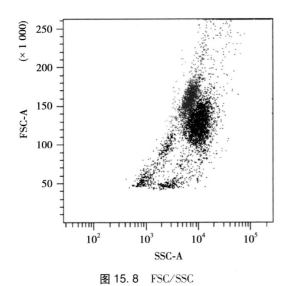

图 15.8　FSC/SSC

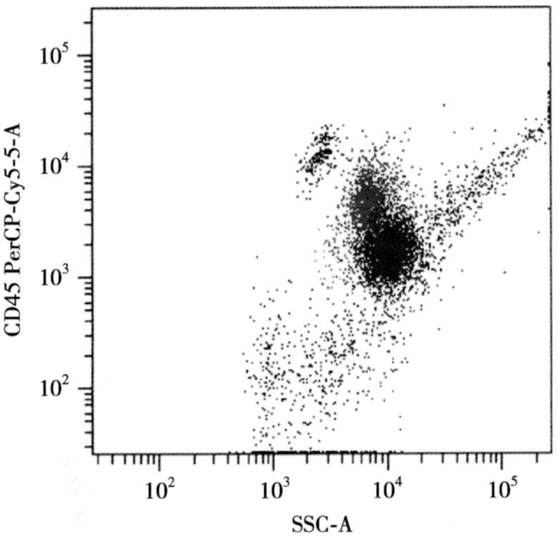

图 15.9　CD45/SSC

组织病理学

骨髓活检切片显示骨髓增生活跃，嗜酸性粒细胞及其前体细胞明显增多，间质中单核细胞的数量明显增多（图 15.10 和图 15.11）。原始细胞的数量未见增多。网状纤维染色为 1 级。

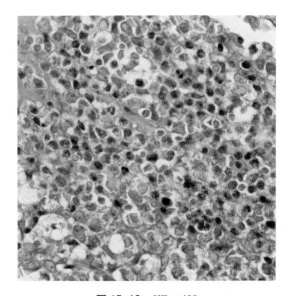

图 15.10　HE，×400

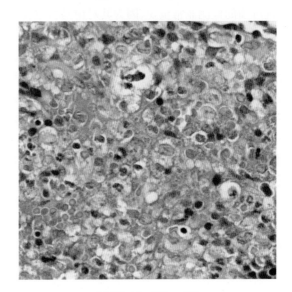

图 15.11　HE，×400

细胞遗传学

标准分裂中期细胞显示，染色体为 46,XY。尤其是在 5q33 处没有 *PDGRFB* 重排，在 8p11 处没有 *FGFR1* 重排。

分子生物学

RT-PCR 未发现 *JAK2V617F* 基因突变,也未检测到 *FIP1L1-PDGRFA*、*p190BCR-ABL1* 或 *p210 BCR-ABL1* 的转录。

讨论

该病例为嗜酸粒细胞白血病伴单核细胞增生和发育异常。这些混合的异常使该病例被考虑为 MDS/MPN。该病例预计会存在 5q31-33 的 *PDGRFB* 基因重排(最常见的是 t(5;12)(q33;p13)形成 *ETV6-PDGRFB* 融合基因),尽管也有许多其他的伙伴基因。血液系统常表现为慢性粒-单核细胞白血病或偶见的不典型 CML/MPN 伴嗜酸性粒细胞增多。贫血和血小板减少常见。典型的慢性阶段,原始细胞的数量不增加,常见于中年男性,表现为脾肿大和嗜酸性粒细胞增多引起的相关器官损伤。虽然该病在基因方面存在多样性,但采用标准的有丝分裂中期细胞进行细胞遗传学分析常可检测到 *PDGFRB* 基因的易位。*PDGFRB* 相关性肿瘤的检测非常重要,因为其对伊马替尼比较敏感。在使用伊马替尼治疗前,该类疾病出现不可逆转的恶化,伴有进行性组织浸润、嗜酸性粒细胞介导的损伤和骨髓衰竭,但在使用伊马替尼治疗后,疾病得到控制,嗜酸性粒细胞增多、血细胞减少和脏器肿大得到缓解。事实上,临床表现符合该病但细胞遗传学未见异常的病例中,试验性应用伊马替尼可能是有道理的。如果患者对治疗有反应,可能是存在隐匿性 *PDGFRB* 融合基因。

该病例不存在细胞遗传学和分子生物学的异常,但不容置疑的是,该病是克隆性疾病。细胞发育异常、单核细胞和嗜酸性粒细胞增多伴形态学异常、骨髓纤维化和脏器肿大均提示该病为原发性血液系统疾病。此外,没有证据表明存在其他疾病进展导致出现这些反应性的异常。虽然尚未被列入 WHO 分类,但已有较多关于其他克隆性嗜酸性粒细胞增多(如 *PCM1* 和 *JAK2* 基因的易位)的报道[1]。

那么,该疾病应如何归类?当然不能归类为"特发性嗜酸性粒细胞增多综合征",因为本例具有许多 MDS/MPN 肿瘤的特征。可考虑归类为 WHO 分型中的慢性嗜酸粒细胞白血病,非特指型。但是这样的诊断在此种情况下理由不够充分。慢性粒-单核细胞白血病伴嗜酸性粒细胞增多似乎更可取。更深入的分子生物学机制将会被逐渐发现用来解释其他的单核细胞和嗜酸性粒细胞性疾病,更重要的是能够明确这些疾病的病理生理学过程,指导相关治疗的进展。

该患者采用了伊马替尼进行治疗,但病情未得到缓解。随后的数个月,其病情不断进展,进行性组织浸润、呼吸衰竭。类固醇、干扰素和长春新碱使患者的病情得到短暂的缓解,但是患者最终于确诊后的第 12 个月去世。

最终诊断

慢性粒-单核细胞白血病伴嗜酸性粒细胞增多。

参考文献

1 Patterer, V., Schnittger, S., Kern, W., Haferlach, T. & Haferlach, C. (2013) Hematologic malignancies with PCM1-JAK2 gene fusion share characteristics with myeloid and lymphoid neoplasms with eosinophilia and abnormalities of PDGFRA, PDGFRB, and FGFR1. *Annals of Hematology*, **92**(**6**), 759–769. PubMed PMID: 23400675.

病例 16

患者,男,7 岁,近日来出现皮疹、发热、面色苍白。既往病史除新生儿黄疸外(通过支持性治疗治愈)无其他异常。发育正常,已完成所有推荐疫苗的接种。体格检查示面色苍白、烦躁,发热 38℃,面部、前臂和躯干出现红色皮疹。无肝脏肿大和淋巴结肿大,但脾尖可触及。

实验室检查

血常规:血红蛋白 30g/L,平均红细胞体积 92fl,白细胞 $2.98×10^9$/L,中性粒细胞 $1.34×10^9$/L,淋巴细胞 $1.32×10^9$/L,单核细胞 $0.32×10^9$/L,血小板 $97×10^9$/L。

网织红细胞计数 $11×10^9$/L,直接抗人球蛋白实验为阴性。肾功能、电解质、肝功能:胆红素 $23\mu mol$/L,余正常。血清乳酸脱氢酶正常。

血涂片

外周血可见大量球形红细胞,未见嗜多色性红细胞(图 16.1 和图 16.2)。外周血中还发现一群钳状(或蘑菇状)细胞,如图 16.3 所示。未见红细胞凝集和吞噬红细胞现象。未见幼红细胞、幼稚白细胞以及白血病原始细胞。

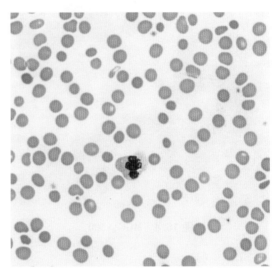

图 16.2 MGG,×500

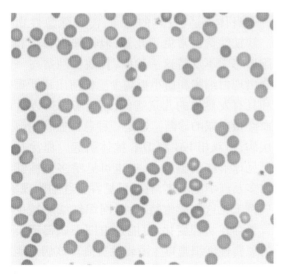

图 16.1 MGG,×500

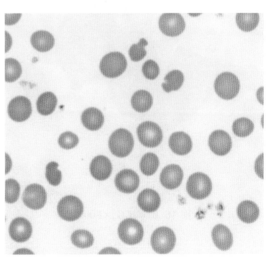

图 16.3 MGG,×1 000

骨髓涂片

考虑到患者严重贫血伴轻度全血细胞减少和网织红细胞减少,行骨髓穿刺以排除急性白血病。骨髓涂片可见红系核左移并出现成熟障碍(图16.4)。可见体积巨大的原始红细胞,部分细胞质有空泡(图 16.5 和图 16.6)。未见异常细胞浸润。辨认出这些原始红细胞非常重要,不应该把这些细胞误认为是恶性疾病细胞(如急性单核细胞白血病)。

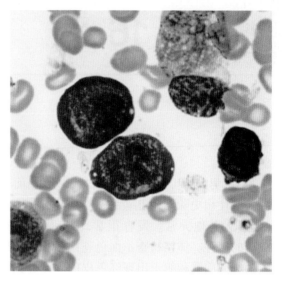

图 16.6　MGG,×1 000

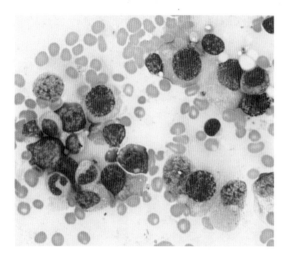

图 16.4　MGG,×500

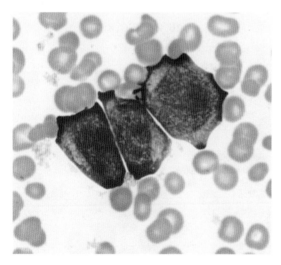

图 16.5　MGG,×1 000

流式细胞术

该病可能的诊断为在遗传性球形红细胞增多症基础上发生的急性红细胞病毒(细小病毒 B19)感染。用流式细胞术检测标记 EMA(伊红-5'-马来酰亚胺)的红细胞,其结果异常减低,为 0.65(NR>0.8),这符合遗传性球形红细胞增多症的诊断。

讨论

该病例有几点重要提示。严重贫血伴轻度全血细胞减少仅提供相当有限的诊断依据。该患者是一个身体不适、发热的儿童,需排除急性白血病。缺铁性贫血常见于儿童,但红细胞参数和血细胞形态学不支持这一诊断,且缺铁性贫血一般不会出现白细胞和血小板减少。任何出现严重贫血和具有发热史的儿童病例,还应考虑阵发性冷性血红蛋白尿的诊断。这是一种急性血管内溶血性疾病,由双相 IgG 型 D-L 抗体引起。血涂片通常可见球形红细胞增多,但也可见嗜多色性红细胞增多及红细胞凝集,有时可见吞噬红细胞现象。该病例未见这些异常特征,且网织红细胞减少提示骨髓存在病理变化,可能是由细小病毒感染引发的短暂性红细胞再生障碍性贫血。该病可能导致骨髓产生轻微的噬血细胞综合征,继而引起白细胞和血小板的轻度减少。尽管对大多数先前患有红细胞疾病的感染病例进行的骨髓穿刺检查几乎没有必要,但该病例的骨髓细胞形态学较典型。通常来说,同时出现贫血进行性加重、网织红细胞减少和血清学阳性,具有确诊意义。细小病毒可以感染代谢活跃、正在进行复制的细胞,进而导致感染的幼红细胞过早出现凋亡。血涂片呈现典型的遗传性球形红细胞增多症特点,红细胞 EMA 标记的异常和带 3 蛋白的丢失,可确诊该疾病。随后,患者的血清学检查提示其细小病毒 IgM 抗体阳性。该患者需要输注红细胞,但是 7 天后发热、皮疹和网织红细胞减少都恢复正常。

最终诊断

先前未确诊的遗传性球形红细胞增多症伴急性细小病毒感染。

病例 17

患者,女,94岁,由于腹股沟疝引起短暂性肠梗阻,导致腹部疼痛和呕吐,就诊于外科。通过保守治疗,其症状自发性缓解。因白细胞增多,请血液科医生会诊,初诊为反应性白细胞增多。

实验室检查

血常规:血红蛋白110g,白细胞$35×10^9$/L(淋巴细胞$19.5×10^9$/L),血小板$218×10^9$/L。

肾功能、电解质、肝功能:正常。

血清乳酸脱氢酶:350U/L。

血涂片

外周血可见一群异常的中等到大的淋巴细胞,胞核扭曲、核仁较大,部分胞核深染,细胞质不规则,常含有空泡(图17.1~图17.4)。

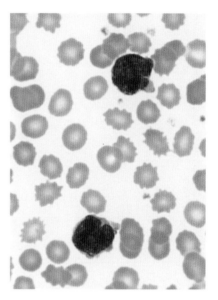

图 17.2 MGG,×500

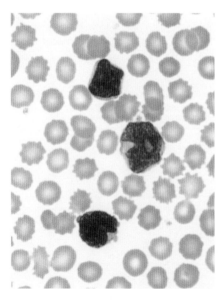

图 17.1 MGG,×500

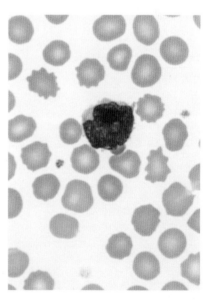

图 17.3 MGG,×1 000

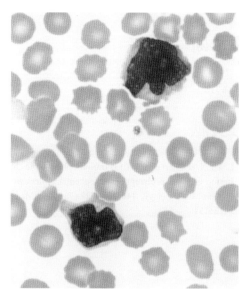

图 17.4　MGG，×1 000

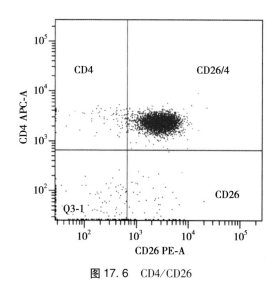

图 17.6　CD4/CD26

影像学

因需对小肠梗阻进行评估而行 CT 扫描，偶然发现肝脾肿大，广泛的小体积淋巴结肿大和双侧胸腔积液。

流式细胞术（外周血）

采用淋巴细胞设门策略（图 17.5），异常淋巴细胞为 CD4$^+$ T 细胞，共表达 CD2、CD3、CD5、CD7^{dim}，均一表达 CD26（图 17.6），CD7 表达强度减弱（图 17.7）。

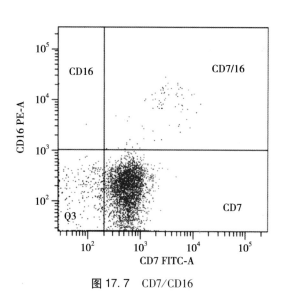

图 17.7　CD7/CD16

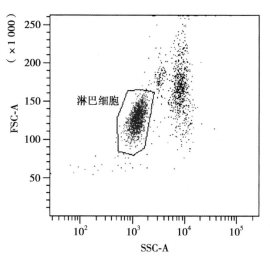

图 17.5　FSC/SSC

讨论

外周血血细胞形态不符合反应性血象的特点。内科或外科患者可见反应性淋巴细胞增多，但该患者的外周血血细胞形态学特点提示淋巴细胞增生性疾病（LPD）。多形性淋巴细胞，胞核呈分叶状、核内可见一个大核仁，细胞质可见空泡，高度提示 T-幼淋巴细胞白血病（T-PLL）。T-PLL 最常见 CD4$^+$ 细胞异常，也可见到 CD8$^+$ 或 CD4$^+$/CD8$^+$ 病例。T-PLL 是唯一一个常表达泛 T 抗原（如 CD2、CD3、CD5 及 CD7）的 T 细胞性 LPD，而其他 T 淋巴细胞白血病经常出现 CD7 表达的缺失。但是，不同于正常 T 细胞，其 CD7 和其他泛 T 抗原的表达强度经常多变[1]。T-PLL 细胞通常均一性表达 CD26,符合该疾病的克隆性特征。正常 T 细胞会不同程度的表达 CD26。

　　该病例未进行细胞遗传学检查,如果疾病的诊断不明确,出现 inv(14)(q11.2;q32) 或 t(14;14)(q11.2;q32),强烈支持 T-PLL。

　　该病例诊断为 T-PLL,罕见的是,它是在外科手术时偶然发现的。正如该病例所示,根据外周血血细胞形态学特点,该患者淋巴细胞的增多不应该考虑为反应性现象。对于任何年龄的 T-PLL 患者,治疗都很困难。该患者仅进行了支持性治疗。其病情进展迅速,白细胞升高至 $253×10^9/L$,治疗 2 个月后,患者安静地去世。

最终诊断

　　T-幼淋巴细胞白血病。

参考文献

1 Chen, X. & Cherian, S. (2013) Immunophenotypic characterization of T-cell prolymphocytic leukemia. *American Journal of Clinical Pathology*, **140** (5), 727–735. PubMed PMID: 24124154.

病例 18

患者,女,37岁,因"近期疲劳乏力,呼吸困难"就诊于全科医生。查体发现该患者面色苍白、存在一些小的散在瘀伤,遂进行了血常规检查。心功能检查示左心室功能不全,无缺血性心脏病、心脏瓣膜病或近期中毒史。

实验室检查

血常规:血红蛋白 64g/L,白细胞 $7.0×10^9$/L(中性粒细胞 $3.1×10^9$/L),血小板 $75×10^9$/L。

肾功能、电解质、肝功能和骨代谢:正常。

血涂片

外周血可见较多的原始粒细胞,其细胞质内含有细小的颗粒、偶见 Auer 小体(图 18.1 和图 18.2)。一些原始细胞的核凹陷处可见明显的淡染区(图 18.2)。中性粒细胞核存在异常,包括分叶过少、不分叶和环状核(图 18.3 ~ 图 18.5)。这些特征符合急性髓细胞性白血病伴发育异常。

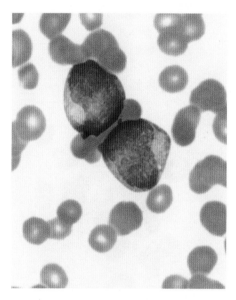

图 18.2　MGG,×1 000

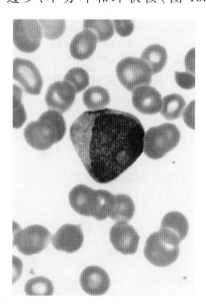

图 18.1　MGG,×1 000

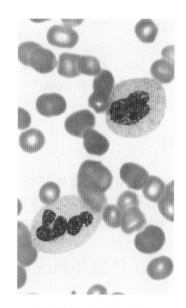

图 18.3　MGG,×1 000

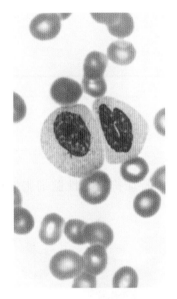

图 18.4　MGG,×1 000

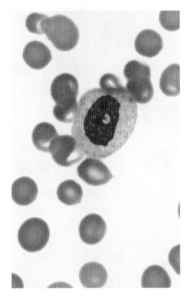

图 18.5　MGG,×1 000

18.6)。部分 CD117⁺ CD34⁺ 细胞不同步地表达 CD15,而部分更成熟的 CD15ᵇʳⁱᵍʰᵗ 的粒细胞不同步表达 CD117(图 18.7)。约 20% CD34⁺ 细胞交叉表达 CD19,另表达 CD13、CD33 和 HLA-DR。

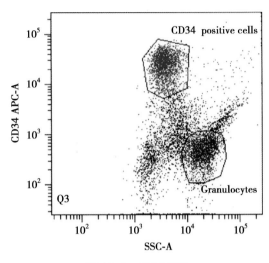

图 18.6　CD34/SSC

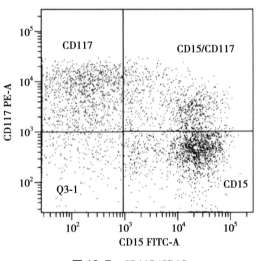

图 18.7　CD117/CD15

骨髓穿刺

原始粒细胞占骨髓细胞的 55%。与外周血一样,骨髓中髓细胞存在发育异常和成熟障碍(未显示)。其他细胞系未见明显发育异常。

流式细胞术(骨髓穿刺液)

采用 CD34/SSC 设门,CD34⁺原始粒细胞(红色)很容易与偏成熟的粒细胞(蓝色)相区分(图

细胞遗传学

有丝分裂中期细胞染色体检查,4/10 骨髓细胞存在 t(8;21)(q22;q22)异常。

讨论

AML 伴 t(8;21)(q22;q22)多表现出伴成熟的形态学特征。该病例原始细胞的形态特征相对不明显,其细胞质含有细小颗粒、偶见细长 Auer

小体。而在其他一些病例中可见的大量明显的嗜天青颗粒甚至是大的所谓的 pseudo-Chediak-Higashi 颗粒,在本病例中并未见到。但是,明显的高尔基区(核周淡染区)是非常典型的。注意,中性粒细胞数量在诊断时是正常的,而血液和骨髓中性粒细胞颗粒生成障碍,这是这种 AML 亚型的公认特征。

AML 伴 t(8;21)(q22;q22)表现为髓细胞成熟障碍,跨阶段共表达前体细胞和偏成熟细胞两种不同时期的抗原(CD34、CD117 和 CD15)。在正常髓细胞成熟过程中,CD34 在原始粒细胞之后迅速消失,而 CD117 继续表达至正常早幼粒细胞阶段,在该阶段之后消失。CD15 首先表达于早幼粒细胞晚期阶段。因此在正常造血中,CD34 和 CD15 不可能出现于同一发育阶段的髓细胞中。CD34$^+$、CD19$^+$、CD56$^+$ 表型在正常骨髓中极其罕见(<所有细胞的 0.01%),若出现则高度提示 AML 伴 t(8;21)(q22;q22)[1,2]。

这一 AML 亚型治疗效果好,具有较长的无病生存期。该患者就诊时有明显的心肌病表现,这对最佳治疗具有严峻的挑战性。对于该患者,我们避免使用蒽环类药物,采用 FLA(氟达拉滨/阿糖胞苷)进行诱导和巩固,仅使用阿糖胞苷进行

第三和第四疗程的巩固。基于对这种伴重现性细胞遗传学异常的 AML 亚型良好预后的了解,我们相信这种以非蒽环类药物为基础的方案会取得良好的效果。

这名患者完成化疗,无心脏并发症,随后她的左心功能也得到改善。未发现短暂性心肌病的明确病因。在报告该病例时,她依然身体良好,疾病得到了持续缓解。

最终诊断

急性髓细胞性白血病伴 t(8;21)(q22;q22);*RUNX1-RUNX1T1*。

参考文献

1 Kita, K., Nakase, K., Miwa, H. *et al.* (1992) Phenotypical characteristics of acute myelocytic leukemia associated with the t(8;21)(q22;q22) chromosomal abnormality: frequent expression of immature B-cell antigen CD19 together with stem cell antigen CD34. *Blood*, **80** (**2**), 470–477.

2 Coustan-Smith, E., Behm, F.G., Hurwitz, C.A., Rivera, G.K. & Campana, D. (1993) N-CAM (CD56) expression by CD34+ malignant myeloblasts has implications for minimal residual disease detection in acute myeloid leukemia. *Leukemia*, **7** (**6**), 853–858.

病例 19

患者,男,65 岁,因"周身不适、疼痛"就诊于全科医生。鉴于该患者是体力劳动者,因此疼痛很可能是由单纯性骨关节炎引起的。体格检查除发现 Heberden 结节外,无其他异常。

实验室检查

血常规:血红蛋白 133g/L,白细胞 9.3×10^9/L,血小板 363×10^9/L。

肾功能、电解质、骨代谢和肝功能:正常。

免疫球蛋白:IgG 12.5g/L,IgA 2.1g/L,IgM 1.55g/L。

血清蛋白电泳:IgA 型副蛋白 8g/L。

血清游离轻链:κ 链 26mg/L,λ 链 70mg/L。

尿游离轻链未检测。血涂片未见明显异常。

影像学

骨骼检查未见异常。

骨髓穿刺

进行骨髓穿刺以排除多发性骨髓瘤。骨髓细胞形态学未见明显异常;浆细胞数量未见异常增加,正常造血组织保存完好。

流式细胞术

在骨髓细胞形态学检查仅见极少量浆细胞的情况下,流式细胞术检查可能不是必需的。在诊断不明确特别是可能存在淋巴瘤的情况下,需谨慎地进行流式细胞术分析。

该患者骨髓的流式细胞术分析发现一些有价值的异常。采用 CD138/SSC 设门,测得浆细胞比例较低,仅占骨髓有核细胞的 0.5%(图 19.1)。

众所周知,流式细胞术往往会低估浆细胞的比例,因为浆细胞易碎,处理过程中易被破坏。据流式细胞术分析,骨髓中可见两群浆细胞。一群为正常浆细胞,免疫表型为 CD19⁺、CD45ᵈⁱᵐ、CD56⁻(占 53%,蓝色细胞群);另一群是肿瘤性浆细胞,免疫表型为 CD19⁻、CD45⁻、CD56⁺(占 43%,红色细胞群)(图 19.1~图 19.3)。

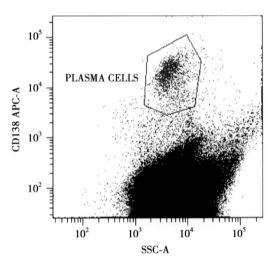

图 19.1　CD138/SSC

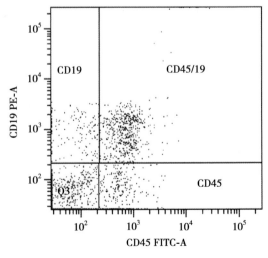

图 19.2　CD19/CD45

60

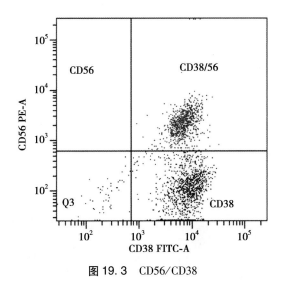

图 19.3　CD56/CD38

讨论

该疾病为意义未明的单克隆免疫球蛋血症（MGUS），存在一小群单克隆性浆细胞（可产生副蛋白），但重要的是仅占骨髓细胞的一小部分。

该患者无骨髓造血功能的损伤、高钙血症、肾衰竭和骨骼疾病。正如该病例一样，预后较好的 MGUS 一般都尚存有正常的多克隆性浆细胞[1]。在现代医学中，副蛋白常被偶然发现，这种情况下，究竟该如何处理，处理到何种程度合适，仍是血液学临床讨论中的常见争议。

最终诊断

意义未明的单克隆免疫球蛋白血症，存有多克隆性浆细胞。

参考文献

1 Perez-Persona, E., Vidriales, M.B., Mateo, G. *et al.* (2007) New criteria to identify risk of progression in monoclonal gammopathy of uncertain significance and smoldering multiple myeloma based on multiparameter flow cytometry analysis of bone marrow plasma cells. *Blood*, **110** (7), 2586–2592. PubMed PMID: 17576818.

病例 20

患者,男,74 岁,因"疲劳乏力、冬季肢端寒冷"就诊。体格检查未见皮疹、指端缺血、淋巴结肿大和脾肿大。

实验室检查

血常规:血红蛋白 103g/L,白细胞 $6.5×10^9$/L(中性粒细胞 $2.4×10^9$/L,淋巴细胞 $3.3×10^9$/L),血小板 $175×10^9$/L。

肾功能、电解质、骨代谢和乳酸脱氢酶:正常。

血浆黏度:位于临界值 1.77 厘泊(1.5~1.7 厘泊)。

免疫球蛋白:IgG 2.1g/L,IgA 0.42g/L,IgM 16.79g/L。

血液标本采集后降至室温,分离出的血清中未检测到副蛋白。

在 37℃ 条件下,对采集到的血液标本进行免疫固定电泳分析发现 IgM/λ 型副蛋白(定量测定为 20g/L),蛋白类型为 I 型冷球蛋白。

游离 λ 轻链升高至 451.6mg/L(正常值为 5.7~26.3),且 κ/λ 比值降低,为 0.06(正常值为 0.26~1.65)。

血涂片

外周血可见异常淋巴细胞,其胞核呈卵圆形、有时偏位,细胞质呈蓝色、量多少不一,部分细胞细胞质呈明显的双极性(图 20.1~图 20.4)。红细胞呈明显的缗钱状排列,血浆中由于免疫球蛋白的存在而使涂片背景呈淡蓝色。

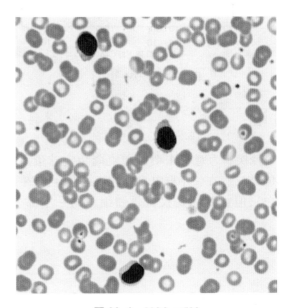

图 20.1　MGG,×500

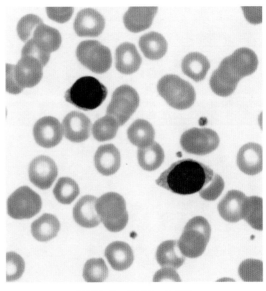

图 20.2　MGG,×1 000

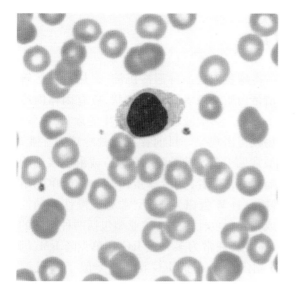

图 20.3　MGG,×1 000

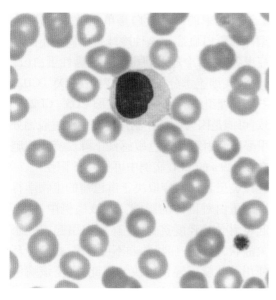

图 20.4　MGG,×1 000

流式细胞术(外周血)

　　虽然外周血中的淋巴细胞大多数是 T 细胞,但是对 CD19⁺细胞设门进行分析,可见一群 κ 轻链限制性表达的单克隆性 B 细胞。这些 B 细胞的免疫表型为 κ^{mod}、CD20⁺、CD5⁺、FMC7⁺、CD23⁺、CD79b⁺、CD10⁻、CD22⁺、CD25⁻、CD11c⁻、CD103⁻、CD123⁻,提示该疾病为 CD5⁺的成熟 B 细胞性疾病,而非慢性淋巴细胞白血病(CLL 积分为 2/5),可能的疾病包括脾边缘区淋巴瘤或淋巴浆细胞淋巴瘤,这两种疾病均可产生 IgM 型副蛋白。

影像学

　　CT 扫描显示主动脉分叉周围组织和右侧腹股沟区小体积淋巴结肿大。无脏器肿大,未见其他异常。

骨髓活检

　　活检标本长约 18mm,其细胞构成比增高,约为 70%。可见小淋巴细胞弥漫性浸润,约占总细胞的 50%,局部超过 90%(图 20.5)。这些细胞CD20(图 20.6)、CD79a、BCL2 均为阳性,CD5、

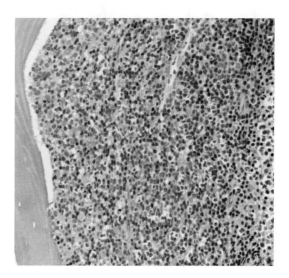

图 20.5　HE,×200

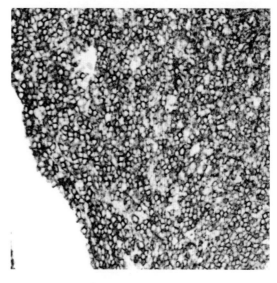

图 20.6　CD20,×200

CD23、CD10、BCL6、CD43 和 cyclin D1 均为阴性。CD138 阳性证实存在浆细胞分化;注意这些体积稍大的浆细胞是散在分布于均一性的小淋巴细胞之间的(图 20.7)。这些浆细胞的 λ 轻链限制性表达也被证实(图 20.8)。增殖指数低。这些表现符合低级别 B 细胞性非霍奇金淋巴瘤伴浆细胞分化(分化介于脾边缘区淋巴瘤和淋巴浆细胞淋巴瘤)浸润骨髓。骨髓出现弥漫性浸润,并无明显窦状隙浸润和脾肿大等特征,均不符合脾边缘区淋巴瘤。

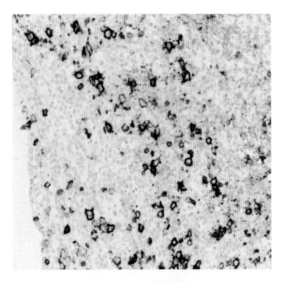

图 20.7　CD138,×200

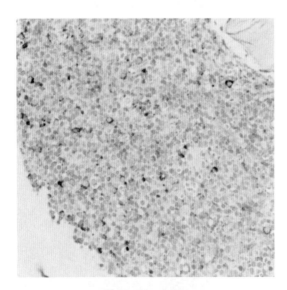

图 20.8　λ,×200

讨论

冷球蛋白是一种遇冷沉淀、遇热可再溶解的血清蛋白质。患者可能无症状,或有因体内冷沉淀蛋白形成影响肢端血供而产生的症状,如紫癜,溃疡或雷诺现象。目前存在三种冷球血症亚型。Ⅰ 型常见于多发性骨髓瘤(MM)或淋巴浆细胞淋巴瘤(LPL)患者,其冷球蛋白是一种简单的单克隆性蛋白(M 蛋白)。Ⅱ 型常见于慢性活动性肝炎或自身免疫性疾病。该亚型包括两种类型的免疫球蛋白,通常为多克隆 IgG 和单克隆 IgM,因为 IgM 副蛋白具有抗 IgG 活性(类似于类风湿因子),IgM 和 IgG 可形成复合物。Ⅲ 型也与慢性感染和自身免疫性疾病有关,但该型中的 IgG 和 IgM 冷球蛋白均为多克隆性。

该病例中的冷球蛋白是单克隆 IgM/λ 型,为 Ⅰ 型冷球蛋白血症。该种冷球蛋白偶见于副蛋白血症患者,血清冷却可获得该种克隆性蛋白(冷沉淀)。流式细胞术分析的免疫表型(CD5⁺、CD23⁺)与石蜡包埋组织的免疫组化结果(CD5⁻/CD23⁻)不一致,可能是因为后者在制片过程中经过脱钙处理和甲醛溶液固定其染色敏感性下降。流式细胞术示在多达 9%的 LPL 病例中可见 CD5 阳性[1]。

该类患者的治疗取决于淋巴瘤的生物学行为和冷球蛋白对机体的影响。在该病例中,淋巴瘤引起可耐受的轻度贫血;冷球蛋白引起一些寒冷相关症状,但这些症状并非不可解决,在寒冷环境下使用手套就可轻松解决。因此,直至该病例被报道,该患者都只进行了简单的观察处理。

最终诊断

淋巴浆细胞淋巴瘤伴相关性 IgM 冷球蛋白。

参考文献

1 Hunter, Z.R., Branagan, A.R., Manning, R. *et al.* (2005) CD5, CD10, and CD23 expression in Waldenstrom's macroglobulinemia. *Clinical Lymphoma*, **5** (**4**), 246–249.

病例 21

患者,女,43岁,因"右手不适伴夜间刺痛"就诊。初诊为腕管综合征,遂进行了一些常规的血液学检查。

实验室检查

血常规:血红蛋白122g/L,白细胞12.2×10⁹/L(中性粒细胞5.86×10⁹/L,淋巴细胞5.78×10⁹/L,单核细胞0.46×10⁹/L),血小板264×10⁹/L。

肾功能、电解质和肝功能检查:正常。

血涂片检查发现外周血中淋巴细胞增多,需行流式细胞术检测。

血涂片

血涂片显示一群不典型的,中等大小至较大的成熟淋巴细胞,其核常呈双叶,由细的核丝相连(图21.1~图21.4),其他细胞形态学未见明显异常。

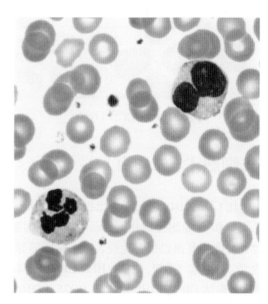

图21.2　MGG,×1 000

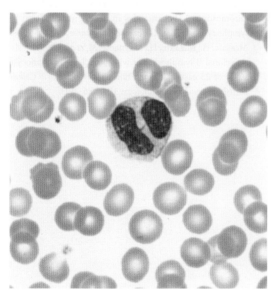

图21.1　MGG,×1 000

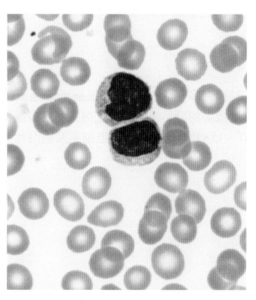

图21.3　MGG,×1 000

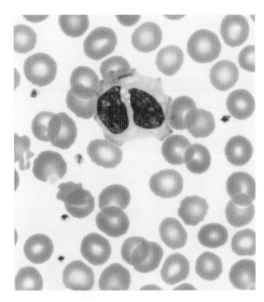

图 21.4　MGG，×1 000

流式细胞术（外周血）

采用 CD2/CD19 设门对淋巴细胞进行分析，可见 T 细胞和 B 细胞比例相同，提示 B 淋巴细胞轻度增多。这些 B 淋巴细胞免疫表型未见明显异常，表达泛 B 标志 CD19、CD20、HLA-DR、CD79b 和 CD22，不表达 CD5、CD10、CD11c、CD25、CD103 和 CD123。重要的是，细胞表面免疫球蛋白分析显示 58% 的 λ^{mod} 和 37% 的 κ^{mod}，κ/λ 比值倒置，但无异常克隆的证据。因此流式细胞术提示存在多克隆性 B 淋巴细胞增生/反应。

讨论

持续性多克隆性 B 淋巴细胞增多是成人淋巴细胞增多的罕见原因。淋巴细胞的增多通常在 $5\times10^9 \sim 15\times10^9$/L，以双核淋巴细胞及由细丝相连的双叶核淋巴细胞为主[1]。淋巴细胞增多可能是由于记忆 B 细胞的增殖，有时与血清中多克隆性 IgM 的增多有关。κ/λ 比值倒置常见。大多数患者为吸烟的成年女性。这种反应可能具有遗传易感性，与 HLA-DR7 有关联，并且已有家族性病例报道。虽然一些病例可见轻度的脾肿大，但是大多数病例的临床进展为良性，戒烟可使病情恢复。该病的具体发病机制还不明确，可能是烟草中的某种物质对免疫系统的慢性刺激引起淋巴细胞反应性增多。但复杂的是，一些病例具有染色体 3q 异常，典型的是等臂染色体 3q 或 3 三体[2]；在个别患者中，这些异常可能存在于同时表达 κ 和 λ 轻链的 B 细胞中[3]。尽管如此，该类患者发生淋巴系统肿瘤的概率并未增加，多数患者更倾向死于吸烟引起的肺和心血管疾病。在进一步的详细询问中，这个患者被证实是一个吸烟者，她已经同意坚决尝试戒烟。

最终诊断

吸烟引起的持续性多克隆 B 淋巴细胞反应性增多。

参考文献

1　Deplano, S., Nadel-Melsió, E. & Bain, B.J. (2014) Persistent polyclonal B lymphocytosis. *American Journal of Hematology*, **89**, 224.

2　Callet-Bauchu, E., Gazzo, S., Poncet, C. *et al.* (2000) Distinct chromosome 3 abnormalities in persistent polyclonal B-cell lymphocytosis. *Genes Chromosomes Cancer*, **26**, 221–228.

3　Mossafa, H., Malaure, H., Maynadie, M. *et al.* (1999) Persistent polyclonal B lymphocytosis with binucleated lymphocytes: a study of 25 cases. *Groupe Français d'Hématologie Cellulaire. British Journal of Haematology*, **104**, 486–493.

病例 22

患者,男,42岁,既往体健,因疲劳乏力入院。该患者前一天出现过鼻出血。体格检查发现瘀伤,进行了血常规检查。

实验室检查

血常规:血红蛋白88g/L,白细胞5.43×10⁹/L(中性粒细胞0.5×10⁹/L),血小板56×10⁹/L。

肾功能、电解质、肝功能、骨代谢和乳酸脱氢酶:均正常。

凝血功能:凝血酶原时间14s,活化部分凝血活酶时间29s,凝血酶时间20s,纤维蛋白原0.9g/L,D-二聚体15 100ng/ml。

血涂片/骨髓穿刺液

血涂片检查(图22.1和图22.2)可见异常早幼粒细胞,多数细胞核呈双叶。Auer小体常见,可见柴捆状细胞(在一个细胞中可见多个Auer小体)(注:faggot cell,源于古法语词fagot,意思为"一捆捆的棍棒";图22.1)。

骨髓穿刺困难,穿刺液凝固在穿刺针中。经骨髓涂片,可见异常早幼粒细胞浸润骨髓;Auer小体易见,可见到较多的柴捆状细胞和多颗粒异常早幼粒细胞(图22.3~图22.5)。值得注意的

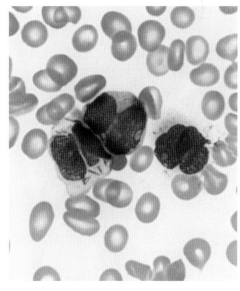

图22.2 MGG,×1 000

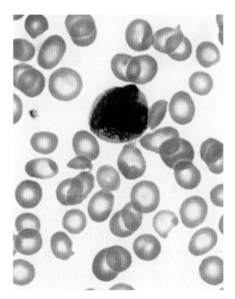

图22.1 MGG,×1 000

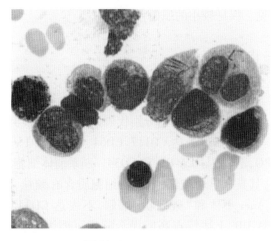

图22.3 MGG,×1 000

67

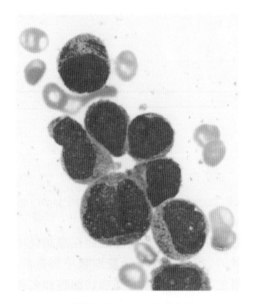

图 22.4　MGG,×1 000

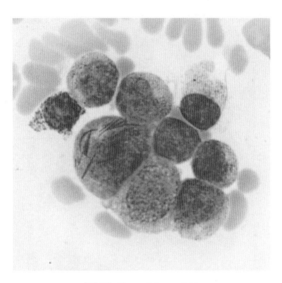

图 22.5　MGG,×1 000

是,骨髓中胞核呈双叶的异常细胞没有外周血中多见。偶见较小的原始粒细胞。

流式细胞术

流式细胞术证实外周血中存在大量早期细胞,其 FSC 和 SSC 值(分别代表大小和颗粒)均较高。这些细胞表达 CD117、CD64、CD33、CD13 和 MPO,不表达 HLA-DR 和 CD34。髓系前体细胞增多,其具有早幼粒细胞形态,细胞质含有颗粒,可见 Auer 小体和"柴捆状"细胞,不表达 CD34 和 HLA-DR,上述特点高度提示该病可能为急性早幼粒细胞白血病。

细胞遗传学

骨髓细胞荧光原位杂交分析示 75% 的细胞存在 *PML-RARA* 融合基因重排(箭头所示融合信号,图 22.6)。有丝分裂中期细胞遗传学检查示存在 t(15;17)(q22;q12)(图 22.7)。另外对这一融合基因进行 RT-PCR 检测,确立 *PML* 断裂位点,以便后续的 MRD 分析。

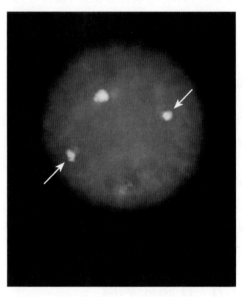

图 22.6　FISH, *PML*(15q24.1)/*RARA*17q21.1-17q21.2 易位双融合探针。细胞中单独的红色和绿色荧光,分别代表正常 15 和 17 号染色体。箭头所示代表相互易位形成的两个融合信号。

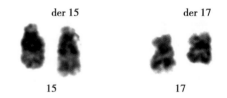

图 22.7　有丝分裂中期细胞遗传学检查

讨论

尽管患者血小板计数尚可接受(虽然低),但其出现鼻出血,这应在血涂片检查前就引起临床医生的怀疑。以作者的经验,该病例凝血结果非常典型,PT 和 APTT 正常(实际上 PT 和 APTT 常缩短,该检查结果容易使医生放松警惕),纤维蛋白原含量降低,D-二聚体明显升高,提示纤溶亢进。可见 PT 和 APTT 不同程度的延长[1](可预测更严重的出血)。应牢记在心的是,白血病相关的弥散性血管内凝血(DIC)不仅见于 APL,还可见于其他类型的 AML(尤其是单核细胞性白血病)、NK/T 细胞淋巴瘤/白血病,甚至可偶见于 ALL 病例。

该病例的流式细胞术检查结果符合典型的 APL 的免疫表型特征,表达"泛髓细胞"抗原(CD13、CD33、CD117 和 MPO),不表达 HLA-DR 和 CD34。HLA-DR 阴性见于约 15% AML 病例,并不是 APL 的特异性特征:在一项大型研究中,一半的 HLA-DR 阴性病例并非 APL,这些病例大多数亦不表达 CD34[2]。虽然形态学和详细的流式细胞术分析一般能鉴别出真正的 APL,但是分子生物学检查无疑非常重要。

在确认诊断之前,不能高估早期以全反式维A酸的形式进行治疗的重要性。对于该种疾病,早期出血死亡仍是一个重要的问题;使用登记在册的白血病患者数据[3](即研究对象是已被确诊为 APL 的患者)则可以计算出早期出血死亡率;但是在临床试验中(当试验开始时只有仍存活的 APL 患者才被纳入研究对象)常无法计算出早期出血死亡率。因此,这种情况下真实的总体存活率远远低于现代试验方案所报道的[4]。

最终诊断

急性早幼粒细胞白血病。

参考文献

1 Chang, H., Kuo, M.C., Shih, L.Y. *et al.* (2012) Clinical bleeding events and laboratory **coagulation** profiles in acute promyelocytic leukemia. *European Journal of Haematology*, **88**, 321–328.

2 Oelschlaegel, U., Mohr, B., Schaich, M. *et al.* (2009) HLA-DRneg patients without acute promyelocytic leukemia show distinct immunophenotypic, genetic, molecular, and cytomorphologic characteristics compared to acute promyelocytic leukemia. *Cytometry Part B: Clinical Cytometry*, **76**, 321–327.

3 Lehmann, S., Ravn, A., Carlsson, L. *et al.* (2011) Continuing high early death rate in acute promyelocytic leukemia: a population-based report from the Swedish Adult Acute Leukemia Registry. *Leukemia*, **25**, 1128–1134.

4 McClellan, J.S., Kohrt, H.E., Coutre, S. *et al.* (2012) Treatment advances have not improved the early death rate in acute promyelocytic leukemia. *Haematologica*, **97**, 133–136.

病例 23

患者,女,58 岁,既往史:弥漫性大 B 细胞淋巴瘤(DLBCL),活化 B 细胞亚型(ABC 型),4B 期。经过六个周期的"R-CHOP"化疗,化疗完成后的几周内出现盗汗和左胸腔积液复发。

实验室检查

血常规:血红蛋白 125g/L,白细胞 2.9×10^9/L(中性粒细胞 1.2×10^9/L,淋巴细胞 0.9×10^9/L),血小板 322×10^9/L。

肾功能和肝功能:除白蛋白减低(31g/L)外,其余指标正常。

血糖:20mmol/L(糖尿病患者),血清乳酸脱氢酶升高:419U/L。

影像学

PET/CT 扫描显示横膈膜上下两侧广泛的淋巴瘤浸润,伴结内和结外(胸膜和骨骼)病变。图 23.1 和图 23.2 分别为胸部 CT 和 PET/CT,积液(箭头所示)周围沿左胸外围/胸膜可见葡萄糖摄取升高的组织。

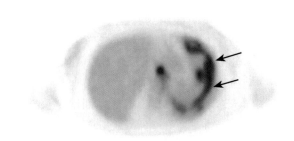

图 23.2　PET/CT

流式细胞术(胸腔积液)

胸腔积液中蛋白总量为 45g/L,葡萄糖 12.6mmol/L,甘油三酯 0.63mmol/L,乳酸脱氢酶 206U/L。白细胞总数为 0.11×10^9/L。FSC/SSC 散点图中可见到两群不同的细胞(图 23.3)。

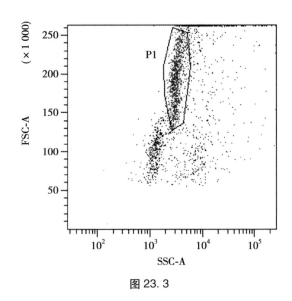

图 23.3

第一群细胞,在 FSC/SSC 较低的小淋巴细胞门内,由正常大小的淋巴细胞组成,这些淋巴细胞具有反应性 T 细胞的免疫表型,混合有 CD4 和 CD8 单阳性细胞,无抗原表达的丢失。使用同样

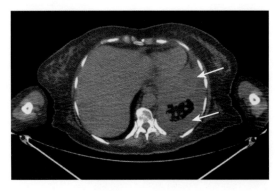

图 23.1　增强 CT

的淋巴细胞抗体组合,对大细胞(P1)进行设门分析以确定是否存在大的克隆性 B 细胞。大细胞表型为 CD4⁺、HLA-DR⁺、CD14⁺,不表达其他 T 细胞和 B 细胞抗原。这些细胞为巨噬细胞,常存在于反应性积液中。重要的是不要把它们误认为异常 T 淋巴细胞。

因此,该病例胸腔积液含有反应性、活化的 T 淋巴细胞和数量明显增多的单核/巨噬细胞群,不存在表型异常的 B 淋巴细胞。

讨论

恶性淋巴细胞肿瘤产生胸腔积液主要有两种机制。第一种机制是肿瘤直接浸润胸膜表面,浆膜受刺激,通常产生蛋白质性渗出液,有时为血性渗出液,伴乳酸脱氢酶升高和葡萄糖降低。在这种情况下,通过流式细胞术或细胞学检测往往可检测出恶性肿瘤细胞。第二种机制是肿瘤浸润纵隔淋巴结和/或胸导管阻塞,引起淋巴引流障碍。后者可导致乳糜性积液(由于脂质含量高呈乳白色牛奶样外观)或浆液性积液;乳酸脱氢酶水平可能不高,葡萄糖水平和血糖相似。常找不到恶性肿瘤细胞。

对该病例的胸腔积液进行流式细胞术分析,预期可能会存在克隆性的 B 细胞。该病例胸腔积液中细胞数目增加,蛋白质浓度升高但 LDH 水平低于血浆中的水平,并且由于该病例为糖尿病患者,其葡萄糖水平亦升高。PET 显示沿胸膜代谢明显升高,胸腔积液中可能会存在脱落的肿瘤细胞(至少会占总细胞的一小部分),此时流式细胞术远比体液细胞学更敏感,流式细胞术能识别出极低水平的克隆性 B 细胞,这在本书讨论的其他病例中也有所涉及(参见病例 1、2 和 99)。

该病例胸腔积液中未能检测出淋巴瘤细胞的原因可能是淋巴瘤细胞对胸膜的黏附性增加,或是脱落下来的肿瘤细胞发生了早期凋亡和裂解,细胞质和表面抗原丢失,并发生了核碎裂。这是胸腔积液中出现巨噬细胞的一个原因。为了最大限度地检出完整的淋巴瘤细胞,流式细胞术需要及时送检的新鲜的积液标本。无论何种原因,送检标本发生延误,都会影响分析的质量和结果的可靠性。

然而,上述检测结果表明该胸腔积液为反应性的,并且这种活化的多克隆的 T 细胞和巨噬细胞,与初次确诊弥漫性大 B 细胞淋巴瘤时所见的特征一致。再次出现相同性质的胸腔积液高度提示疾病的复发。CT 和 PET/CT 显示纵隔和胸膜异常,与上述复发性胸腔积液的解释和后续的临床进展相一致。当然,若怀疑复发,在明确完整的治疗方案前,进行组织活检是非常有必要的。

最终诊断

弥漫性大 B 细胞淋巴瘤复发引起的反应性胸腔积液。

病例 24

患者,男,60岁,以"严重的背部疼痛、恶心、厌食、便秘以及近来双腿无力"为主诉入院。无既往病史。查体:患者面色苍白、疲惫不堪,在进行任何简单活动时都会引起明显疼痛。

实验室检查

血常规:血红蛋白 66g/L,白细胞 10×10^9/L(中性粒细胞 6.7×10^9/L,淋巴细胞 2×10^9/L,单核细胞 1.1×10^9/L),血小板 95×10^9/L。

肾功能、电解质:钠 137mmol/L,钾 5mmol/L,尿素 18.4mmol/L,肌酐 145μmol/L。

骨代谢:钙 4.0mmol/L,磷酸盐 1.6mmol/L,碱性磷酸酶 70U/L。

肝功能检查:白蛋白 30g/L、总蛋白 80g/L,其他指标均正常。

免疫球蛋白:IgG 3.7g/L,IgA 未测出,IgM 0.43g/L。

血清蛋白电泳:IgA/λ 型副蛋白,定量为 50.9g/L。

血涂片

外周血涂片表现为正细胞性贫血,红细胞呈明显缗钱状排列,以及由于血浆中蛋白质的增多导致血涂片背景呈淡蓝色。

影像学

鉴于患者的临床表现和高钙血症,进行了脊柱的急诊影像学检查。CT 显示椎体外观异常斑驳、第四腰椎塌陷并伴有软组织肿块(箭头所示,图 24.1)。MRI 可更清楚显示正常骨髓的脂肪信号因病变而明显减弱,椎体塌陷导致脉冲向后,引起马尾神经受压(箭头所示,图 24.2)。该疾病很可能是多发性骨髓瘤。

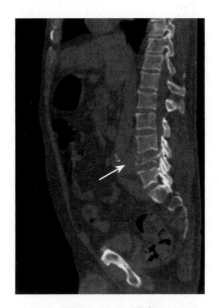

图 24.1　CT 骨窗

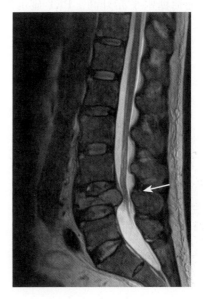

图 24.2　MRI

细胞形态学(骨髓穿刺液)

骨髓穿刺液取材容易,在穿刺至骨皮质时可以感受到骨质地较软。骨髓被大的、多形性浆细胞浸润,造血细胞所剩无几(图 24.3~图 24.6)。

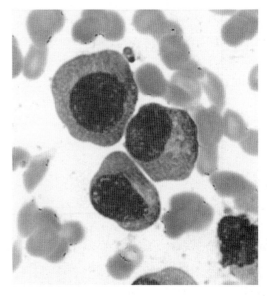

图 24.5　MGG,×1 000

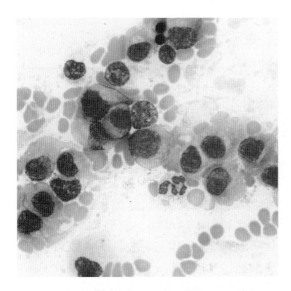

图 24.3　MGG,×500

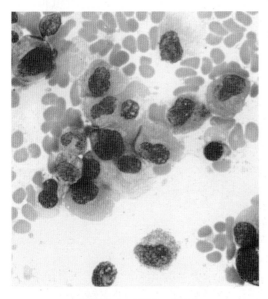

图 24.4　MGG,×500

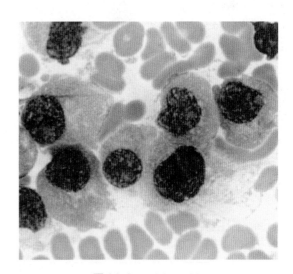

图 24.6　MGG,×1 000

流式细胞术(骨髓穿刺液)

以 CD138/SSC 设门分析(图 24.7),恶性浆细胞占所有骨髓细胞的 50% 以上。FSC/SSC 图(图 24.8)上浆细胞的位置,提示其体积较大。这些细胞具有典型的恶性浆细胞表型,即丢失 CD19 和 CD45(图 24.9),表达 CD56(图 24.10)。

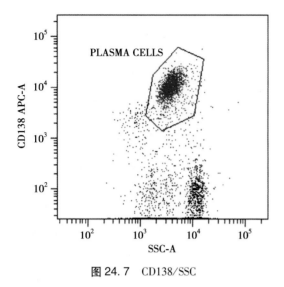

图 24.7 CD138/SSC

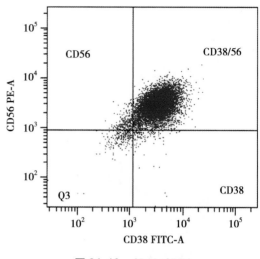

图 24.10 CD38/CD56

骨髓活检

骨髓增生极度活跃,这是由弥漫性浆细胞浸润引起的(图 24.11)。这些细胞体积较大,核仁明显(图 24.12)。几乎没有残留的正常造血细胞。

恶性浆细胞具有典型的免疫表型,表达 CD138(图 24.13)和 CD56(图 24.14),细胞质 λ 轻链呈限制性表达(图 24.15)。增殖指数高达 60%(图 24.16);多发性骨髓瘤和浆细胞瘤通常为低增殖性肿瘤,表达核蛋白 Ki-67 的细胞少于 20%。

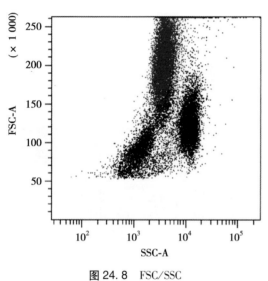

图 24.8 FSC/SSC

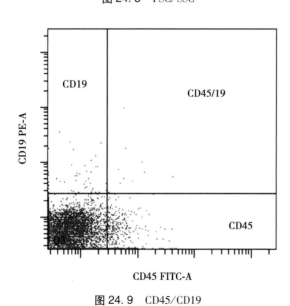

图 24.9 CD45/CD19

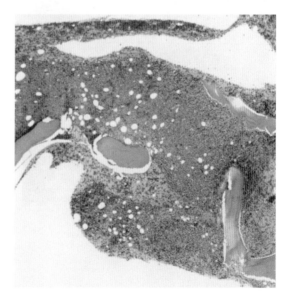

图 24.11 H&E,×40

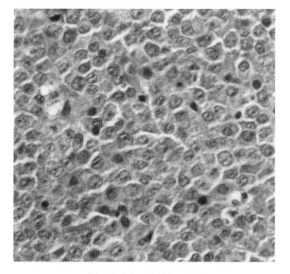

图 24.12   H&E,×400

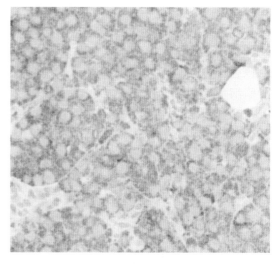

图 24.15   λ,×400

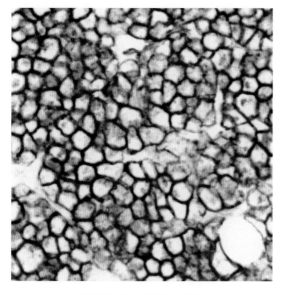

图 24.13   CD138,×400

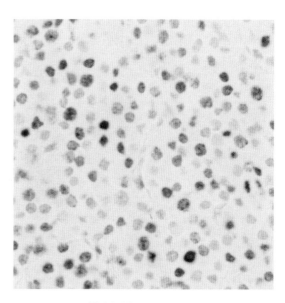

图 24.16   Ki-67,×400

细胞遗传学

制备标准的有丝分裂中期细胞,使用特定的杂交探针进行荧光原位杂交,鉴定出了亚二倍体核型伴 t(4;14)(p16;q32),del(17q),del(1p)合并 1q 扩增,*FGFR3* 和 *IGH* 基因易位。

讨论

对于有经验的血液科医师来说,该病例的诊断并不困难。高钙血症、肾衰竭、贫血和骨相关症状(CRAB)等在多发性骨髓瘤患者中非常常见。除此之外,由于椎体塌陷/移位和马尾神经受压,

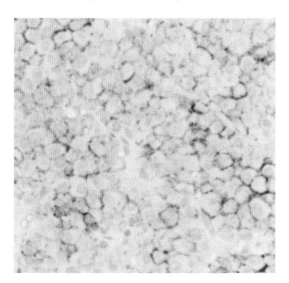

图 24.14   CD56,×400

该患者在发病初期就有神经系统受损的症状。这类患者的身体状况以及他们对治疗的耐受性往往在一开始就受到限制。

　　该患者的情况较少见，主要表现在其骨髓活检肿瘤细胞具有母细胞形态、增殖指数高、造血细胞几乎完全消失。此类病例通常显示出不良的细胞遗传学特征。染色体倍体分析和 *IGH* 基因易位，尤其是 t(4；14)(p16；q32) 和 t(14；16)(q32；q32)，是初诊患者进行预后分层的两个主要标准。该疾病进展过程中可能会发生继发性异常，包括 *MYC* 基因重排，del(13q)，del(17p)，del(1p) 和 1q 扩增。该患者在确诊时已存在原发和继发性染色体异常，提示其预后差。该患者最初使用硼替佐米治疗，随后应用来那度胺，但效果均不好。

最终诊断

　　多发性骨髓瘤伴母细胞形态及预后差的细胞遗传学异常。

参考文献

1　Sawyer, J.R. (2011) The prognostic significance of cytogenetics and molecular profiling in multiple myeloma. *Cancer Genetics*, **204** (1), 3–12. PubMed PMID: 21356186.

病例 25

患者,男,76 岁,以"厌食、腹泻、乏力 4 个月"为主诉至消化科就诊,并由消化科转诊,建议进一步查找引起骨髓衰竭和体重减轻 10kg 的原因。否认有其他症状。既往患稳定性缺血性心脏病。体格检查显示该患者具有恶病质,但无皮肤病变、淋巴结肿大和脏器肿大。常规检查如下文所示,包括骨髓涂片和骨髓活检。

实验室检查

血常规:血红蛋白 114g/L,白细胞 19.2×10⁹/L(中性粒细胞 14.2×10⁹/L),血小板 35×10⁹/L。

肾功能、电解质:钠 140mmol/L,钾 3.0mmol/L,尿素 10.7mmol/L,肌酐 98μmol/L。

肝功能检查:碱性磷酸酶 264U/L,谷丙转氨酶 65U/L,谷草转氨酶 9U/L,γ-谷氨酰转移酶 364U/L,白蛋白 28g/L,胆红素 22μmol/L,血清乳酸脱氢酶 213U/L。

影像学

CT 显示腹腔内广泛的小体积淋巴结肿大(淋巴结直径 1~2cm),脾大(长径 14cm),骨质硬化伴骨髓信号异常(图 25.1)。

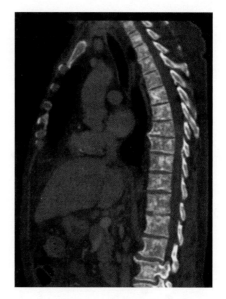

图 25.1　CT(骨窗)

血涂片

外周血可见幼稚的红细胞和白细胞,但未见异常细胞(未显示)。

骨髓穿刺

骨髓穿刺出现干抽,未获得标本。

骨髓活检

增生度 100%,完全被弥漫性梭形细胞浸润,伴骨髓纤维化(图 25.2)。骨小梁呈不规则增厚,在梭形细胞之间散在分布着一些残留的中性粒细胞、组织细胞和嗜酸性粒细胞(图 25.3)。梭形细胞核细长,一些区域明显的与切片机切割方向相一致(图 25.4)。这种梭形现象在纤维化的骨髓中可能会由人为因素形成,但在此图片中其相邻

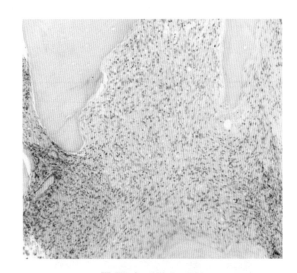

图 25.2　MGG,×100

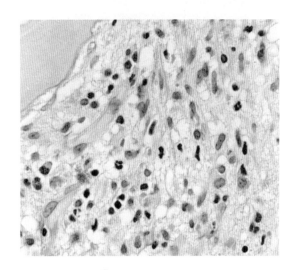

图 25.3　H&E,×500

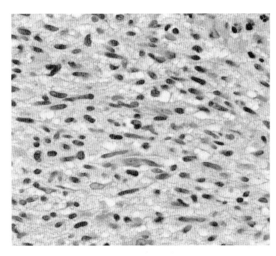

图 25.4　H&E,×500

的多形性细胞和嗜酸性粒细胞并未受影响,因此其梭形的形态是真实存在的(图 25.3)。经验不足的医师可能会对骨髓活检的 H&E 染色结果感到迷惑,并可能会误认为是癌或肉瘤细胞浸润骨髓。在这种情况下,鉴于患者的临床病史,应考虑肥大细胞疾病。免疫组化显示 CD117 和肥大细胞类胰蛋白酶染色为强阳性(图 25.5 和图 25.6)。

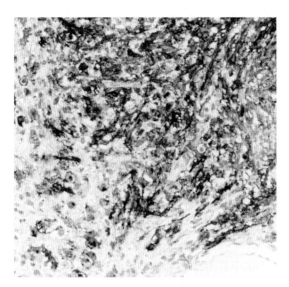

图 25.5　CD117,×200

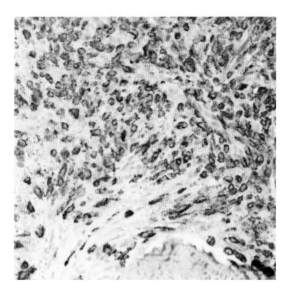

图 25.6　肥大细胞类胰蛋白酶,×200

根据骨髓标本中的发现,对该患者血清类胰蛋白酶进行检测,发现其明显升高至 452ng/ml。但遗憾的是,由于骨髓干抽,无法进行分子生物学检测。

讨论

该患者症状不特异,高度提示可能存在潜在的恶性肿瘤。由于存在血小板减少、脾肿大和淋巴结肿大等一系列症状,诊断性的骨髓活检是首选的检查。这种病例的全面检查包括典型 *KIT* 基因(D816V)突变的分子生物学分析,*KIT* 基因突变几乎见于所有病例,但是该患者未能取得进行分子生物学分析的骨髓标本。该基因突变不是系统性肥大细胞增多症(SM)诊断的必要条件(WHO 分类将其作为次要标准,SM 的诊断主要依靠多灶性、密集的肥大细胞组织浸润的组织学特征)。除血清类胰蛋白酶升高(>20ng/ml,另一个次要标准)外,这是 SM 诊断的另一个依据。值得注意的是,血清类胰蛋白酶升高并不是 SM 特有的,在其他骨髓疾病和下面描述的类过敏反应中亦可见到[1]。系统性肥大细胞增多症通常为惰性疾病(ISM),表现为皮肤损害(色素性荨麻疹)及介质释放引起的症状(面色潮红、腹痛、晕厥、类过敏反应等)。该类患者的全血细胞计数通常正常,缺乏肥大细胞浸润引起终末器官损伤的证据。但是,在该病例中,患者病情呈进展性,伴严重体重减轻、血小板明显减少、脾肿大和骨损害,但无皮疹,这些症状是侵袭性疾病(ASM)的典型特征,符合"C"所见。惰性系统性肥大细胞增多症与良好的预后和正常的预期寿命相关,而 ASM 表现出进行性、侵袭性的临床经过(平均生存期为 3.5 年)[2]。

正常情况下肥大细胞占骨髓细胞的比例不到 1%,在骨髓穿刺涂片上常位于骨髓小粒内或周围,通常为圆形的单个核细胞,细胞质内充满颗粒,胞体仅偶尔呈梭形。骨髓穿刺极难见到肥大细胞增加。流式细胞术是一种有用的辅助诊断,可显示出肥大细胞异常表型(CD2+、CD25+)。但是,骨髓(或其他组织)活检及免疫组化仍然是诊断的金标准。正常肥大细胞数量较少,散在分布于骨髓,主要为圆形的单个核细胞,染色质聚集。异常肥大细胞常聚集分布,胞体呈梭形,偶见细胞质颗粒减少和/或染色质较细致。肥大细胞常分布于骨小梁旁或血管旁。免疫组化检测类胰蛋白酶、CD117、CD2 和 CD25 对识别肥大细胞很重要。

在系统性肥大细胞增多症患者,骨的 CT 和 MRI 成像常可检出异常,如骨质硬化或骨髓信号改变[3]。溶骨性损害可与骨质硬化并存。对于表现为全身不适、体重减轻、贫血的患者,影像学常被作为筛查潜在肿瘤的手段之一。作者已经确定了一些最终被确诊为肥大细胞疾病的患者,这些患者是由于骨骼影像学异常而转诊至我们科室的。这是一个重要的现象,对这一现象的识别将会加快诊断进程。

ASM 的治疗仍充满挑战性。该患者用米哚妥林(PKC412,一种多酪氨酸激酶抑制剂)治疗,但不能耐受,从发病到死亡仅 10 个月。

最终诊断

侵袭性系统性肥大细胞增多症(ASM)(参见病例 64)。

参考文献

1 Sperr, W.R., El-Samahi, A., Kundi, M. *et al.* (2009) Elevated tryptase levels selectively cluster in myeloid neoplasms: a novel diagnostic approach and screen marker in clinical haematology. *European Journal of Clinical Investigation,* **39** (10), 914–923. PubMed PMID: 19522836.

2 Lim, K.H., Tefferi, A., Lasho, T.L. *et al.* (2009) Systemic mastocytosis in 342 consecutive adults: survival studies and prognostic factors. *Blood,* **113** (23), 5727–5736. PubMed PMID: 19363219.

3 Fritz, J., Fishman, E.K., Carrino, J.A. & Horger, M.S. (2012) Advanced imaging of skeletal manifestations of systemic mastocytosis. *Skeletal Radiology,* **41** (8), 887–897. PubMed PMID: 22366736.

病例 26

患者,男,24 岁,从家中楼梯上摔下来后,出现左上腹部疼痛。体格检查发现左上腹部有肿块,质软,遂进行超声检查,结果显示其脾脏肿大,内有血肿。

实验室检查

血常规:血红蛋白 161g/L,白细胞 20.2×10⁹/L(淋巴细胞 17.2×10⁹/L),血小板 137×10⁹/L。

肾功能、电解质和肝功能正常。乳酸脱氢酶正常。

血清蛋白电泳显示血清免疫球蛋白正常,无副蛋白。

血涂片可见小至中等大小的异常淋巴细胞,核不规则,细胞质量不等(图 26.1 和图 26.2)。

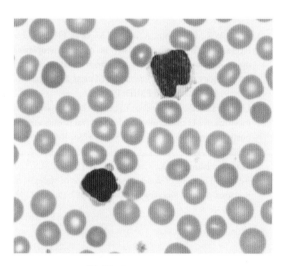

图 26.1　MGG,×1 000

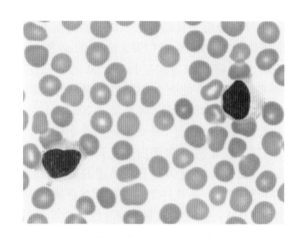

图 26.2　MGG,×1 000

影像学

CT 扫描显示脾肿大(18cm),但无明显淋巴结肿大。脾脏下极可见一明显的低密度病变(箭头所示,图 26.3),符合外伤性脾破裂后形成血肿。

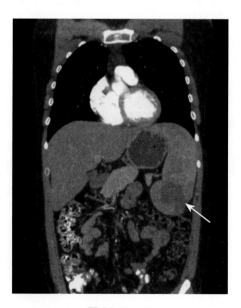

图 26.3　CT

流式细胞术

以 CD2/CD19 设门分析,可见 B 细胞增多,表面 λ 轻链呈克隆性表达,表达 CD20、CD5、FMC7、CD23、HLA-DR、CD79b、CD22。CD5$^+$ B 淋巴细胞增生性疾病的鉴别诊断包括慢性淋巴细胞白血病(CLL)、套细胞淋巴瘤(MCL)和不常见的边缘区淋巴瘤(MZL)。强表达表面免疫球蛋白轻链,FMC7、CD22 及 CD79b 阳性可排除 CLL,其诊断更倾向于 MZL 和 MCL。而 CD23$^+$ 更常见于 MZL。

骨髓活检

增生程度大致正常,无明显的淋巴细胞浸润(图 26.4)。但是,免疫组化显示小的 CD20$^+$ 淋巴细胞浸润骨髓间质,约占所有细胞的 20%(图 26.5)。这些细胞共表达 CD5(图 26.6)和细胞周期蛋白 D1(图 26.7),提示可能为套细胞淋巴瘤(MCL)。

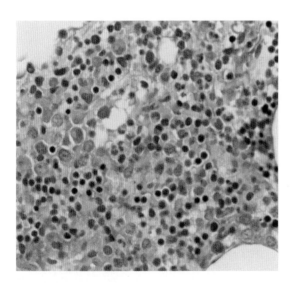

图 26.4 H&E,×400

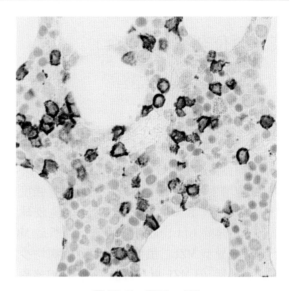

图 26.5 CD20,×400

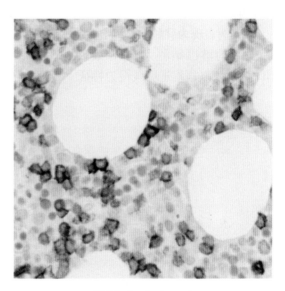

图 26.6 CD5,×400

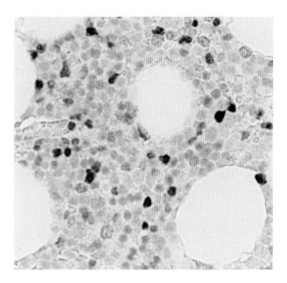

图 26.7 细胞周期蛋白 D1

荧光原位杂交(外周血)

存在 t(11;14)(q13;q32)。

讨论

外周血血细胞免疫表型证实该疾病为 CD5$^+$B 淋巴细胞增生性疾病,由于异常细胞中等强度表达 CD20、FMC7 和 CD79b,强表达表面免疫球蛋白轻链,可排除 CLL。最可能的鉴别诊断是 MCL 或 CD5$^+$变异型 MZL。虽然上述两种疾病均少见于 24 岁男性,但 MZL 更有可能。然而,细胞周期蛋白 D1 的表达和 t(11;14)(q13;q32)易位的存在,表明该疾病应诊断为 MCL。

该病例表现为脾肿大,外周血淋巴细胞增高,没有明显的淋巴结肿大,符合最近发现的惰性 MCL,该疾病以病程进展缓慢为特征[1,2]。其唯一

非典型的特征是患者较年轻,异常细胞 λ 轻链而不是 κ 轻链呈限制性表达。24 岁男性被诊断为 MCL,在最佳治疗方面困难重重。该患者摔伤和脾外伤恢复良好,目前状态良好,至本文报告之时其仍在进行密切观察。

最终诊断

惰性套细胞白血病。

参考文献

1 Ondrejka, S.L., Lai, R., Smith, S.D. & His, E.D. (2011) Indolent mantle cell leukaemia: a clinicopathological variant characterised by isolated lymphocytosis, interstitial bone marrow involvement, kappa light chain restriction and good prognosis. *Haematologica*, **96** (8), 1121–1127.

2 Royo, C., Navarro, A., Clot, G. *et al.* (2012) Non-nodal type of mantle cell lymphoma is a specific biological and clinical subgroup of the disease. *Leukemia*. **26** (8), 1895–1898.

病例 27

患者,男,29 岁,自幼就有血小板减少的病史,经类固醇治疗可有一定程度的缓解,之前曾失访,现重新就诊于血液科。本次以"创伤后出现单纯性青肿和皮肤瘀点"为主诉入院。既往史无特殊,无血小板疾病家族史。体格检查:前臂有轻微瘀伤、瘀点,皮肤较干燥但无炎症或表皮剥脱。

实验室检查

血常规:血红蛋白 155g/L,白细胞 6.2×10^9/L,中性粒细胞 4.0×10^9/L,淋巴细胞 1.5×10^9/L,血小板 31×10^9/L。

肾功能、电解质、肝功能,乳酸脱氢酶和 C 反应蛋白:正常。

血清免疫球蛋白检查正常。

血涂片

血涂片显示出真正的血小板减少,体积较小(图 27.1 和图 27.2)。未见其他明显异常。

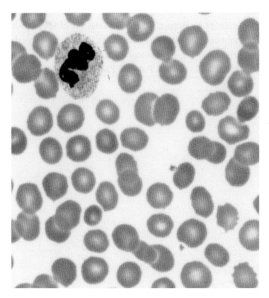

图 27.1　MGG,×500

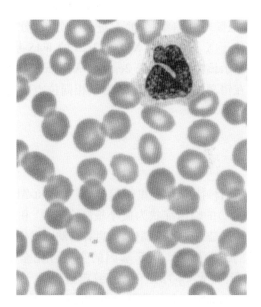

图 27.2　MGG,×500

流式细胞术

T 细胞、B 细胞和 NK 细胞亚群分析未见明显异常。

鉴别诊断

原发性免疫性血小板减少性紫癜(ITP)的诊断是有可能的,但该病例具有一些不典型的特征。首先,虽然慢性 ITP 可在较早的年龄段发病但并不常见,而该患者病史可追溯到儿童时期。其次,尽管该患者血小板计数在 $30 \times 10^9 \sim 40 \times 10^9$/L,但似乎仍有轻微的出血倾向,这与 ITP 不符,ITP 除非血小板降低至 20×10^9/L 以下,否则一般不会出现明显的瘀伤和瘀点。最后,ITP 患者平均血小板体积通常增加,这是因为血小板半衰期缩短,更新频率增加。但该病例中血小板体积非常小,平均 7fl(正常 12~18fl)。尽管如此,该患者经类固醇口服治疗后血小板计数确实有所升高,最高可

达 $80×10^9 \sim 100×10^9/L$。该患者从未进行过静脉注射免疫球蛋白,但其13岁时曾于面部外伤后进行过血小板输注治疗。这种情况下应考虑威斯科特-奥尔德里奇综合征(Wiskott-Aldrich syndrome,WAS)中X连锁血小板减少症的可能。

分子生物学

患者及其母亲的血样被送往大奥蒙德街医院,该医院对其白细胞DNA进行了分析,分析位点是位于X染色体上Xp11.22-23的 *WAS* 基因。结果显示该患者外显子2c.G223A;pVal75Met位点存在错义突变,而其母亲为该相同位点突变的携带者。

讨论

威斯科特-奥尔德里奇综合征(Wiskott-Aldrich syndrome)的临床症状为血小板减少、湿疹和反复感染。这是一种X连锁疾病,患者自幼可发生反复严重的细菌感染。*WAS* 基因的突变可完全阻断WAS蛋白(WASp)的产生,导致典型表型,这类患者由于T细胞和B细胞联合性功能障碍伴低丙种球蛋白血症,导致免疫缺陷,进而在幼年时期即可出现化脓性感染。WASp仅在造血细胞中表达,参与细胞骨架的构成、信号转导和细胞凋亡。这种疾病往往采用预防性静脉注射免疫球蛋白治疗,血小板计数通常可得到改善,这提示其血小板减少至少有一部分是由于免疫因素。事实上,这也是真性ITP首次发病时可采用类似疗法治疗的根据。典型的威斯科特-奥尔德里奇综合征(Wiskott-Aldrich syndrome)患者常因感染和出血早期死亡,所以在病程早期就应考虑同种异基因造血干细胞移植。

现在清楚的是,*WAS* 基因突变导致WASp数量减少,可引起一种被称为X连锁血小板减少综合征亚型。在这种情况下,可出现轻度湿疹,但严重感染少见。这种疾病容易与ITP混淆,对于长期出现血小板减少和小血小板的男性,即使使用类固醇或免疫球蛋白治疗后,血小板计数有所改善,仍应考虑X连锁血小板减少症的可能。在进行疾病诊断时要能识别出这种重要的疾病类型,仔细考虑针对不同病因引起的血小板减少应采取的治疗方式。虽然类固醇、静脉注射免疫球蛋白和脾切除都对X连锁血小板减少症效果良好,但应根据诊断仔细考虑各种治疗方法的风险和益处。除了与血小板减少和血小板体积较小相关的出血风险外,在这种情况下,一致认为血小板功能也存在异常。对于这些患者,进行任何外科手术时,这些风险应被考虑。Albert和其同事发表了一篇关于X连锁血小板减少症的综述,其中包括 *WAS* 基因型与表型的临床相关性[1]。

该病例表明即使T细胞亚群正常,*WAS* 基因突变的可能性仍不能被排除。当血小板减少患者不符合典型的ITP特征,一定要考虑到先天性血小板减少症的可能。

最终诊断

WAS 基因突变引起的X连锁血小板减少症。

参考文献

1 Albert, M.H., Bittner, T.C., Nonoyama, S. *et al.* (2010) X-linked thrombocytopenia (XLT) due to WAS mutations: clinical characteristics, long-term outcome, and treatment options. *Blood,* **115** (**16**), 3231–3238. PubMed PMID: 20173115.

病例 28

患者,男,76 岁,因"乏力、背部疼痛、体重减轻和盗汗"就诊。查体:面色苍白、面容疲倦,余无特殊发现,无明显淋巴结肿大。

实验室检查

血常规:血红蛋白 95g/L,白细胞 $4.36×10^9$/L,血小板 $153×10^9$/L。

肾功能、电解质:正常。肝功能:白蛋白 24g/L,碱性磷酸酶 450U/L,谷草转氨酶 49U/L,谷丙转氨酶 40U/L,胆红素 $18\mu mol/L$,血清乳酸脱氢酶 1 514U/L。

血涂片:外周血血细胞无明显异常。

影像学

CT 扫描可见腋窝淋巴结小于 1cm。腹膜后区主动脉和下腔静脉周围可见弥漫性软组织异常。目前还不清楚这是弥漫性结节状肿块还是腹膜后纤维化。拟行 CT 引导下活检。

骨髓穿刺

考虑到贫血(及到达临界值的全血细胞减少),进行了骨髓穿刺和骨髓活检。穿刺液含有较多细胞,由细胞质呈嗜碱性的大淋巴样细胞组成,其中混有正常造血前体细胞(图 28.1 ~ 图 28.3)。在图 28.2 中(箭头所示)可看到大淋巴样细胞吞噬红细胞现象。

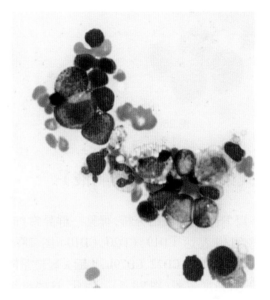

图 28.1　MGG,×500

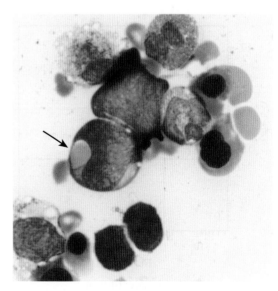

图 28.2　MGG,×1 000

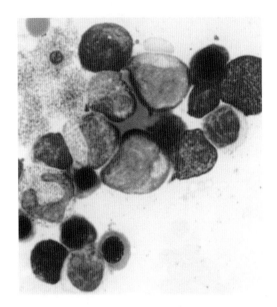

图 28.3   MGG,×1 000

流式细胞术（骨髓穿刺液）

以 FSC/SSC 设门分析,可见一群异常细胞。这些细胞表达 CD19、CD20、CD10（图 28.4）、HLA-DR、FMC7、CD22、CD79b,表面 λ 轻链呈限制性表达,强度较弱（图 28.5）。因此,这些母细胞样形态的细胞具有成熟 CD10⁺表型。该病可能诊断为弥漫性大 B 细胞淋巴瘤（DLBCL）,生发中心来源。

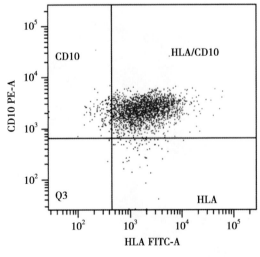

图 28.4   CD10/HLA-DR

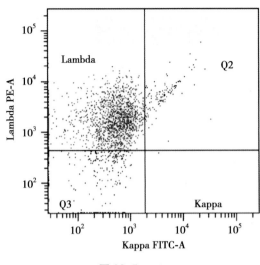

图 28.5   κ/λ

骨髓活检

由于存在弥漫性间质浸润和一些小梁旁浸润（图 28.6 和图 28.7）,骨髓活检显示骨髓细胞构成比高。图 28.6（箭头所示）显示存在广泛的凝固性坏死。

多数细胞呈中心母细胞形态,表达 CD20、CD10、BCL2（图 28.8）和 BCL6（图 28.9）。所有淋巴细胞均表达 CD10。间质区域（图 28.10）细胞增殖指数为 40% ~ 50%,而小梁旁区域细胞增殖指数仅为 10%。这些特征提示小梁旁区域为滤泡性淋巴瘤（FL）浸润,而间质区域为 DLBCL浸润。

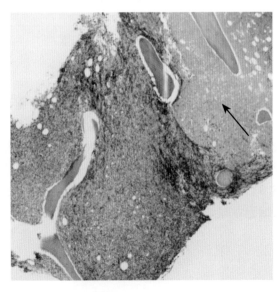

图 28.6   H&E,×40

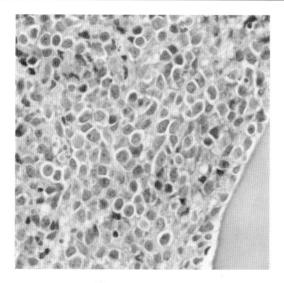

图 28.7　H&E,×400

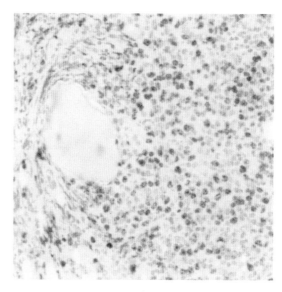

图 28.10　Ki-67,×100

腹膜后组织穿刺活检

CT 引导下多部位经皮穿刺取腹膜后组织,可见由小滤泡样结构组成的密集淋巴样细胞浸润(箭头所示,图 28.11 和图 28.12),这些滤泡样结构中含有中等大小的中心细胞,偶有中心母细胞(图 28.13)。

这些细胞表达 CD20、CD10、BCL6 和 BCL2。滤泡内有 CD21 强阳性的滤泡树突状细胞(图 28.14)。增殖指数低于 10%(图 28.15)。这些特征符合滤泡性淋巴瘤,1 级。

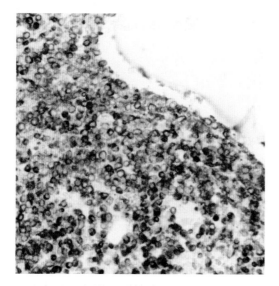

图 28.8　BCL2,×200

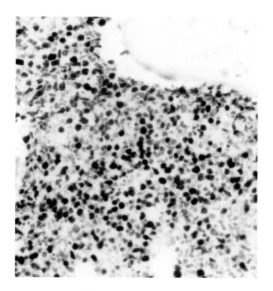

图 28.9　BCL6,×200

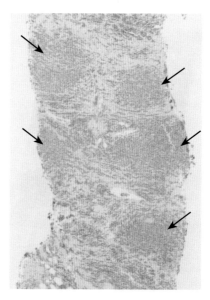

图 28.11　H&E,×40

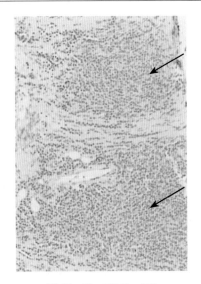

图 28.12　H&E,×100

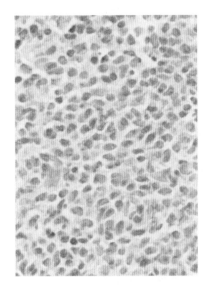

图 28.13　H&E,×400

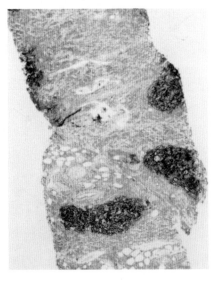

图 28.14　CD21,×40

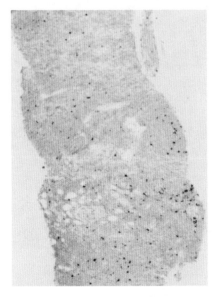

图 28.15　Ki-67,×40

讨论

　　该病例代表一类相对常见的临床情况。患者表现为不适,伴明显 B 症状,轻度全血细胞减少,血清乳酸脱氢酶升高。这些特征提示该疾病为高级别的淋巴瘤。骨髓穿刺结果符合 DLBCL,而腹膜后穿刺活检提示 FL。骨髓环钻活检显示同一标本存在两种病理类型,FL 和由 FL 转化的 DLBCL。由未确诊的 FL 转化的 DLBCL,是该患者临床不良症状的原因。不同组织的分析可得到全面的信息,以明确诊断,这在指导后续治疗中起重要作用。

最终诊断

　　滤泡性淋巴瘤的高级别转化(生发中心型弥漫性大 B 细胞淋巴瘤)。

病例 29

患者,女,46 岁,既往体健,因近 2~3 周来出现疲劳乏力、喉咙痛,就诊于全科医生。无体重减轻、夜间盗汗、出血和瘀斑。无明显脏器肿大和淋巴结肿大。进行了血液学常规检查。

实验室检查

血常规:血红蛋白 123g/L,白细胞 41.6×10⁹/L(单核细胞 30.9×10⁹/L,中性粒细胞 8.5×10⁹/L),血小板 136×10⁹/L。

凝血功能筛查(包括纤维蛋白原):正常。

肾功能和电解质、肝功能、骨代谢:正常。

血涂片

外周血可见大量异常单核系细胞,部分形态较成熟(图 29.1),但大多数较幼稚(表现为核折叠、扭曲、染色质细致、细胞质内含有细小颗粒,图 29.2 和图 29.3),偶见原始单核细胞(图 29.4)。

易见发育异常的中性粒细胞,偶见含有一个或两个 Auer 小体的原始粒细胞(未显示)。

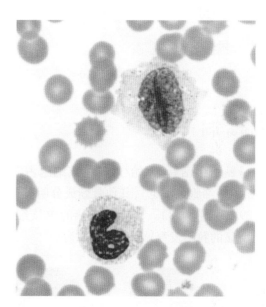

图 29.2　MGG,×1 000

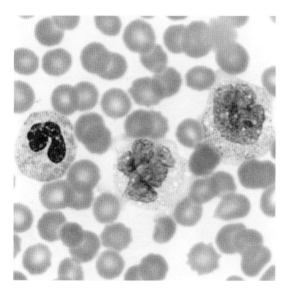

图 29.1　MGG,×1 000

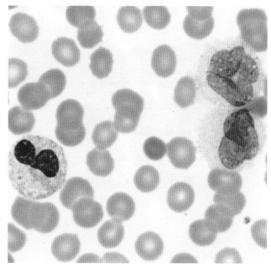

图 29.3　MGG,×1 000

89

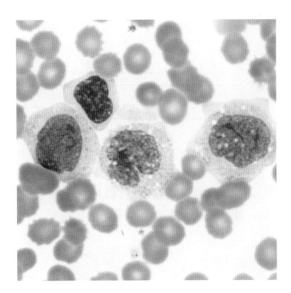

图 29.4　MGG,×1 000

骨髓穿刺

　　骨髓增生活跃,原始/幼稚单核细胞占 80%
(原始单核细胞最常见),其他骨髓成分明显减少
(图 29.5～图 29.8)。偶见较成熟的单核细胞。
可见明显的粒系发育异常和成熟障碍。

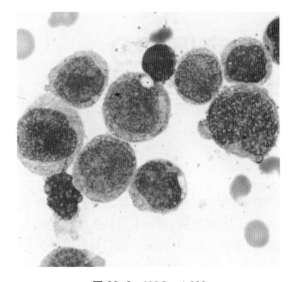

图 29.6　MGG,×1 000

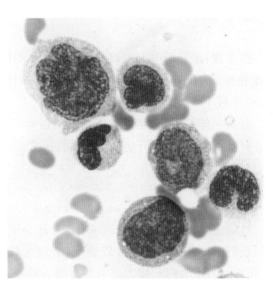

图 29.7　MGG,×1 000

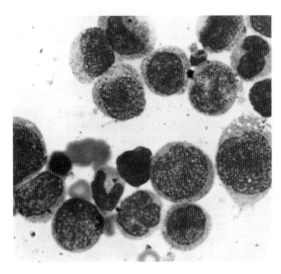

图 29.5　MGG,×1 000

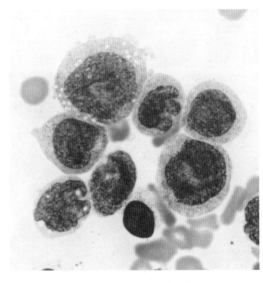

图 29.8　MGG,×1 000

流式细胞术(外周血)

检测到异常的成熟单核细胞和幼稚单核细胞,其免疫表型为 CD38$^+$、CD64^{++}、CD14$^+$、CD56$^+$(图 29.9 和图 29.10)。未见明显的原始粒细胞群。

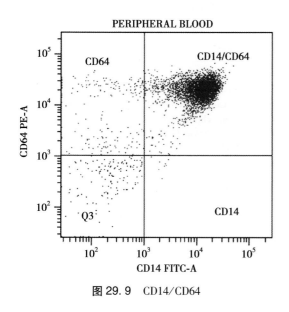

图 29.9　CD14/CD64

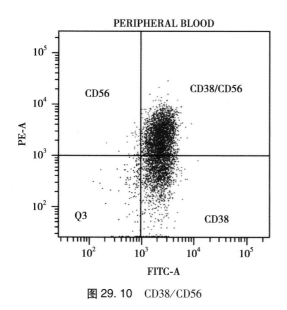

图 29.10　CD38/CD56

流式细胞术(骨髓穿刺液)

正如形态学所示,单核系细胞占全部细胞的75%,但是相比外周血,骨髓中该群细胞的免疫表型偏幼稚。CD14$^-$、CD64^{++}原始单核细胞占异常

细胞群 50%以上,其余细胞 CD14 呈异质性表达(图 29.11)。在正常单核细胞成熟过程中,原始单核细胞/幼稚单核细胞表达 CD14 呈异质性,随着细胞的成熟,CD14 的表达逐渐增强。

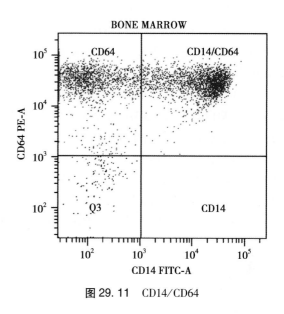

图 29.11　CD14/CD64

细胞遗传学

正常女性染色体核型,46,XX。

荧光原位杂交

荧光原位杂交未检测到 MLL 基因重排。

讨论

最初该病例在急性单核细胞白血病和慢性粒-单核细胞白血病(CMML)之间鉴别困难。虽然中性粒细胞增多不常见,但该患者的临床特征和实验室检测仍支持急性单核细胞白血病的诊断,尤其是该患者为年轻女性(CMML平均发病年龄为 75~80 岁,男性患者最常见)、病史短且无脏器肿大。外周血涂片以幼稚单核细胞为主,提示急性白血病可能。骨髓检查明确显示这是急性单核细胞白血病。在急性单核细胞白血病中 MLL基因重排并不少见(MLL 基因重排可见于 10%~25% 的 AML 伴单核细胞方向分化病例[1],但在CMML 中罕见)。尽管 FISH 对确证性筛选非常有用,但大多数病例是通过标准细胞遗传学分析确定的。虽然该病例并无 *MLL* 基因重排，但当 *MLL* 基因重排存在时，可能提示 AML，而不是 CMML。

　　该病例强调了准确的骨髓诊断对 AML 的重要性，骨髓的表现往往可能与外周血有很大不同。正如该病例，急性单核细胞白血病中，单核系细胞在外周血中比骨髓成熟得多，这并不罕见，因此，CMML 这一诊断也应予以考虑。

　　区分幼稚单核细胞和不成熟单核细胞对于急性单核细胞白血病和 CMML 鉴别是非常重要的。CD56 是识别血液恶性肿瘤的一个重要抗原。在正常细胞中，CD56 表达于 NK 细胞和一小部分 T 细胞。CD56（通常异常地）表达于一些血液肿瘤及实体肿瘤（后者包括小细胞/神经内分泌肿瘤）。CD56 最常见于 CMML（约 80% 的病例）和急性单核细胞白血病（超过 50% 的病例）。CD56 也可见于其他 AML 亚型及 MDS、T-ALL、成熟 T- 和 NK-细胞肿瘤、骨髓瘤及母细胞性浆细胞样树突状细胞肿瘤。

最终诊断

　　急性单核细胞白血病。

参考文献

1 De Braekeleer, M., Morel, F., Le Bris, M.J., Herry, A., Douet-Guilbert, N. (2005) The MLL gene and translocations involving chromosomal band 11q23 in acute leukemia. *Anticancer research*, **25** (**3B**), 1931–1944. PubMed PMID: 16158928.

病例 30

患者,伊朗男性,37 岁,因"近期出现发热、肌痛、夜间盗汗和腹痛"至急诊室就诊。查体:黄疸,双侧颈部可触及小的肿大淋巴结,质软。右上腹部疼痛,无反跳痛、无抵抗。腹中线可见明显的陈旧性外科剖腹手术瘢痕。

实验室检查

血常规:血红蛋白 130g/L,白细胞 $20×10^9$/L,中性粒细胞 $3.6×10^9$/L,淋巴细胞 $13.7×10^9$/L,单核细胞 $2.75×10^9$/L,血小板 $288×10^9$/L。网织红细胞 $200×10^9$/L。

直接抗球蛋白试验:阴性。

肾功能、电解质:正常。C 反应蛋白 28mg/L。

肝功能:胆红素 102μmol/L,谷草转氨酶 379U/L,谷丙转氨酶 682U/L,碱性磷酸酶 349U/L,白蛋白 32g/L,无结合珠蛋白。

血涂片

血涂片可提供一些信息(图 30.1~图 30.4)。首先,血涂片可见典型的球形红细胞和 Howell-Jolly 小体,提示先前进行过脾切除或处于脾功能减退状态。其次,可见大量大的多形性淋巴细胞,部分细胞细胞质含有颗粒。

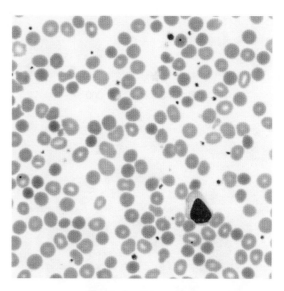

图 30.1　MGG,×500

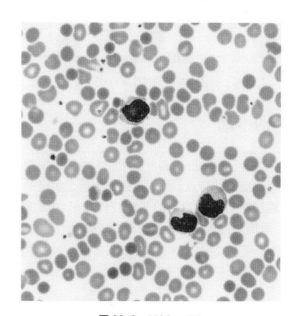

图 30.2　MGG,×500

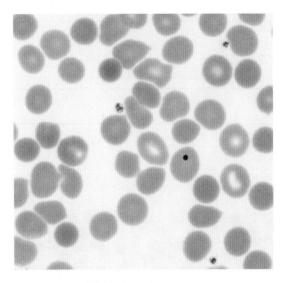

图 30.3 MGG,×1 000

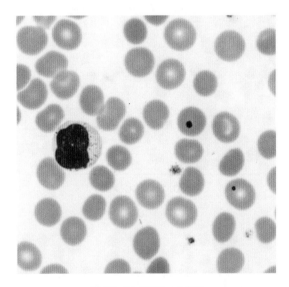

图 30.4 MGG,×1 000

鉴别诊断

盗汗、发热、肝炎和淋巴结肿大的临床表现符合急性疾病的特点。外周血血细胞形态学提示先前通过脾切除术治疗的非免疫性球形红细胞疾病,可能为遗传性球形红细胞增多症。

流式细胞术

用流式细胞术检测 EMA(伊红-5-马来酰亚胺)标记的红细胞,显示比值降低为 0.74(NR > 0.80)。流式分析显示白细胞中存在一群活化的 CD8⁺T 细胞群,强表达 HLA-DR、CD7 部分缺失。这是急性病毒感染引起的淋巴细胞反应的典型免疫表型特点。

病毒学

腺热(传染性单个核细胞增多症的简称)筛查试验显示异嗜性抗体阳性。血清学显示抗 EB 病毒(EBV)IgM 抗体阳性,符合近期感染。血清学显示 HIV、乙型肝炎、丙型肝炎、弓形虫和巨细胞病毒为阴性。

讨论

经过进一步询问,该患者自述其幼年时在伊朗因持续存在的血液疾病(导致贫血和疲劳),进行外科手术,其他家庭成员也存在类似情况。患者既往因遗传性球形红细胞增多症行脾切除术,目前急性 EBV 感染引起急性肝炎、发热、淋巴结肿大和盗汗,这和临床病理情况一致。在这种情况下,病毒感染可引起溶血加剧,进而会加重病毒性肝炎引起的高胆红素血症。患者接受了对症治疗,且恢复良好。

最终诊断

急性 EBV 感染(患者既往因遗传性球形红细胞增多症行脾切除术)。

病例 31

患者,女,72 岁,以"出现全身不适,呼吸急促伴干咳"为主诉入院。查体发现右侧胸腔积液,无脏器肿大和淋巴结肿大。

实验室检查

血常规:血红蛋白 118g/L,白细胞 $7.8×10^9$/L,血小板 $209×10^9$/L。

肾功能、电解质、肝功能、骨代谢和乳酸脱氢酶:正常。

影像学

胸部 X 线片和 CT 扫描显示右侧胸腔积液。未发现明显的胸膜、纵隔或肺部肿块。行胸腔穿刺术,抽取胸腔积液标本,其细胞计数为 $10.9×10^9$/L,蛋白含量为 40g/L。

细胞形态学(胸腔积液)

可见一群大的多形性细胞,核不规则,核仁较大,细胞质丰富,呈嗜碱性,易见空泡(图 31.1 和图 31.2),混有少量中性粒细胞和巨噬细胞。

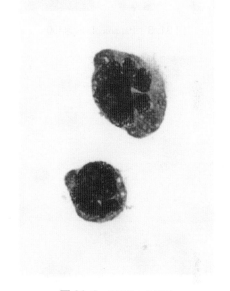

图 31.2　MGG,×1 000

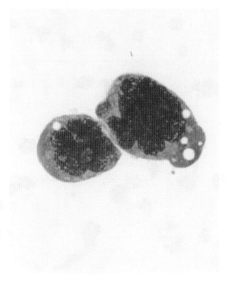

图 31.1　MGG,×1 000

流式细胞术(胸腔积液)

这些细胞的免疫表型符合成熟 B 淋巴细胞表型,表达 CD20、CD38、FMC7、HLA-DR 和 CD79b。未检测到表面免疫球蛋白(无法证明胸腔积液中细胞的单克隆性并不罕见,可能是由于在流体环境中细胞表面 Ig 丢失)。

免疫细胞化学及免疫组化(胸腔积液)

组织病理学专家独立报告了胸腔积液细胞学检查,用巴氏染色(图 31.3)和 Giemsa 染色(图 31.4)均可检出同种类型大细胞。胸腔积液离心后沉渣行石蜡包埋,进行免疫细胞化学检查。恶性细胞表达 CD20(图 31.5)、BCL2(图 31.6)、

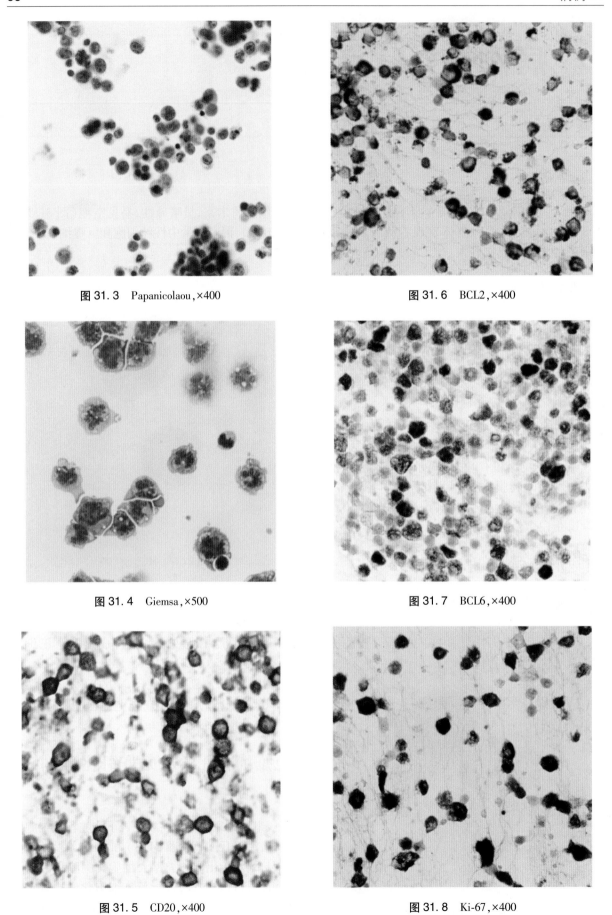

图 31.3　Papanicolaou,×400

图 31.6　BCL2,×400

图 31.4　Giemsa,×500

图 31.7　BCL6,×400

图 31.5　CD20,×400

图 31.8　Ki-67,×400

BCL6(图 31.7)和 MUM-1。表示增殖指数的 Ki-67 阳性率超过 90%(图 31.8)。CD10 不表达。

细胞遗传学(胸腔积液)

显示复杂核型,未见 MYC(8q24)易位。

讨论

结果符合弥漫性大 B 细胞淋巴瘤(DLBCL),活化 B 细胞(ABC)亚型,局限于胸膜。免疫细胞化学检测人类疱疹病毒 8 型(HHV8)为阴性。体腔单独受累(该病例为胸膜腔),无肿块,这增加了原发性渗出性淋巴瘤(PEL)的可能性。PEL 是一种罕见类型的大 B 细胞肿瘤,通常发生在伴有严重免疫缺陷的人类免疫缺陷病毒感染患者。它与 HHV8 感染相关,并且常合并 EBV 感染。它也可以发生于非免疫抑制患者,通常为老年男性或女性。PEL 中的恶性肿瘤细胞 CD45$^+$,但通常缺乏 B 细胞标记;它们可能表达 CD30、CD138 和 HLA-DR[1]。由于存在 B 细胞抗原和 HHV8 阴性,该病例不是 PEL。

虽然对淋巴瘤的明确诊断通常要求进行实体组织活检,但针对该病例,通过胸腔积液的细胞形态学、免疫表型及染色体检查,已经可以作出诊断。

最终诊断

胸膜弥漫性大 B 细胞淋巴瘤,活化 B 细胞型。

参考文献

1 Ammari, Z.A., Mollberg, N.M., Abdelhady, K., Mansueto, M.D., Massad, M.G. (2013) Diagnosis and management of primary effusion lymphoma in the immunocompetent and immunocompromised hosts. *The Thoracic and Cardiovascular Surgeon*, **61** (**4**), 343–349. PubMed PMID: 23424065.

病例 32

患者,女,61岁,无既往病史,未常规服用药物,国外度假时"出现乏力、容易瘀伤"。18个月前血常规检查结果正常。在进行了血常规、血涂片以及骨髓穿刺检查后,她被救护飞机送回到英国。

实验室检查

血常规:血红蛋白 94g/L,白细胞 $3.9×10^9$/L(中性粒细胞 $2.6×10^9$/L),血小板 $138×10^9$/L。

贫血三项(血清铁蛋白、维生素 B_{12} 和血清叶酸):正常。

肾功能、电解质、肝功能、骨代谢和乳酸脱氢酶:正常。

血涂片

可见明显的中性粒细胞发育异常,异常核分叶(图 32.1),如核分叶过少(图 32.2 和图 32.3),易见颗粒减少(图 32.3)。可见原始细胞(约占循环细胞的 10%),原始细胞细胞质量多且无颗粒,并且几乎没有成熟的证据(图 32.4~图 32.6)。

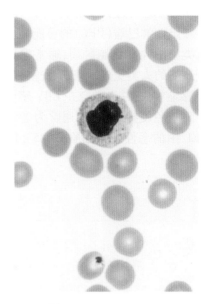

图 32.2　MGG,×1 000

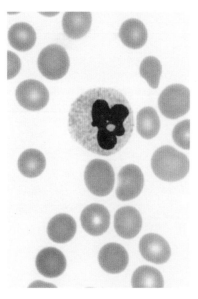

图 32.1　MGG,×1 000

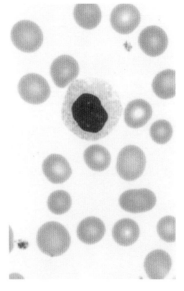

图 32.3　MGG,×1 000

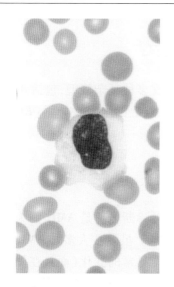

图 32. 4   MGG,×1 000

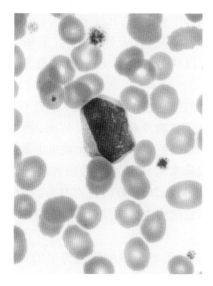

图 32. 5   MGG,×1 000

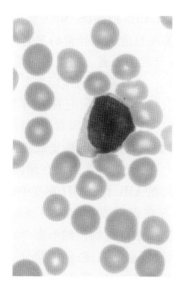

图 32. 6   MGG,×1 000

骨髓穿刺

骨髓增生活跃,易见原始粒细胞(占总细胞的 30%),同外周血一样,未见成熟证据(图 32.7);可见发育异常的粒-单核前体细胞,染色质不成熟,细胞质颗粒罕见(图 32.7～图 32.9);成熟细胞核不分叶;红系前体细胞染色质较松散、呈颗粒状(图 32.9)并可见左移;巨核细胞核分叶过少(图 32.10)。

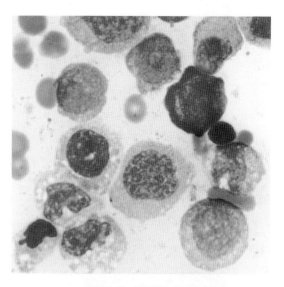

图 32. 7   MGG,×1 000

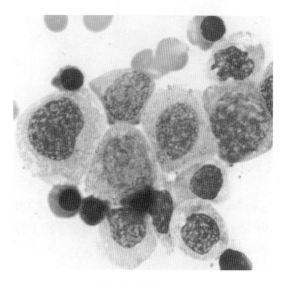

图 32. 8   MGG,×1 000

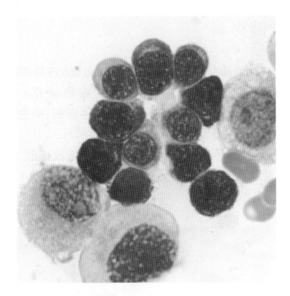

图 32.9   MGG, ×1 000

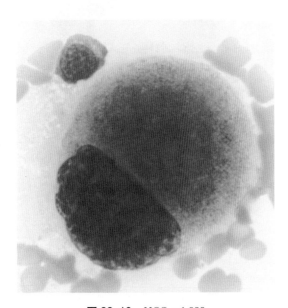

图 32.10   MGG, ×1 000

流式细胞术(骨髓穿刺液)

CD34⁺、CD117⁺、CD33⁺、CD13⁺、HLA-DR⁺、MPO⁺原始粒细胞占有核细胞的 34%。20% 的原始粒细胞呈 CD34⁺、CD15⁺异常共表达。

组织病理学

未进行环钻活检,因为骨髓穿刺液含有髓小粒。

细胞遗传学

证实存在多种复杂核型,包括 del(5q),单体 7 和 3q26 位点上的未定义异常(*EVI1*-亲嗜性病毒整合-1)。

讨论

该病例的诊断显然是 AML,因为其骨髓中原始细胞占 30%。虽然在大多数 AML 病例中经常见到一些发育异常的变化(而且在外周血中见到异常髓细胞细胞形态确实是一条非常有用的早期线索,提示原始细胞可能来源于髓细胞),这些变化在该病例中很显著,几乎看不到正常细胞。三系发育异常明显(涉及髓细胞、红系和巨核系)。该病例无既往血液病病史,且既往血常规检查结果正常。

复杂的细胞遗传学变化提示预后不良。一些作者报道了具有单倍体核型(定义,例如具有两个或多个常染色体单体的核型或单个常染色体单体伴结构异常的核型)[1,2]的患者具有特别差的预后。此外,3q26(*EVI1*)位点异常,这是另一种独立的不良细胞遗传学发现(案例 80 中讨论其重要性)。

从病史、形态学或细胞遗传学的角度,WHO 将该类疾病归类为急性髓细胞性白血病伴骨髓增生异常相关改变(AML-MRC)。因此,AML-MRC 包括先前具有 MDS 或 MDS/MPN 病史的患者,具有 MDS 相关细胞遗传学异常的患者或具有显著的多系发育异常的患者。基于后两条,此病例符合 AML-MRC。这种病例的预后主要由细胞遗传学结果决定;最近的大型研究表明,单独的形态学变化不是独立的预后危险因素,并指出与不良预后相关的因素为既往 MDS 病史或较差的细胞遗传学特征[1]。关于遗传学因素在预测 AML 预后方面的优势,在 AML 伴 *NPM1* 突变中也已得到证实,而是否存在多系发育异常对预后无明显影响[2]。因此,虽然这种病例的形态学评估可明确地引起对预后信息的关注;但风险分层应基于遗传学特征和既往 MDS 病史,而不是孤立的形态学。

最终诊断

急性髓细胞性白血病伴骨髓增生异常相关改变。

参考文献

1 Grimwade, D. & Mrozek, K. (2011) Diagnostic and prognostic value of cytogenetics in acute myeloid leukemia. *Hematology/Oncology Clinics of North America.*, **25** (**6**), 1135–1161 vii. PubMed PMID: 22093581.

2 Grimwade, D., Hills, R.K., Moorman, A.V. *et al.* (2010) Refinement of cytogenetic classification in acute myeloid leukemia: determination of prognostic significance of rare recurring chromosomal abnormalities among 5876 younger adult patients treated in the United Kingdom Medical Research Council trials. *Blood.*, **116** (**3**), 354–365. PubMed PMID: 20385793.

病例 33

患者,女,68 岁,"近期出现乏力、盗汗"入院。查体:面色苍白,身体不适,未发现其他异常。

实验室检查

血常规:血红蛋白 101g/L,白细胞 92×10⁹/L(自动分类不可得),血小板 68×10⁹/L。

肾功能、电解质:钠 130mmol/L,钾 4.6mmol/L,尿素 14mmol/L,肌酐 180μmol/L。

骨代谢:钙 2.1mmol/L,磷酸盐 2.2mmol/L,碱性磷酸酶 110U/L。

肝功能:白蛋白 26g/L,其余指标正常。血清乳酸脱氢酶 1 350U/L,尿酸 0.8mmol/L。

免疫球蛋白:正常,无副蛋白。

血涂片

血涂片可见大量中等大小至大的淋巴细胞,胞核呈多形性、核折叠,可见核仁,细胞质呈嗜碱性,含有多个圆形空泡(可能为脂质)(图 33.1 和图 33.2)。可见凋亡细胞(箭头所示,图 33.1)。

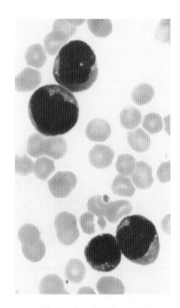

图 33.2　MGG,×500

骨髓穿刺

骨髓被与外周血相同的肿瘤细胞大量浸润。细胞质空泡更显著(图 33.3),易见有丝分裂象(箭头所示,图 33.4)。这种形态是伯基特淋巴

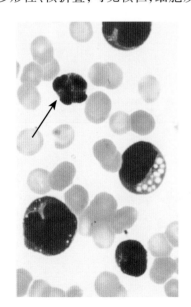

图 33.1　MGG,×500

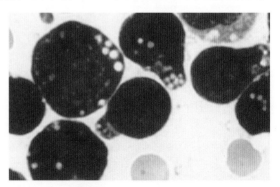

图 33.3　MGG,×1 000

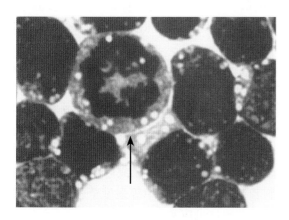

图 33.4　MGG,×1 000

瘤/白血病的典型特征。

流式细胞术(外周血和骨髓穿刺液)

肿瘤细胞为成熟 B 细胞表型,表达 CD19、CD20^{mod}、CD10、FMC7、CD22、CD79b、HLA-DR 和表面 λ^{bright}。这是伯基特淋巴瘤的典型表型。值得注意的是,成熟 CD10$^+$ 表型伴 CD20 和表面 Ig 的中等强度至强表达。

影像学

CT 成像未发现肿大淋巴结或结外肿块,但脾脏肿大。

组织病理学

骨髓活检切片显示细胞构成比 100%,因上述细胞浸润骨髓所致。这些细胞表型为 CD20$^+$、CD10$^+$、BCL6$^+$、BCL2$^-$,是典型的淋巴瘤表型。

荧光原位杂交

在骨髓活检切片上使用 MYC 分离探针进行 FISH 分析,显示几乎所有细胞均含有与 MYC 基因重排一致的分离信号(图 33.5)。易位的相关基因是 14q32 位点的 IGH,使用 IGH/MYC 双融合 FISH 探针证明了这一点(图 33.6)。

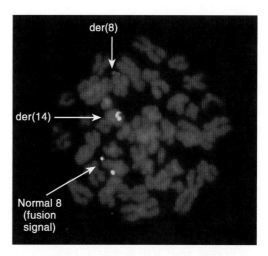

图 33.5　Abbott Vysis MYC 分离探针

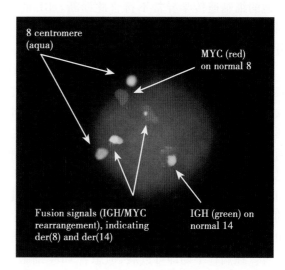

图 33.6　Abbott Vysis IGH/MYC CEP8 双融合探针

细胞遗传学

标准有丝分裂中期细胞核型分析可见 t(8;14)(q24;q32)(图 33.7)。未见其他异常。

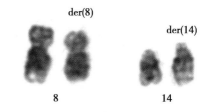

图 33.7　细胞遗传学中期分裂相显示 t(8;14)(q24;q32)

讨论

　　该患者临床表现符合高级别淋巴瘤特征,白细胞显著增多、高 LDH、高尿酸血症、骨髓衰竭和早期肾衰竭。外周血和骨髓形态学符合伯基特淋巴瘤/白血病的典型特征。该病例表现为白血病,因为该疾病主要影响骨髓和外周血,而其他"组织学病变"不是很明显。免疫表型和免疫组化检测显示成熟的 CD10$^+$、BCL2$^-$ B 细胞表型,且 FISH/细胞遗传学鉴定为经典的 *MYC/IGH* 重排,t(8;14)(q24;q32)易位,无其他异常。在少数病例中可以看到 *MYC* 基因重排至 2p12 位点的 κ 基因或 22q11 位点的 λ 基因,而易位至其他位点和其他的细胞遗传学异常不符合此诊断。BL 的基因表达谱特征不同于弥漫性大 B 细胞淋巴瘤中所见到的异质性特征。

　　伯基特淋巴瘤(BL)是高度增殖性肿瘤,往往表现为病史短,巨大肿块和自发性肿瘤溶解。它发生于三种临床情况。地方性 BL 发生于赤道非洲,印度尼西亚和巴布亚新几内亚,以儿童为主,通常表现为累及上颌骨和下颌骨的体积较大的淋巴结外肿瘤。它与 EB 病毒(Epstein-Barr virus,EBV)感染相关,并发生在由复发性疟疾感染引起的免疫缺陷和免疫刺激背景下。免疫缺陷相关性 BL 主要发生在人类免疫缺陷病毒(HIV)感染的患者。在病程早期即可进展,但患者 CD4 细胞计数并不一定非常低,这一点不同于许多其他艾滋病相关肿瘤。散发性 BL,如本病例,可发生在世界各地,主要影响无免疫缺陷的儿童和青壮年。它可能表现为白血病或淋巴瘤的形式。后者更常见,并且常累及多个结外部位。尽管 EBV 可在约

1/3 的散发性 BL 患者的肿瘤细胞中发现,但是散发性 BL 与 EBV 感染的相关性仍然要低于地方性 BL。

　　以上所述三种 BL 亚型都具有累及中枢神经系统的倾向,可累及脑实质、脑膜或两种都累及。患者在诊断时或治疗期间(如果治疗方案不包括针对 CNS 的治疗)均可发生 CNS 累及。所有现代的 BL 治疗方案,都包括鞘内注射,能够穿过血脑屏障的细胞毒性药物(甲氨蝶呤、异环磷酰胺、阿糖胞苷)。若患者表达中等强度至较强的 CD20,则利妥昔单抗也应常规使用。

　　散发性 BL 治疗的优势是这种高度增殖性肿瘤对化疗特别敏感。短疗程、高强度化疗方案能够诱导儿童和青壮年(包括艾滋病毒感染者)BL 患者出现较高的治愈率,但对一些有并发症以及心血管储备功能下降的老年患者来说,治疗更具有挑战性。该肿瘤对化疗非常敏感,并且反应如此迅速,以至于肿瘤溶解综合征成为需要考虑的主要问题。在尿酸氧化酶应用于临床之前,许多患者在使用首次剂量的化疗药物和/或皮质类固醇后,死于急性肾衰竭和高钾血症。现在,重组尿酸氧化酶和水化治疗已和化疗一起常规用于 BL 早期治疗,避免了肿瘤溶解综合征造成的死亡。

　　由于肿瘤生长迅速以及可能发生肿瘤溶解,BL 应被认为是急症。当怀疑为 BL 时,应立即进行免疫表型和 FISH 分析。

最终诊断

　　伯基特淋巴瘤白血病期(以前在 FAB 分类中称之为急性淋巴细胞白血病,L3)。

病例 34

患者,女,70岁,以"近来出现严重乏力、盗汗、体重减轻"为主诉入院,尤其是最近颈部淋巴结明显肿大且伴有痛感。遂进行了左侧腹股沟淋巴结穿刺活检,并进行血液学评估。活检符合套细胞淋巴瘤(MCL)的典型形态学和免疫表型特征,FISH 分析显示大多数细胞中存在 t(11;14) 易位。查体:患者面色苍白、憔悴和易怒。双侧颈部淋巴结明显肿大。肿大淋巴结融合成团,质硬,皮温高,有触痛。腋窝淋巴结较大,腹股沟淋巴结稍小。

实验室检查

血常规:血红蛋白 91g/L,平均红细胞体积 90fl,白细胞 $13.4×10^9$/L(中性粒细胞 $9.25×10^9$/L,淋巴细胞为 $2.39×10^9$/L)和血小板 $36×10^9$/L。血沉为 105mm/h。

免疫球蛋白显示多克隆增加,无副蛋白。

肾功能、电解质和骨代谢:正常。肝功能:白蛋白 24g/L,余指标正常。

影像学

CT 扫描显示广泛的淋巴结肿大,个别淋巴结直径可达 3cm。脾脏中度肿大至 18cm,未见明显结外肿块。

血涂片

正色素性红细胞,呈缗钱状排列,中性粒细胞轻度增多,真正的血小板减少(图 34.1)。未见原始细胞或异常淋巴细胞,但可见浆细胞(图 34.2~图 34.4),且这些细胞似乎有些不典型。

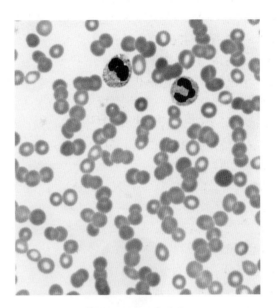

图 34.1 MGG,×500

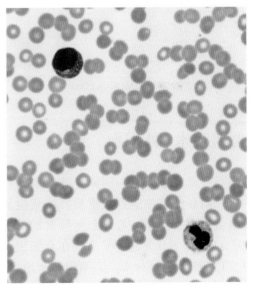

图 34.2 MGG,×500

105

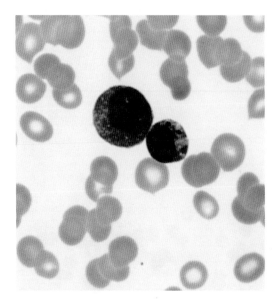

图 34.3　MGG,×1 000

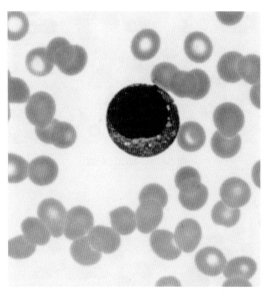

图 34.4　MGG,×1 000

流式细胞术(外周血)

外周血流式筛查对鉴别异常淋巴细胞和形态学特征明显的浆细胞都很重要。流式检测未发现单克隆 B 细胞群,尤其未见异常的 CD5$^+$、CD19$^+$克隆,这一异常克隆常出现在套细胞淋巴瘤中。T 细胞无明显异常。浆细胞显著增多,但细胞表型正常(CD38$^+$、CD138$^+$、CD19$^+$、CD45^{dim}和 CD56$^-$)。

流式细胞术(骨髓穿刺液)

同外周血一样,骨髓中也可见大量表型正常的浆细胞,占所有细胞的 10%~15%。未见 T 细胞或 B 细胞异常增殖。

骨髓活检

骨髓增生活跃,髓细胞(中性粒细胞和嗜酸性粒细胞)、淋巴细胞和浆细胞反应性增多。红系减低,巨核细胞易见。未见明显的恶性细胞浸润。

临床病程

该患者的临床症状与病理结果似乎不太相符。套细胞淋巴瘤的临床表现和特征是非常多变的,但是一些表现仍然无法解释。首先,贫血和血小板减少并不是因为骨髓疾病。其次,在疾病演变中似有明显的炎症现象。最后,临床恶化的程度以及颈部淋巴结触痛无法解释。尽管该患者有明确的套细胞淋巴瘤病史(经核查证实),仍对其颈部触痛淋巴结进行了进一步活检。在这期间,由于临床症状进行性恶化,对该患者使用大剂量阿糖胞苷和利妥昔单抗进行治疗,但效果不尽人意。

组织病理学

第二次活检,取自颈部触痛淋巴结,其结构完全被多形性淋巴细胞替代,包括小至中等以及大淋巴细胞(图 34.5 和图 34.6),部分细胞核仁明显(图 34.7),混有组织细胞和浆细胞。许多细胞周围有明显的晕环,且淋巴结组织内的血管显著。肿瘤细胞表达 CD2、CD3(图 34.8)和 CD5,但大部分丢失 CD7(图 34.9)。淋巴细胞不表达细胞周期蛋白 D1(正常表达于内皮细胞核)(图 34.10),但膜表面 PD-1 强阳性(图 34.11)。程序性死亡蛋白-1(PD-1)(CD279)通常表达于生发中心相关辅助性 T 细胞;它在血管免疫母细胞性 T 细胞淋巴瘤中经常是阳性的。第二次穿刺活检的特征表明为 T 细胞淋巴瘤,最可能是血管免疫母细胞性 T 细胞淋巴瘤(AITCL)亚型。

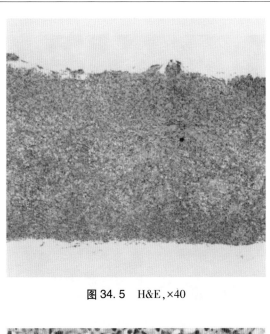

图 34.5 H&E,×40

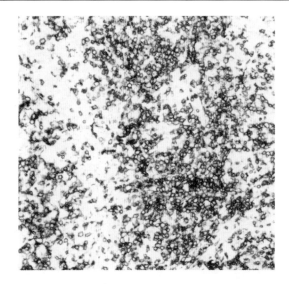

图 34.8 CD3,×100

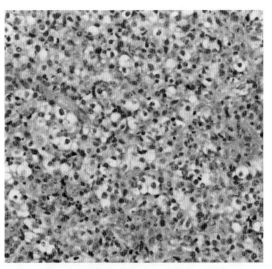

图 34.6 H&E,×200

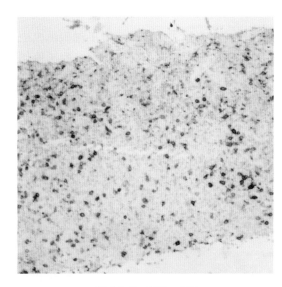

图 34.9 CD7,×100

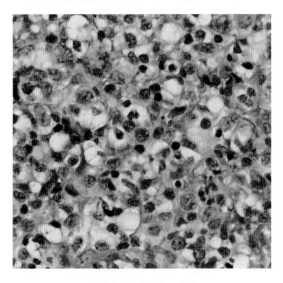

图 34.7 H&E,×400

图 34.10 Cyclin D1,×100

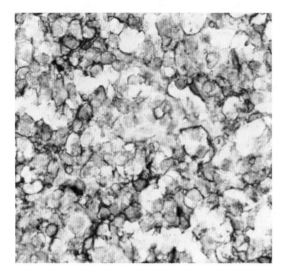

图 34.11　PD-1(CD279),×400

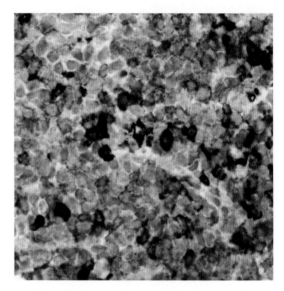

图 34.13　CD5,×400

鉴于该患者第二次穿刺活检 T 细胞淋巴瘤的诊断结果,事后回想,我们对其初诊时的活检切片又进行了仔细的观察。结果显示活检切片上确实存在两个不同的区域,通过是否表达 CD20 可明确区分开来(图 34.12)。

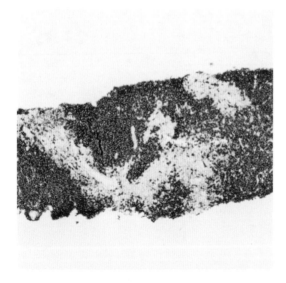

图 34.12　CD20,×40

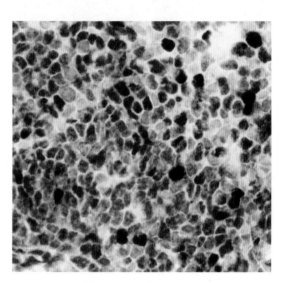

图 34.14　cyclin D1,×400

讨论

将患者的临床症状和实验室结果与诊断(基于外周血、骨髓、淋巴结、脾或结外组织活检等)联系起来是非常重要的。如果有明显的不符,应考虑是否存在下列情形:

1. 初次活检结果有误。

2. 已确诊的疾病发生了转化或出现了并发症。

3. 由初发的淋巴瘤/白血病或对其进行的治疗引起免疫抑制,进而导致 EBV 相关的淋巴瘤(如在一些 CLL 的 Richter 综合征病例中)。

第一群 CD20⁺,共表达 CD5 和 cyclin D1(图34.13 和图 34.14),符合套细胞淋巴瘤。

而第二群 CD20⁻,cyclin D1⁻,表达 T 细胞标记物和 PD-1,符合 AITCL 的诊断,如上所述。因此,这次检查证实了一个淋巴结中心区域同时存在不相关的 B 细胞和 T 细胞淋巴瘤这一事实。

4. 存在两种不相关的诊断。

这个病例属于第四种,重要的是,引起患者临床症状的主要是 T 细胞淋巴瘤。血管免疫母细胞性 T 细胞淋巴瘤对该患者出现的临床症状发挥了极大的作用。它与一些明显的系统性症状有关,包括发热、皮疹、正常色素性贫血、消耗性血细胞减少、多克隆高丙种球蛋白血症以及偶尔出现的循环反应性浆细胞。在一些病例中[1],流式细胞术可以检测出低水平的循环肿瘤细胞,这些细胞表型为 CD3$^+$、CD10$^+$。这个病例也使我们对组织活检在评估淋巴结肿大患者中的作用产生怀疑。虽然组织活检现在常用于诊断淋巴瘤,且诊断成功率在 65% 和 85% 之间,但一些复杂的病例仍可能被误诊。本例所述患者其初次活检可能已经清楚地显示了双重病理结果。糖皮质激素是治疗的重要组成部分,因为 T 细胞克隆可引起全身性炎症反应,在进行治疗前单用糖皮质激素可改善某些患者的状态。该患者随后用 CHOP 方案治疗,她的所有症状、淋巴结肿大以及实验室异常结果都得到了迅速缓解。CT 扫描显示完全缓解,表明该治疗方案对于患者的两种疾病均有效。

最终诊断

1. 外周 T 细胞淋巴瘤,血管免疫母细胞型。
2. 套细胞淋巴瘤。

参考文献

1 Baseggio, L., Berger, F., Morel, D. *et al.* (2006) Identification of circulating CD10 positive T cells in angioimmunoblastic T-cell lymphoma. *Leukemia, UK*, **20** (**2**), 296–303. PubMed PMID: 16341050.

病例 35

患者,男,18 个月,近来出现身体不适,伴面色苍白、易激惹和厌食。经检查该患者对周围事物不感兴趣且容易哭闹。值得注意的是,他双侧眼眶肿胀,质硬。无脏器肿大或淋巴结肿大。

实验室检查

血常规:血红蛋白 68g/L,白细胞 11.8×10^9/L(中性粒细胞 2.4×10^9/L,淋巴细胞 7.2×10^9/L,单核细胞 1.6×10^9/L),血小板 109×10^9/L。

肾功能:钠 135mmol/L,钾 4.1mmol/L,尿素 5.3mmol/L,肌酐 18μmol/L。

骨代谢:钙 2.45mmol/L,磷酸盐 1.72mmol/L,碱性磷酸酶 233U/L。

肝功能:白蛋白 37g/L,谷草转氨酶 70U/L,其余指标正常。

乳酸脱氢酶:1 255U/L。

血涂片

血涂片未见任何异常,未见原始细胞。

骨髓穿刺

骨髓穿刺液未见骨髓小粒,但骨髓增生活跃,可见中等至大的未分化细胞浸润,在涂片的某些区域聚集成簇(图 35.1)。细胞核仁明显,常见有丝分裂象(图 35.2)。彼此镶嵌的相邻细胞之间最明显的形态特征就是大的细胞核轮廓,细胞质成分少,胞外有一些纤维状的物质(图 35.1)。总体来说形态学特征提示为非造血肿瘤而不是急性淋巴细胞白血病。

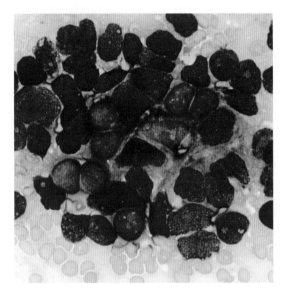

图 35.1　MGG,×500

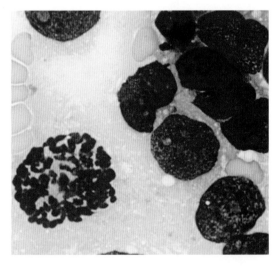

图 35.2　MGG,×1 000

流式细胞术

CD45/SSC 设门分析显示有一大群 CD45⁻ 细

110

胞,以红色显示(图 35.3),相比之下,剩余的淋巴细胞(绿色),单核细胞(紫红色)和髓系前体细胞(蓝色)则较少。这群细胞不表达系别特异性造血标记物(细胞质 CD3、CD19/CD79a 或 MPO),但表达 CD15 和 CD56^{strong}(图 35.4 和图 35.5);这两种抗原无系别特异性并且可以表达于多种非造血系统肿瘤。发生于这个年龄的孩子,累及骨髓并引起眶周肿胀的肿瘤最可能是神经母细胞瘤。神经母细胞瘤经常显示 CD56 阳性,并常表达 CD15。

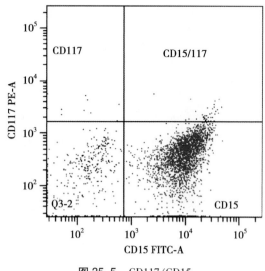

图 35.5　CD117/CD15

影像学

使用 CT 和 MRI 进行广泛成像,一致显示在左侧椎旁区有一个呈不规则分叶状的块状病灶,部分有钙化,从左肾上极水平延伸到主动脉弓(图 35.6,MRI(箭头所示)和图 35.7,CT(箭头所示))。此外,若干肋骨,颅骨和大脑额叶皮质处的硬脑膜内似乎有肿瘤累及(图 35.8,MRI(箭头所示))。

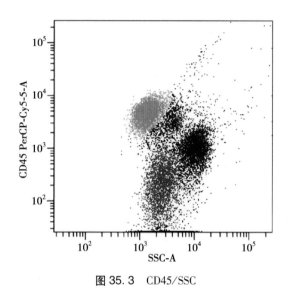

图 35.3　CD45/SSC

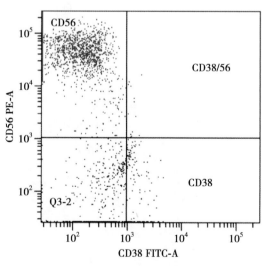

图 35.4　CD56/CD38

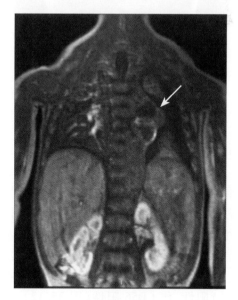

图 35.6　MRI

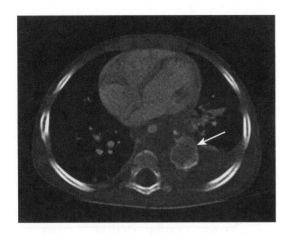

图 35.7　CT

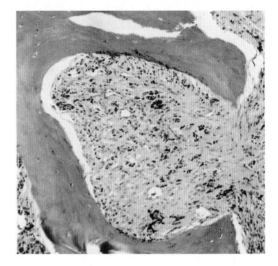

图 35.9　H&E,×100

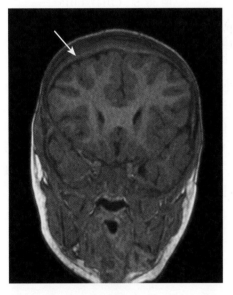

图 35.8　MRI

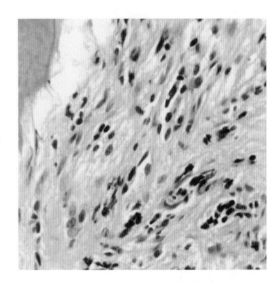

图 35.10　H&E,×500

骨髓活检（双侧）

　　骨髓被一种低分化的小梭形'蓝细胞'肿瘤广泛浸润,并形成神经纤维网（细胞间的纤细神经纤维基质）（图 35.9 和图 35.10）。肿瘤细胞玫瑰花结型和栅栏型排列并不明显。免疫组化示神经特异性标志物（突触素和 NB84（图 35.11））阳性,伴 CD56 阳性（图 35.12）。这些结果可诊断为转移性低分化神经母细胞瘤,累及骨髓。

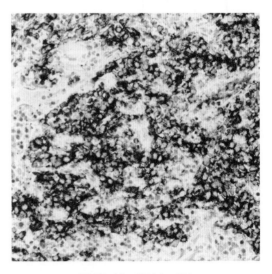

图 35.11　NB84,×200

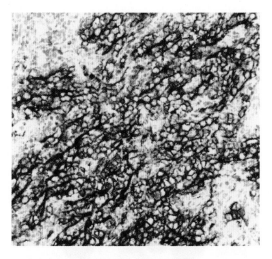

图 35.12   CD56，×200

讨论

神经母细胞瘤是一种起源于肾上腺神经嵴细胞或椎旁交感神经的肿瘤。诊断的中位年龄为21 个月。该病具有早期广泛转移至骨髓和颅骨的倾向，贫血或全血细胞减少常见。骨髓穿刺液中常可见到肿瘤细胞，需要与急性淋巴细胞白血病中的原始淋巴细胞鉴别，因为急性淋巴细胞白血病是该年龄组的最常见的肿瘤。以上两种肿瘤细胞形态学表现可能相似，但神经母细胞瘤细胞具有聚集成簇的倾向，并可见相关的神经纤维网，这两点可提示形态学工作人员警惕神经母细胞瘤这一诊断。此外，流式检测该肿瘤细胞常是CD45$^-$，且可表达非系别特异性抗原（CD56 和CD15），这可提示临床医生警惕这一诊断。事实上，在不表达 CD45、细胞质 CD3、CD19/细胞质CD79a 和 MPO 时，这些抗原（CD56 和 CD15）的存在可增加这种诊断的可能性，但完全明确这一诊断则需要在活检切片上进行全套免疫组化标记检测。

最终诊断

转移性神经母细胞瘤，累及骨髓。

病例 36

患者,男,24 岁,以"近期出现瘀伤、鼻出血和视觉障碍"入院。查体发现患者存在双侧广泛的视网膜出血并累及左眼黄斑。无淋巴结肿大或脏器肿大。

实验室检查

血常规:血红蛋白 81g/L,白细胞 $255 \times 10^9/L$ (中性粒细胞 $0.5 \times 10^9/L$),血小板 $51 \times 10^9/L$。

凝血筛查:凝血酶原时间 15s,活化部分凝血活酶时间 25s,凝血酶时间 25s,纤维蛋白原 0.7g/L 和 D-二聚体 7 725ng/ml。

肾功能、电解质、肝功能、骨代谢:正常。血清乳酸脱氢酶:715U/L。

血涂片

血涂片可见大量小而致密的原始细胞,核凹陷、扭曲,有核仁(图 36.1~图 36.4)。部分细胞

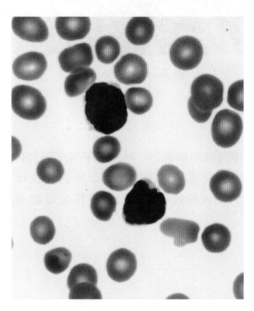

图 36.2　MGG,×1 000

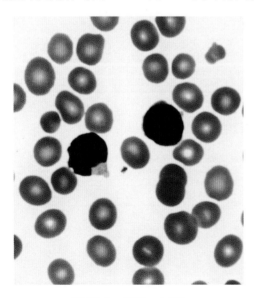

图 36.1　MGG,×1 000

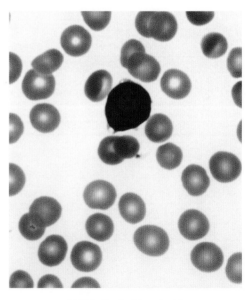

图 36.3　MGG,×1 000

114

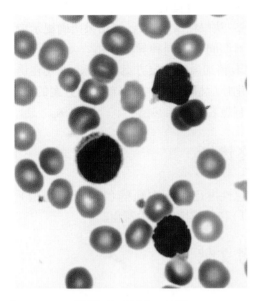

图 36.4　MGG,×1 000

中核仁呈"杯形"(图 36.3)。有少数残留的中性粒细胞,未见发育异常。

骨髓穿刺

骨髓被原始细胞广泛浸润,这些细胞类似于外周血中描述的细胞;红系和髓系增生明显降低(图 36.5 和图 36.6)。

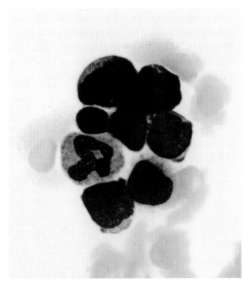

图 36.5　MGG,×1 000

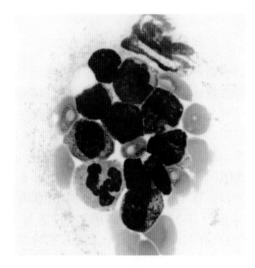

图 36.6　MGG,×1 000

流式细胞术

原始细胞分布在 CD45^{dim} 门内,弱表达CD34,表达 cCD79a、CD19、HLA-DR 和 CD15。不表达 TdT、CD10、CD20、cCD3。不表达 MPO 和其他髓细胞标记。

组织病理学

未行骨髓活检。

细胞遗传学

在所检查的 18 个细胞中,有 15 个被鉴定为46,XY,t(4;11)(q21;q23)核型,剩余细胞核型正常。

荧光原位杂交

使用 *MLL* 基因分离探针检测显示在所检查的 106 个细胞中,97 个细胞可见 *MLL* 位点异常,与上述结果相符。

分子生物学

RT-PCR 检测 *BCR-ABL1* 阴性。

讨论

　　该病例的临床表现是高白细胞计数的急性白血病伴弥散性血管内凝血和相关的视网膜出血。形态学和免疫表型分析符合淋巴母细胞性白血病,具体为早 B 前体(pro-B)细胞白血病伴 CD15 的异常表达。这类细胞表达 B 系特异性标记,其缺乏 CD10 的表达提示该类细胞起源于早 B 前体细胞阶段。在早 B 前体 ALL 中经常异常表达髓细胞标记(CD15、CD13 和 CD33),可能与 t(4;11)的存在有关。该病例唯一不寻常的特点是不表达 TdT,而在这样的原始淋巴细胞肿瘤中 TdT 通常是表达的。

　　弥散性血管内凝血(DIC)常见于 AML 患者(特别是 APL,几乎是普遍存在),是由髓细胞细胞质内的颗粒和酶的促凝活性引发的。在 ALL 中发生 DIC 的频率要小得多,但是长期以来,一小部分病例中也出现过。DIC 与出血性并发症密切关联[1](如该患者),因此,应该进行相应的处理,而不是作为偶然的实验室异常数据而不予重视。它在成人中发生的概率似乎比儿童更大,但似乎与任何特定的细胞遗传学亚型或表型没有联系。凝血障碍可以被化疗诱导发生或加重,因为在诱导细胞死亡时会释放组织因子样促凝剂。

　　Pro-B ALL 伴异常髓细胞抗原表达(特别是 CD15)与 *MLL* 基因重排相关,通常为 t(4;11)(q21;q23)[2]。从无进展生存期和总生存期方面

来考虑,它一直被视为一个预后较差的细胞遗传学亚型,从以往事实来看,该结果明确提示应在首次缓解期间考虑同种异体移植[3]。然而,随着现代 ALL 精细风险分层方案的引入,以及在诱导和巩固化疗后根据 MRD 水平的治疗方案的改进,不是所有患者都必须移植[4]。

最终诊断

　　急性淋巴细胞白血病(Pro-B 细胞型),伴 t(4;11)和弥散性血管内凝血。

参考文献

1　Higuchi, T., Toyama, D., Hirota, Y. *et al.* (2005) Disseminated intravascular coagulation complicating acute lymphoblastic leukemia: a study of childhood and adult cases. *Leukemia & Lymphoma*, **46 (8)**, 1169–1176. PubMed PMID: 16085558.

2　Seegmiller, A.C., Kroft, S.H., Karandikar, N.J. & McKenna, R.W. (2009) Characterization of immunophenotypic aberrancies in 200 cases of B acute lymphoblastic leukemia. *American Journal of Clinical Pathology*, **132 (6)**, 940–949. PubMed PMID: 19926587.

3　Marks, D.I., Moorman, A.V., Chilton, L. *et al.* (2013) The clinical characteristics, therapy and outcome of 85 adults with acute lymphoblastic leukemia and t(4;11)(q21;q23)/MLL-AFF1 prospectively treated in the UKALLXII/ECOG2993 trial. *Haematologica*, **98 (6)**, 945–952. PubMed PMID: 23349309.

4　Ribera, J.M., Oriol, A., Morgades, M. *et al.* (2014) Treatment of high-risk Philadelphia chromosome-negative acute lymphoblastic leukemia in adolescents and adults according to early cytologic response and minimal residual disease after consolidation assessed by flow cytometry: final results of the PETHEMA ALL-AR-03 trial. *Journal of Clinical Oncology: Official Journal of the American Society of Clinical Oncology*, **32 (15)**, 1595–1604. PubMed PMID: 24752047.

病例 37

患者,男,38 岁,既往体健。以"出现口渴、多尿、疲劳和自发性瘀伤 5 周"为主诉入院。

实验室检查

血常规:血红蛋白 71g/L,白细胞 6.1×10⁹/L (中性粒细胞 1.0×10⁹/L,原始细胞 1.8×10⁹/L) 和血小板 422×10⁹/L。

生物化学检查:钠 149mmol/L,钾 5.2mmol/l,血清渗透压 305mOsm/L,尿液渗透压 201mOsm/L。

肝功能、骨代谢和乳酸脱氢酶:正常。

血涂片

血涂片可见中性粒细胞发育异常(图 37.1 和图 37.2),原始细胞(图 37.3),血小板颗粒减少(图 37.4),易见发育异常的有核红细胞(图 37.5)。一些中性粒细胞显示单个圆形核而非分叶核(图 37.6)。

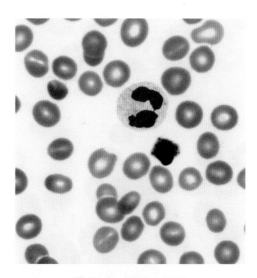

图 37.2　MGG,×1 000

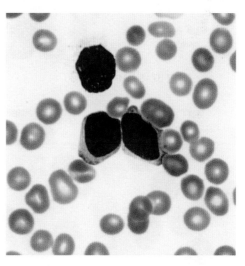

图 37.3　MGG,×1 000

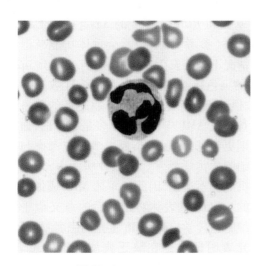

图 37.1　MGG,×1 000

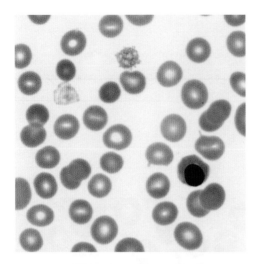

图 37.4　MGG,×1 000

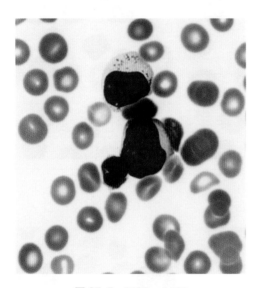

图 37.5　MGG,×1 000

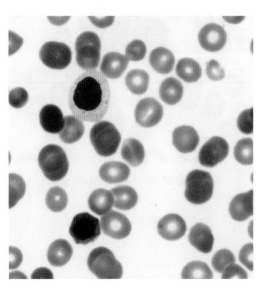

图 37.6　MGG,×1 000

骨髓穿刺

取材欠佳,细胞成分过少。但进行了流式细胞术检测。

流式细胞术

原始粒细胞占骨髓细胞的 42%,免疫表型为 CD34$^+$、CD117$^+$、CD33$^+$、CD13$^+$、HLA-DR$^+$、CD38$^+$ 和 MPO$^+$,异常表达 CD2、CD7。该结果证实骨髓增生活跃(80%),在骨髓发育异常的背景下原始细胞弥漫性浸润。

细胞遗传学

45,XY,-7,t(3;3)(q21;q26.2)。

其他检查

脑垂体 MRI 显示:可能存在早期垂体炎,同时有 7mm 垂体囊肿。

垂体轴检测:全垂体功能减退症。

讨论

这个病例说明了罕见但却公认的尿崩症和伴有特异性细胞遗传学/分子遗传学异常(-7,涉及 EVI1 基因和 RUNX1 突变的 3q 重排)的 AML 之间的关联(参考文献[1])。全垂体功能减退症在这种情况下也会发生,正如该病例。位于 3q21 和 3q26 的染色体结构异常与血小板计数正常甚至增多、巨核细胞形态异常及预后不良的关系也有据可查。在 AML 中血小板增多是罕见的,血小板减少则更常见,出现血小板增多时应考虑与此相关的细胞遗传学异常。在该种病例中,尿崩症发生的机制仍不清楚,因此脑垂体 MRI 成像经常是无用的。EVI1 过表达对于预后的意义似乎超过那些细胞遗传学检测为 3q 重排的患者:最近的一项研究表明即使是在缺乏典型重排的患者中,EVI1 表达增加本身即可作为预后不良的指征[2]。

伴 EVI1 基因重排的 AML 预后不佳(强化诱导化疗后的完全缓解率为 36%,5 年生存率为 6% (A. Burnett 教授,2011))。因此该患者用了两个疗程的 FLAG-IDA 方案化疗,在第一个疗程后获得了形态学的完全缓解(流式细胞仪检测原始细胞为 1.7%)。在第一次完全缓解后找到了匹配的无关供者并进行了骨髓移植,但遗憾的是患者 6 个月后复发并死于该疾病。

最终诊断

AML 伴 t(3;3)(q21;q26.2),单体 7 和相关的尿崩症。

参考文献

1 Cull, E.H., Watts, J.M., Tallman, M.S. *et al.* (2014) Acute myeloid leukemia presenting with panhypopituitarism or diabetes insipidus: a case series with molecular genetic analysis and review of the literature. *Leukemia & Lymphoma*, **55**, (**9**), 2125–2129. PMID: 24286261

2 Groschel, S., Lugthart, S., Schlenk, R.F. *et al.* (2010) High EVI1 expression predicts outcome in younger adult patients with acute myeloid leukemia and is associated with distinct cytogenetic abnormalities. *Journal of Clinical Oncology*, **28**, 2101–2107.

病例 38

患者,女,56岁,因"慢性中性粒细胞减少"就诊。临床表现无异常,无明显的感染史。唯一进行的常规药物治疗是激素替代治疗。

实验室检查

血常规:血红蛋白125g/L,白细胞3.19×10⁹/L(中性粒细胞0.38×10⁹/L,淋巴细胞2.5×10⁹/L)和血小板189×10⁹/L。

肾功能、电解质、肝功能和骨代谢:正常。

类风湿因子和抗核抗体筛查:阴性。

血涂片

血涂片检查证实中性粒细胞减少。未见原始细胞或发育异常的特征。可见一群明显的大颗粒淋巴细胞(LGL),细胞体积中等至较大,细胞质量中等,有许多明显的嗜天青颗粒(图38.1~图38.3)。

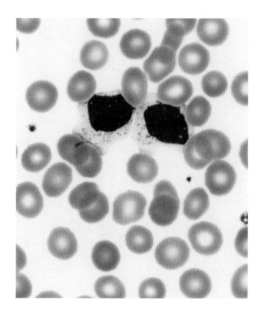

图38.2 MGG,×1 000

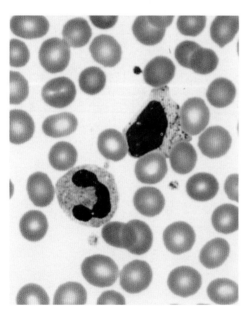

图38.1 MGG,×1 000

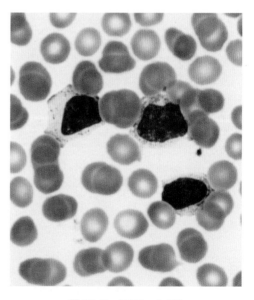

图38.3 MGG,×1 000

流式细胞术

T 细胞和 NK 细胞占淋巴细胞的 98%，B 细胞仅占 2%。T 淋巴细胞构成异常，CD8⁺T 细胞增多（CD4/CD8 比值为 1:3）（图 38.4）。CD8⁺ 细胞另表达 CD2、CD3 和 CD5。将近一半细胞异常，丢失或部分表达 CD7，CD26 丢失，CD56 和 CD57 共阳性。注意图 38.5 显示 T 细胞分两群。异常 T 细胞群（P1）显示 CD2 表达强度减弱，大多数为 CD26⁻。正常 T 细胞群（P2）显示 CD2 表达较强，大多数为 CD26⁺。P1 群细胞表达 CD56 和 CD57。

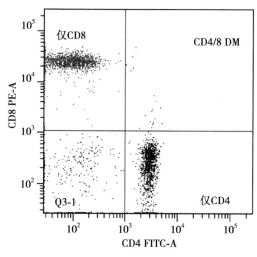

图 38.4　CD4/CD8

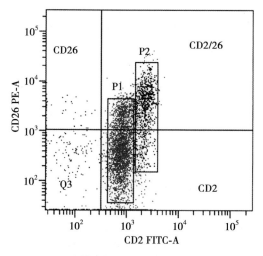

图 38.5　CD2/CD26

分子生物学

使用同一外周血样本进行 T 细胞受体 γ（TCRγ）基因重排的聚合酶链反应（PCR），检测到单克隆增殖的 T 细胞。

讨论

大颗粒淋巴细胞一般是 NK 细胞或者 CD8⁺ 细胞毒性 T 细胞，是先天性免疫系统的重要组成部分。它们不需要其他细胞的启动就能够应答多种免疫刺激。当机体发生感染、炎症和肿瘤性疾病时，它们在外周血中的数量常反应性增多。

克隆性大颗粒淋巴细胞（LGL）增殖，也被称为 LGL 白血病，一般是被偶然发现，但它们与中性粒细胞减少、自身免疫性溶血性贫血和获得性红细胞再生障碍等疾病的发病原因相关[1]。该种情况下很少引起淋巴结肿大但可引起脾肿大。大多数患者 LGL 绝对计数超过 2×10⁹/L，且 LGL 免疫表型异常。外周血可通过 PCR 检测到单克隆 T 细胞群。一些患者并没有明显的淋巴细胞增多，如该病例，除非仔细检查血涂片，否则可能会漏诊。该疾病与自身免疫性疾病，特别是类风湿关节炎有关，同时 LGL 增殖可能导致中性粒细胞减少。它可以移植后淋巴增殖性疾病的形式发生，很少与髓细胞疾病、B 淋巴细胞白血病和淋巴瘤（慢性淋巴细胞白血病，毛细胞白血病和脾边缘区淋巴瘤）等有关。

补充图片显示另一个具有边缘区淋巴瘤治疗病史的患者，其脾切除后显示被 T-LGL 累及（图 38.6 和图 38.7）。该切片显示脾脏红髓被窦周和窦内分布的 CD3⁺、CD8⁺、CD57⁺ 细胞弥漫性浸润（图 38.8 和图 38.9）。而有趣的是，该患者脾脏并未见边缘区淋巴瘤累及的证据。

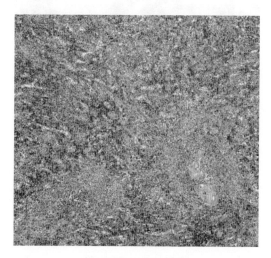

图 38.6　H&E，×40

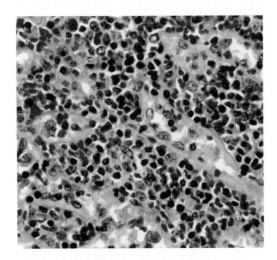

图 38.7　H&E,×400

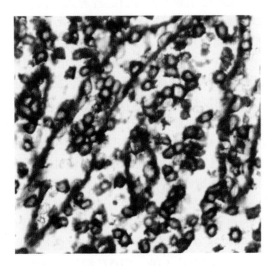

图 38.8　CD3,×400

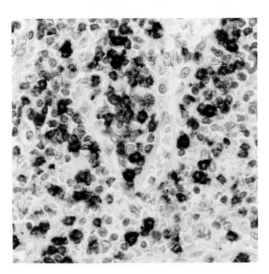

图 38.9　CD57,×400

在该患者中,LGL 白血病的免疫表型是典型的:CD8$^+$,共表达 CD2、CD3 和 CD57,部分丢失 CD7 和 CD26。CD56 在一定比例的 T-LGL 白血病病例中表达,但 CD56 更常表达于 NK 细胞增殖性疾病。NK 细胞增殖性疾病通常是 CD2$^+$、CD16$^+$、CD56$^+$、CD7$^{+/-}$,但重要的是 CD3$^-$、CD4$^-$ 和 CD8$^-$,同时 TCR 基因重排也阴性。反应性 LGL 淋巴细胞增多症与 LGL 白血病的鉴别可能是困难的。TCR 基因重排的存在支持克隆性增殖。流式细胞术评估 TCR 的两个位点,即 TCRβ 和 TCRγ,可以提供有力的克隆性证据[2]。此外,最近鉴定的 STAT3 突变可为 LGL 克隆性的确定提供强有力的证据,重要的是它似乎还可以预测患者合并发生红细胞再生障碍和中性粒细胞减少的可能性[3,4]。

T-LGL 白血病的治疗必须根据临床情况而定。本文所述患者迄今为止尚不需要任何干预,尽管其中性粒细胞减少很可能是 LGL 增殖的后果,但该患者至今尚未发生任何感染并发症。

最终诊断

大颗粒 T 淋巴细胞白血病。

参考文献

1　Watters, R.J., Liu, X., Loughran, T.P. Jr., (2011) T-cell and natural killer-cell large granular lymphocyte leukemia neoplasias. *Leukemia & Lymphoma*, **52** (12), 2217–2225. PubMed PMID: 21749307.

2　Qiu, Z.Y., Wen-Yi, S., Fan, L. *et al.* (2014) Assessment of clonality in T-cell large granular lymphocytic leukemia: flow cytometric T cell receptor Vbeta repertoire and T cell receptor gene rearrangement. *Leukemia & Lymphoma*, **14**, 1–21. PubMed PMID: 24828862.

3　Jerez, A., Clemente, M.J., Makishima, H. *et al.* (2012) STAT3 mutations unify the pathogenesis of chronic lymphoproliferative disorders of NK cells and T-cell large granular lymphocyte leukemia. *Blood*, **120** (15), 3048–3057. PubMed PMID: 22859607.

4　Koskela, H.L., Eldfors, S., Ellonen, P. *et al.* (2012) Somatic STAT3 mutations in large granular lymphocytic leukemia. *The New England Journal of Medicine*, **366** (20), 1905–1913. PubMed PMID: 22591296. Pubmed Central PMCID: 3693860.

病例 39

患者,男,59岁,"近期出现腹部饱胀感、恶心,几天前左季肋部剧烈疼痛"为主诉入院。查体发现脾显著肿大伴触痛,无浅表淋巴结肿大。

实验室检查

血常规:血红蛋白124g/L;白细胞8.6×10⁹/L(中性粒细胞2.5×10⁹/L,淋巴细胞2.5×10⁹/L,单核细胞2.5×10⁹/L),血小板100×10⁹/L。

肾功能、电解质和肝功能:正常。乳酸脱氢酶升高至415U/L。

血涂片

血涂片可见一群非常大的淋巴细胞,具有单个较大的核仁、细胞质丰富(图39.1和图39.2)。

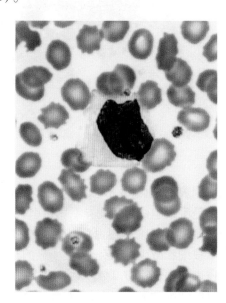

图39.1　MGG,×1 000

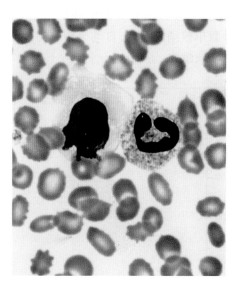

图39.2　MGG,×1 000

影像学

CT扫描显示明显脾肿大(23cm),腹部淋巴结肿大,体积较小。注意靠近脾下极的地方可见脾梗死,如图39.3所示。

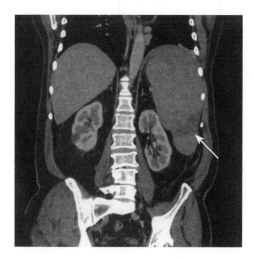

图39.3　CT

流式细胞术(外周血)

在 FSC/SSC 散点图上可见一群体积较大细胞(红色,图 39.4)。它们是 B 细胞,占总白细胞的 23%,表达 CD20^{bright}(图 39.5)、FMC7、HLA-DR、CD79b 和 κ^{bright}。此外,表达 CD11c 和 CD103,而不表达 CD5、CD38、CD23、CD10、CD25 和 CD123。因此是成熟 B 细胞肿瘤,毛细胞白血病评分为 2/4。没有相关的中性粒细胞减少,且人工计数单核细胞正常;自动分析仪将肿瘤细胞计数为单核细胞。

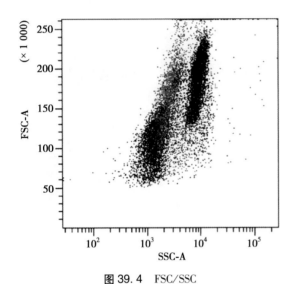

图 39.4 FSC/SSC

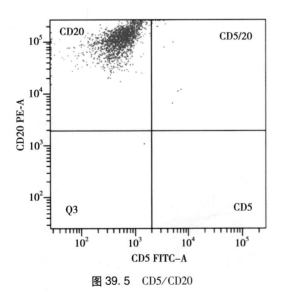

图 39.5 CD5/CD20

骨髓活检

骨髓活检切片用苏木精和伊红染色后并未发现明显的骨髓浸润(图 39.6),但是经 CD20 染色后即可见到明显的浸润病灶(图 39.7);未发现血窦浸润。

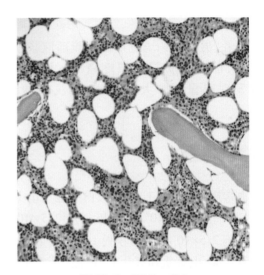

图 39.6 H&E,×100

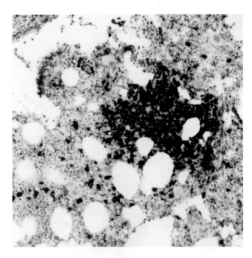

图 39.7 CD20,×100

就临床表现、血涂片形态和免疫表型来说,可能的诊断是毛细胞白血病变异型。该患者检查结果不符合典型的毛细胞白血病:未见中性粒细胞减少和单核细胞减少,形态学可见明显的核仁,毛细胞免疫表型评分只有 2/4。毛细胞白血病变异型就诊时白细胞常显著增多,伴有骨髓窦内浸润,但这些仅仅是一些非典型特征。应当指出的是,虽然命名为毛细胞白血病变异型,但其与毛细胞白血病关系并不紧密。

对于该毛细胞白血病变异型患者,考虑到其严重的症状性脾肿大伴梗死,以及缺乏有效的治疗方法,经多学科会诊后,决定行脾切除术。手术进行顺利,患者先前所有症状得到缓解。

组织病理学

脾脏:被切除的脾脏经测量大小为 32cm×22cm×9cm,重 3kg。肉眼可见不规则苍白区域。镜下,可见红髓和白髓被弥漫性和局灶性结节浸润(图 39.8 和图 39.9)。结节由中等大小淋巴细胞组成,部分细胞核仁明显,细胞质丰富(图 39.9 和图 39.10);这些细胞 CD20 强阳性(图 39.11)。也可见梗死区域。"血湖"的形成是经典的毛细胞白血病的典型特征,但该病例未见到。

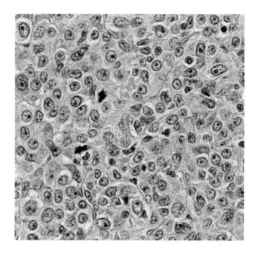

图 39.10　HE,×400

图 39.8　H&E,×25

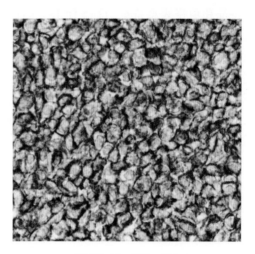

图 39.11　HE,×400

该肿瘤细胞 BCL6、BCL2 和抗酒石酸碱性磷酸酶(TRAP)均呈阳性。15%~20%的细胞抗体DBA-44(CD72)染色表现阳性。值得注意的是膜联蛋白-1、CD25 和 CD123 不表达;CD3、CD5、CD10、CD23 和细胞周期蛋白 D1 也不表达。增殖指数为 10%~15%。

淋巴结:脾门淋巴结也进行了检查。淋巴结被上述细胞弥漫性浸润。

讨论

毛细胞白血病变异型是罕见的 B 淋巴细胞增生性疾病,大约比 CLL 少见 100 倍,比经典的毛细胞白血病(HCL)少见 10 倍。HCL-V 的诊断会有一些困难,因为没有特异性免疫表型或免疫组化标记。HCL 则有较一致的免疫表型,即

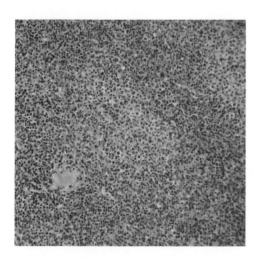

图 39.9　H&E,×100

CD11c、CD25、CD103 和 CD123 均为阳性（得分为 4），而 HCL-V 通常得分仅为 1 或 2（CD25 和 CD123 常为阴性）。在脾脏组织学上，HCL 显示肿瘤细胞弥漫性浸润红髓伴白髓萎缩，肿瘤细胞 TRAP、CD72 和膜联蛋白-1 是阳性的。而在 HCL-V 中，肿瘤细胞常弥漫性浸润红髓，白髓消失，浸润形式类似于经典毛细胞白血病；然而其肿瘤细胞 TRAP 和 CD72 部分阳性，膜联蛋白-1 染色则为阴性。病例中所述的骨髓浸润形式，脾脏形态学特征以及膜联蛋白-1 呈阴性等几点可排除 HCL 的诊断。

鉴别诊断还包括脾边缘区淋巴瘤（SMZL）。HCL-V 和 SMZL 之间，临床表现、形态学特征和免疫表型有相当多的相同之处。该患者外周血的形态学特征和免疫表型特征，符合 HCL-V 的诊断，尽管并不特异，但其相对较低的外周血淋巴细胞计数在 HCL-V 中是不常见的。对于 HCL-V 来说骨髓活检见到由小 B 淋巴细胞组成的非小梁旁结节的情况不常见，因为在 HCL-V 的一系列报道中仅占 10%[1]。骨髓结节是 SMZL 的典型特征。虽然脾脏的细胞学特征较多地提示 HCL-V，但骨髓中未见血窦浸润，以及脾脏呈结节状浸润等特征都更倾向于 SMZL 这一诊断。在此病例中，石蜡包埋组织的免疫表型显示一些毛细胞标记物为阳性，这一特征在上述两种疾病中均可见到。因此，对该患者进行精确分类是困难的，对其最好的诊断结论是脾 B 细胞淋巴瘤/白血病，未定义型。

治疗性脾切除术使得该患者的症状得到改善，而且也可获得了宝贵的脾脏组织用于组织病理学检查。尽管如此，仍无法对该病例作出明确的特异性诊断。

最终诊断

脾 B 细胞淋巴瘤/白血病（未定义型），很可能为毛细胞白血病变异型。

参考文献

1 Cessna, M.H., Hartung, L., Tripp, S., Perkins, S.L. & Bahler, D.W. (2005) Hairy cell leukemia variant: fact or fiction. *American Journal of Clinical Pathology*, **123** (**1**), 132–138. PubMed PMID: 15762289.

病例 40

患者,女,83 岁,有高黏滞血症,IgM 副蛋白水平为 40g/L,在另一医院被诊断为:华氏巨球蛋白血症(WM)。患者病史不完整,但外周血淋巴细胞增多引起了我们的注意,且部分细胞细胞质有绒毛状突起,因此需要对其进行全面检查。

实验室检查

血常规:血红蛋白 108g/L,白细胞 9×10^9/L(中性粒细胞 3.6×10^9/L,淋巴细胞 2.3×10^9/L,单核细胞 3.3×10^9/L),血小板 113×10^9/L。

肾功能、电解质、肝功能和乳酸脱氢酶均正常。

血涂片

外周血淋巴细胞形态呈多样化特征。一些体积小,细胞质极少,呈嗜碱性(图 40.1);一些表现为浆细胞样特征(图 40.2);还有一些体积较大的细胞,接近单核细胞大小,核扭曲(图 40.3 和图 40.4)。真实的淋巴细胞计数可能高于血细胞分析仪所测定的值,因一些较大的细胞被计入单核细胞区。

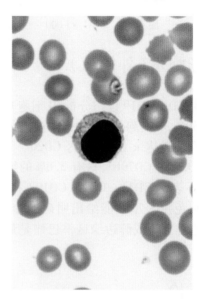

图 40.2 MGG,×1 000

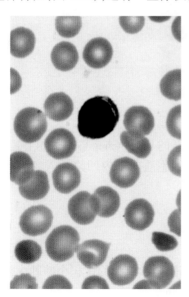

图 40.1 MGG,×1 000

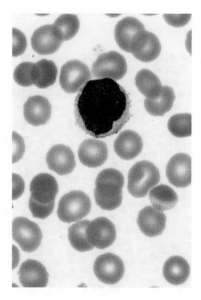

图 40.3 MGG,×1 000

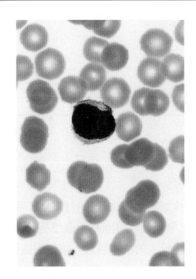

图 40.4　MGG,×1 000

流式细胞术(外周血)

使用 CD2/CD19 设门分析,B 细胞几乎占白细胞的 50%,T 细胞仅占 5%。B 淋巴细胞呈单克隆性(强表达 κ 链),表达 CD20^{bright}、FMC7、CD23、CD22 和 CD79b。只有 3.6% 的细胞表达 CD38。不表达 CD11c、CD25、CD103 和 CD123。形态学和免疫表型不能给出明确的诊断,但淋巴浆细胞淋巴瘤或脾边缘区淋巴瘤是最可能的诊断。

骨髓活检

可见小到中等大小的淋巴细胞呈小簇状散在分布(图 40.5),浆细胞样细胞内偶见 Dutcher 小

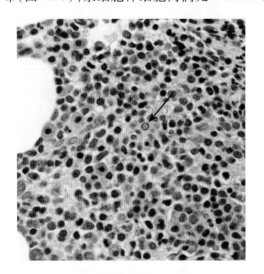

图 40.5　HE,×400

体(核内包含体)(箭头所示,图 40.5)。免疫组织化学显示 CD20(图 40.6),CD79b 强阳性,此外骨髓间质 B 淋巴细胞增加,部分 B 淋巴细胞分布在窦内。用 CD138 可突出显示浆细胞样细胞(图 40.7)。

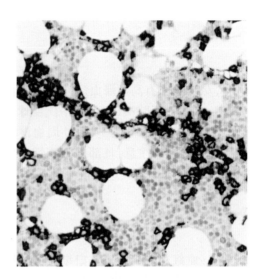

图 40.6　CD20,×400

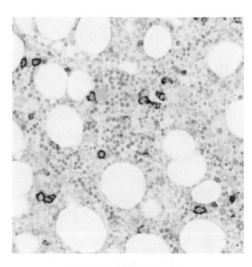

图 40.7　CD138,×400

需注意的是,Dutcher 小体实际上是富含免疫球蛋白的细胞质向核内凹陷插入,而并不是真正的核现象。

影像学

CT 扫描显示广泛的体积小的肿大淋巴结,脾肿大至 18cm。

讨论

IgM 副蛋白可见于多种淋巴增殖性疾病,如慢性淋巴细胞白血病(CLL),淋巴浆细胞淋巴瘤(LPL)和边缘区淋巴瘤(MZL)。该病例需在后两者之间进行鉴别诊断,这两种疾病的形态学、免疫表型、组织学和临床表现都有重叠,有时无法进行明确诊断。边缘区淋巴瘤常伴淋巴浆细胞样分化。该病例骨髓活检切片中窦内分布的类型在SMZL 中更常见,而广泛淋巴结肿大和明显升高的 IgM 副蛋白更符合 LPL(华氏巨球蛋白血症)。总的来说,更倾向于 LPL 的诊断。尽量作出明确的诊断,因为这两种疾病的治疗不同,对于老年患者,应慎重考虑计划实施的治疗方案的毒性反应。

最终诊断

淋巴浆细胞淋巴瘤伴相关的 IgM 副蛋白(华氏巨球蛋白血症)。

病例 41

患者,女,49 岁,以"乏力、体重减轻、瘀伤和自发性鼻出血 1 个月"为主诉就诊于全科医生。既往有超过 20 年的 Kikuchi 病(坏死性淋巴结炎),但最近无用药史。查体发现其下肢有瘀点及小的、散在分布的瘀青,未发现淋巴结肿大或脏器肿大,遂进行血常规检查。

实验室检查

血常规:血红蛋白 88g/L,白细胞 2.0×10^9/L(中性粒细胞 0.1×10^9/L,淋巴细胞 1.6×10^9/L,单核细胞 0.1×10^9/L),血小板 33×10^9/L。

肾功能、电解质、肝功能和骨代谢:正常。

血涂片

该患者最初在另一实验中心进行了血涂片分析,初步诊断为急性淋巴细胞白血病。标本被送到我们实验中心进行流式细胞术分析。血涂片检查显示大多数为小淋巴细胞(图 41.1 和图 41.2,图 41.3(顶部的细胞)),偶见细胞质量丰富、含细小嗜天青颗粒的细胞(图 41.2)。上述细胞染色质成熟。另外可见极少部分细胞(<5%),体积较大,染色质呈未成熟的疏松状,细胞质嗜碱性(图 41.3,底部的细胞),该类细胞少数细胞质颗粒罕见。

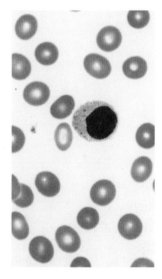

图 41.2　MGG, ×1 000

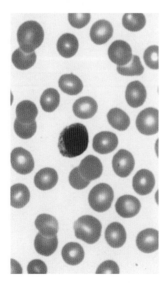

图 41.1　MGG, ×1 000

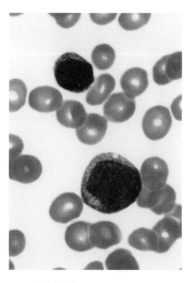

图 41.3　MGG, ×1 000

骨髓穿刺

骨髓涂片可见含较多细胞的骨髓小粒。原始细胞>90%,其外观与外周血中的大细胞相同,同样地呈明显的未成熟状,细胞质内偶见细小颗粒。无淋巴细胞群存在的证据(图41.4)。

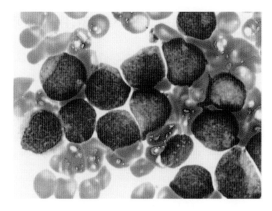

图41.4　MGG,×1 000

流式细胞术(外周血)

外周血和骨髓均进行了流式细胞术检测(外周血结果如图41.5~图41.7所示)。小体积细胞(图41.5,绿色)占总白细胞的90%以上,表型为CD45$^+$和CD34$^-$。这些细胞是CD2$^+$、CD3$^+$、CD5$^+$和CD7$^+$的成熟T细胞。大体积细胞(红色,比例小于白细胞的3%)表型为CD45^{dim}、CD34$^+$、CD117$^+$、MPO$^+$、HLA-DR$^+$、CD13$^+$、CD33$^+$,异常表达CD19和CD7,胞内CD3和CD79a不表达。

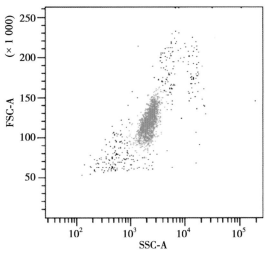

图41.5　FSC/SSC

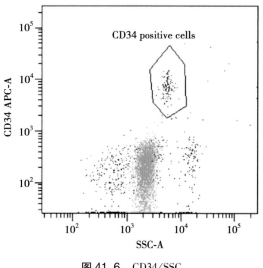

图41.6　CD34/SSC

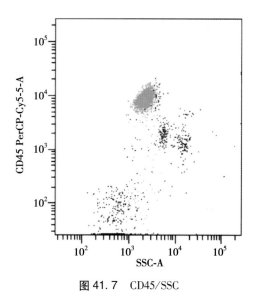

图41.7　CD45/SSC

细胞遗传学

46,XX,r(18)(p11;q21)。

分子生物学

未见 *FLT3ITD* 和 *NPM1* 基因突变。

讨论

该患者表现出严重的骨髓衰竭;外周血的主要细胞(即成熟的反应性T细胞)最初被认为是病理性细胞,主要是由于原始粒细胞较少且淋巴细胞相对增多,尽管绝对数正常。浏览血涂片时漏检数量较少的恶性细胞是一种危险的职业习惯,必须通过仔细和全面的阅片进行防范。该病例中原始粒细胞几乎无成熟迹象。虽然不是此病例,但有报道淋巴细胞增多(特别是 T/NK)与血液系统恶性肿瘤联合出现,尤其是在 MDS 中。在新发血液系统恶性肿瘤患者的外周血中,反应性大颗粒淋巴细胞和 NK 细胞相对增多较为常见。

该病例的细胞遗传学分析很有趣:环状染色体在血液肿瘤中罕见,但在 AML 中有被报道过,尽管其通常与复杂核型联合出现,如参考文献[1]所述。环状染色体是由染色体的两端融合形成的,其遗传物质丢失程度不一。

在这种病例中,单独出现这种情况的预后意义目前尚不清楚,因为文献中报告病例数较少。因此,筛查有预后意义的其他基因改变较为明智,如 *NPM1* 突变或 FLT3-ITD,其结果可能有助于指导选择合适的治疗方法。该患者用 UKAML17 临床试验强化诱导化疗,第一周期治疗后,形态学和细胞遗传学得到完全缓解。现已完成治疗,并且患者在随访中状态良好。

最终诊断

急性髓细胞性白血病未成熟型,伴 18 号环状染色体。

参考文献

1 Sivendran, S., Gruenstein, S., Malone, A.K., Najfeld, V. (2010) Ring chromosome 18 abnormality in acute myelogenous leukemia: the clinical dilemma. *Journal of Hematology & Oncology*, **3**, 25. PubMed PMID: 20649984.

病例 42

患者,男,20岁,学生,既往体健,几周前出现劳力性呼吸困难和头痛,无体重减轻、夜间盗汗或出血。既往病史无特殊,无处方或非处方药使用史,无吸毒史。体格检查:无肝脾肿大或淋巴结肿大。在检查过程中发现其脚趾有轻度的部分并趾,皮肤和指甲检查正常。

实验室检查

血常规:血红蛋白 75g/L,平均红细胞体积 102fl,白细胞 $2.7×10^9$/L(中性粒细胞 $0.4×10^9$/L),血小板 $20×10^9$/L,网织红细胞 $2×10^9$/L。

肾功能、电解质、肝功能、乳酸脱氢酶和甲状腺功能均正常。

抗核抗体阴性。

血涂片:严重的全血细胞减少,未见原始细胞或发育异常特征。

HIV 和肝炎筛查:阴性。

血红素和血清铜:正常。

胸部 X 线检查和手脚 X 线检查:正常。

腹部超声筛查:正常。

骨髓穿刺

骨髓穿刺偶见骨髓小粒,增生极度减低,起初认为可能不具有代表性。红系可见轻度的发育异常性改变。由于髓细胞和红系几乎缺如,淋巴细胞和浆细胞明显占优势。未见明显的细胞发育异常。骨髓细胞遗传学分析显示正常男性核型。染色体脆性检测结果正常,先天性角化不良的检查(包括筛查 *DKC1*、*TERC* 和 *TERT* 基因中的已知突变)为阴性。

骨髓活检

取材良好的骨髓活检标本(2cm)证实:在具有代表性的非皮质下区域,骨髓增生显著减低(图 42.1 和图 42.2)。骨髓几乎为空的,偶见淋巴细胞和浆细胞,有核红细胞罕见。未见巨核细胞,亦无原始细胞。

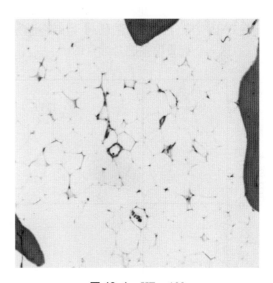

图 42.1　HE,×100

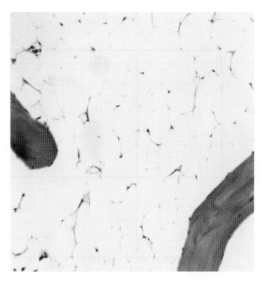

图 42.2　HE,×100

流式细胞术

尽管延长了收集时间,骨髓流式细胞分析仍显示细胞数量低,获取了将近 5 000 个有效细胞。FSC/SSC 散点图显示几乎无成熟粒细胞,从而导致淋巴细胞相对"过多",事实上仅仅是因为他们在残留的细胞中所占比例最大。这些细胞主要是 T 淋巴细胞,CD4/CD8 比值正常。B 淋巴细胞是成熟的且为多克隆,未见祖 B 细胞。CD34$^+$细胞占总细胞的 0.2%。通过 FLAER/CD24/CD66b 组合分析外周血,证明存在一小群Ⅲ型 PNH 克隆(占粒细胞的 0.4%)(图 42.3 和图 42.4)。需注意的是尽管外周血中性粒细胞严重减少,但仍检测到极少的粒细胞 PNH 克隆(红色)。注意,Ⅰ型红细胞是正常的,而这一小群Ⅲ型细胞是异常的。

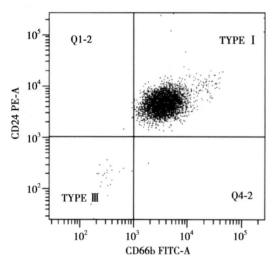

图 42.3　CD24/CD66b

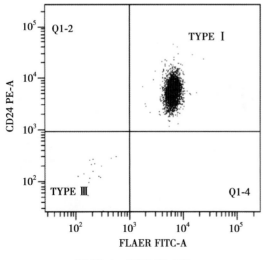

图 42.4　CD24/FLAER

讨论

该患者表现为严重的全血细胞减少,需要用多种疾病相鉴别。实验室形态学工作的关键是取材良好的骨髓穿刺和骨髓活检标本。鉴别诊断见参考文献[1],如果用于诊断的标本取材不佳,则不能作出诊断。虽然骨髓穿刺标本中骨髓小粒细胞减少可能提示骨髓增生减低综合征的诊断,但一份取材良好的骨髓检标本用于评估骨髓的整体增生情况,其重要性会被低估。全血细胞减少在骨髓增生正常或活跃和骨髓增生减低的情况下考虑的诊断显然不同。前者包括维生素 B$_{12}$ 和叶酸缺乏、铜缺乏、血液或非血液肿瘤浸润,骨髓增生异常综合征或脾功能亢进。感染性疾病(如细小病毒 B19)和自身免疫性疾病在两者中均可见到。

骨髓增生减低的一个有用的判断指标是骨髓有核细胞增生度<30%(年龄<60 岁)或<20%(年龄>60 岁)。主要的鉴别诊断是再生障碍性贫血、低增生性 MDS 和新发的骨髓毒性损害(如化疗、接触化学物质)。尽管无论病因是否明确,重型再生障碍性贫血(SAA)的治疗一般是相同的,仔细询问临床病史(包括详细的药物和感染史)也很关键。在年轻患者中(通常定义为<40 岁)应进行适当的调查,以确定骨髓衰竭是否是遗传性疾病的一部分,要密切关注其家族史(参考文献[2])。这些疾病包括范科尼贫血和先天性角化不良(DKC),分别可通过染色体脆性检测和端粒维持组分突变分析进行检测。对后者的调查可能特别具有挑战性,涉及仔细的临床检查和器官筛查(是否有肝硬化、肺纤维化、皮肤和指甲改变)。图 42.5~图 42.8 和图 42.9~图 42.11 中所展示的骨髓穿刺和活检图片,来自一位 20 岁的身材矮小的患者,其全血细胞减少。可见明显的髓细胞发育不良,但重要的是红系发育不良。图 42.11 可见血管周围有红细胞簇和有丝分裂象(箭头所示)。在特发性再生障碍性贫血中一般不会见到这种程度的形态学发育异常,染色体脆性检测及 FANCA 基因分析提示诊断为范科尼贫血。该患者进行了同种异体移植治疗。

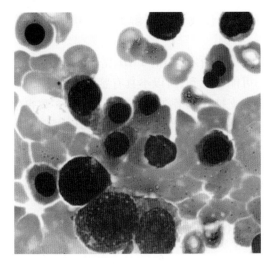

图 42.5　MGG,×1 000

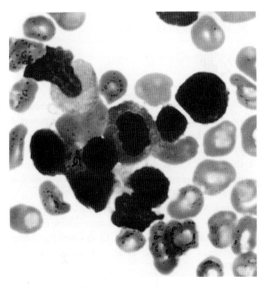

图 42.6　MGG,×1 000

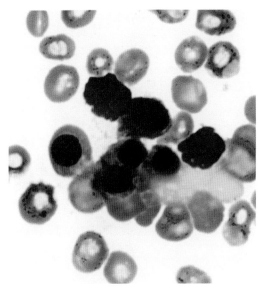

图 42.7　MGG,×1 000

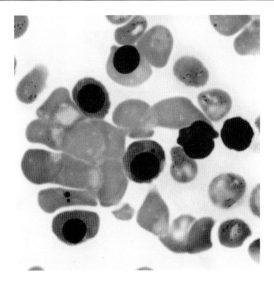

图 42.8　MGG,×1 000

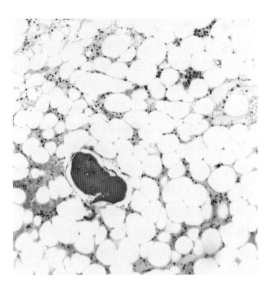

图 42.9　HE,×100

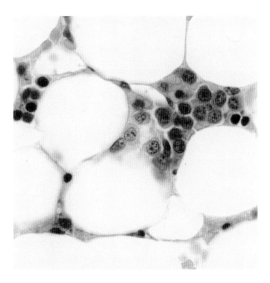

图 42.10　HE,×500

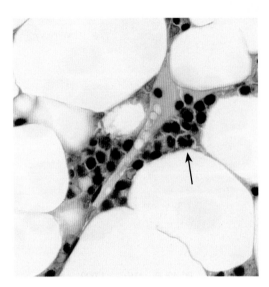

图 42.11 HE，×500

对于严重发育不良的骨髓，鉴别诊断通常在 SAA 和低增生性 MDS 之间。虽然可能比较困难，但根据所有的骨髓检查结果（骨髓细胞学检查，骨髓活检、CD34 和 CD42b 的免疫组化，流式细胞术分析 CD34$^+$ 细胞群以及细胞遗传学分析）通常可区分上述两种疾病。存在 MDS 相关的细胞遗传学异常，明显的发育不良（特别是在巨核细胞），流式检测 CD34$^+$ 细胞 >1%[3] 或最终进展为 MDS 伴原始细胞增多或 AML，这些都支持低增生性 MDS 的诊断。例如在 SAA 中，细胞介导的对干细胞的免疫攻击将导致可检测到的 CD34$^+$ 细胞

减少，这符合我们所了解的这些疾病的生物学特征。

如本例所示，小的 PNH 克隆在 MDS 和 SAA 中均可能会见到，所以不具有鉴别诊断意义，但这一发现支持存在潜在的骨髓疾病。大多数再生障碍性贫血患者都可检测到小的 PNH 克隆，临床上具有明显症状的 PNH 患者，约 30% 先前患有 AA。在此类患者中监测 PNH 克隆大小是有用的。该患者年轻，进行了早期的无关供者同种异体移植。一年后，该患者状况良好，血细胞计数正常，供体嵌合度 100%。

最终诊断

重型再生障碍性贫血。

参考文献

1 Weinzierl, E.P. & Arber, D.A. (2013) The differential diagnosis and bone marrow evaluation of new-onset pancytopenia. *American Journal of Clinical Pathology*, **139** (1), 9–29. PubMed PMID: 23270895.

2 Chirnomas, S.D. & Kupfer, G.M. (2013) The inherited bone marrow failure syndromes. *Pediatric Clinics of North America*, **60** (6), 1291–1310. PubMed PMID: 24237972.

3 Matsui, W.H., Brodsky, R.A., Smith, B.D., Borowitz, M.J. & Jones, R.J. (2006) Quantitative analysis of bone marrow CD34 cells in aplastic anemia and hypoplastic myelodysplastic syndromes. *Leukemia*; **20**(3), 458–62. PubMed PMID: 16437138.

病例 43

患者,男,82岁,出现腹胀、乏力。体检发现脾大,无淋巴结肿大。

实验室检查

血常规:血红蛋白105g/L,白细胞112×10^9/L(中性粒细胞3.5×10^9/L,淋巴细胞105×10^9/L)和血小板151×10^9/L。

肾功能、电解质、骨代谢和肝功能正常。乳酸脱氢酶:300U/L。

血涂片

可见一群中等大小的淋巴细胞,核圆形或卵圆形,染色质粗糙致密,许多细胞有单个核仁(图43.1~图43.4)。大多数细胞有中等量的蓝色细胞质。可见中性粒细胞,红细胞无明显异常。

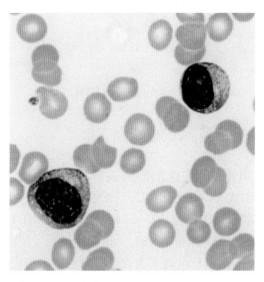

图43.2　MGG,×1 000

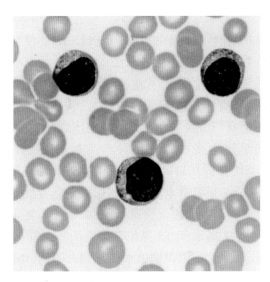

图43.1　MGG,×1 000

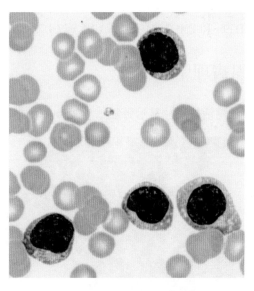

图43.3　MGG,×1 000

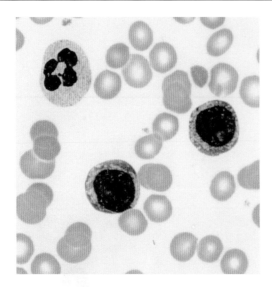

图 43.4　MGG，×1 000

流式细胞术（外周血）

　　B 淋巴细胞显著增多（占所有细胞的 89%），表型成熟，κ^{bright}、CD20$^+$、FMC7^{dim}、HLA-DR$^+$、CD79b$^+$、CD22$^+$、CD23$^-$、CD5$^-$、CD10$^-$、CD11c$^-$、CD25$^-$、CD103$^-$和 CD123$^-$。该病例体现了免疫分型的局限性；FCM 证实为成熟 B 淋巴细胞疾病，但是没有特异性的"阳性"特征。然而形态是典型的 B 幼淋巴细胞白血病，这种疾病通常表达泛 B 细胞表型。不同于 CLL，其表面免疫球蛋白强表达，表达 CD79b 和 FMC7，偶尔表达 CD5 或 CD23。

组织病理学

　　骨髓活检切片显示骨髓增生度 60%，中等大

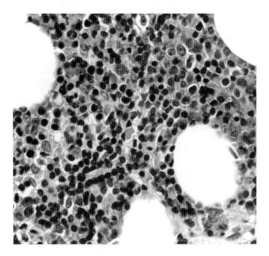

图 43.5　HE，×400

小淋巴细胞呈间质性浸润和局灶结节性浸润（图 43.5）。这些细胞表达 CD20（图 43.6），但不表达 CD5、CD10、CD23、BCL6 和细胞周期蛋白 D1。尚存在正常的造血组织。

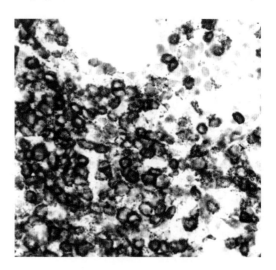

图 43.6　CD20，×400

细胞遗传学

　　制备标准的有丝分裂中期细胞进行 FISH 分析，超过 90% 的细胞有 17p 缺失。未见其他异常。

讨论

　　B 幼淋巴细胞白血病（B-PLL）是一种罕见的疾病，好发于中老年男性。它通常可出现中度的淋巴细胞增多，贫血，以及不同程度的血小板减少，有脾肿大但无淋巴结肿大。形态学上，它可能会与白血病性套细胞淋巴瘤混淆，但细胞遗传学分析、免疫组织化学检测细胞周期蛋白 D1 和 FISH 分析 t(11;14) 可区分两者。B-PLL 对用于 CLL 或非霍奇金淋巴瘤的标准细胞毒性化疗方法反应不好，这至少部分是因为频繁发生的 17p 缺失（提示 TP53 等位基因丢失）。17p 缺失常见于老年人，需识别出来。与 CLL 不同，B-PLL 的预后似乎不会受 IGH 基因突变状态、除 del（17p）以外的细胞遗传学异常、表达 ZAP70 和 CD38 的影响[1]。新发的 B-PLL 不应该与进展的、非典型或 17p 缺失的伴幼稚淋巴细胞增多的

CLL 混淆,两者有非常不同的临床表现、免疫表型和治疗方法。

最终诊断

　　B 幼淋巴细胞白血病。

参考文献

1　Del Giudice, I., Davis, Z., Matutes, E. *et al.* (2006) IgVH genes mutation and usage, ZAP-70 and CD38 expression provide new insights on B-cell prolymphocytic leukemia (B-PLL). *Leukemia*, **20** (7), 1231–1237. PubMed PMID: 16642047.

病例 44

患者,男,40岁,初步诊断为血栓性血小板减少性紫癜(TTP),考虑血浆置换,从当地的基层医院转到我们中心。主诉"近来出现体重下降、厌食和背痛"。查体:面色苍白,黄疸。从椅子移动到床上即有明显不适。无其他特殊现象。无发热,生命体征平稳。

实验室检查

血常规:血红蛋白 57g/L,平均红细胞体积 93fl,白细胞 15.2×10⁹/L,血小板 52×10⁹/L。

网织红细胞:250×10⁹/L。

肾功能、电解质:钠 129mmol/L,钾 4.5mmol/L,尿素 90mmol/L,肌酐 55μmol/L。

肝功能、骨代谢:白蛋白 32g/L,钙 2.3mmol/L,磷酸 1.0mmol/L,碱性磷酸酶 790U/L,γ-谷氨酰转移酶 50U/L,乳酸脱氢酶 977U/L。

凝血筛查:凝血酶原时间 18s,活化部分凝血活酶时间 40s,凝血酶时间 17s,纤维蛋白原 1.5g/L,D-二聚体 13 976ng/ml。

血涂片

血涂片显示出了重要特征。首先,可见明显的红细胞碎片,球形红细胞,小球形红细胞和嗜多色性红细胞(图 44.1 和图 44.2)。其次,可见有核红细胞和髓系前体细胞(图 44.3 和图 44.4)。幼稚白、红细胞增多可能是严重的骨髓应激反应,由危重患者急性出血或溶血引起的严重贫血造成。然而,该患者更多的为慢性表现,因此血涂片见幼稚白、红细胞考虑是骨髓浸润的结果。

鉴于这些结果,进行了骨髓穿刺和环钻活检。骨髓涂片极其异常,增生减低,但可见疑似非造血

细胞聚集成团,一些细胞具有印戒细胞样形态,细胞质丰富,有时可见一个或多个球状的黏液性空泡,核偏位(图 44.5~图 44.7)。细胞学特征符合典型的腺癌细胞。

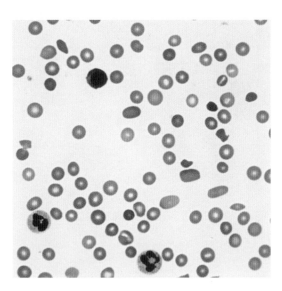

图 44.1　MGG,×500

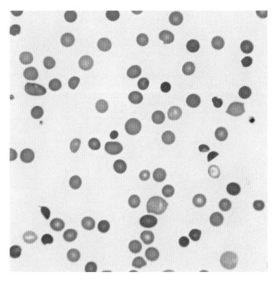

图 44.2　MGG,×500

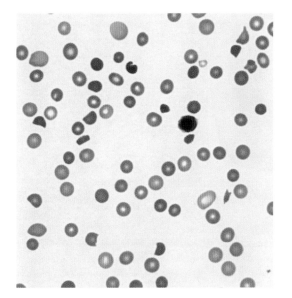

图 44.3　MGG,×500

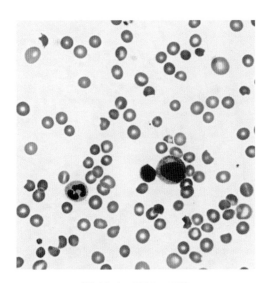

图 44.4　MGG,×500

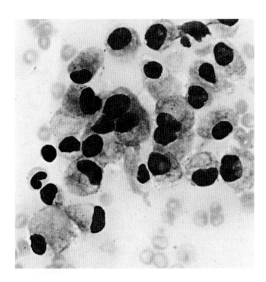

图 44.5　MGG,×500

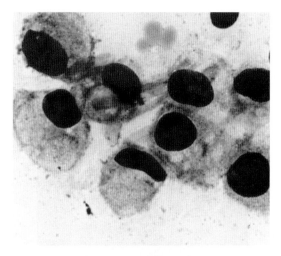

图 44.6　MGG,×1 000

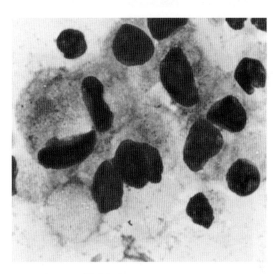

图 44.7　MGG,×1 000

流式细胞术

骨髓的流式细胞术分析也表明存在 CD45 阴性的非造血肿瘤细胞。

影像学

鉴于患者背部疼痛和骨髓浸润,进行了一系列 X 线检查,结果正常。脊柱的 MRI 扫描结果更具有意义,显示肿瘤播散性累及骨骼(图 44.8 和图 44.9)。

非造血肿瘤浸润骨髓说明幼稚白、红细胞增多症和弥散性血管内凝血(DIC)是由转移性腺癌造成的。慢性 DIC 伴微血管内纤维蛋白沉积,是血涂片上可见微血管病特征的原因。

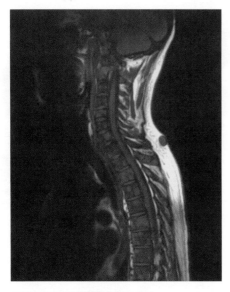

图 44.8 MRI

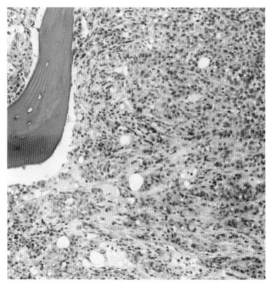

图 44.10 HE,×100

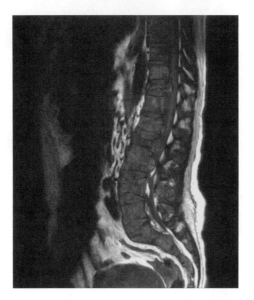

图 44.9 MRI

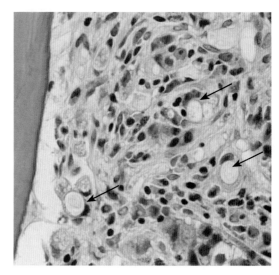

图 44.11 HE,×400

组织病理学

骨髓活检增生活跃,肿瘤细胞呈局灶性和间质性浸润(图 44.10);在高倍镜下浸润细胞呈印戒细胞样形态(箭头所示,图 44.11)。使用 Cam5.2 染色可突出显示这类细胞(图 44.12),使用 Alcian blue 染色可证实这类细胞产生黏蛋白(图 44.13)。这是黏液性腺癌累及骨髓的结果。

许多癌症均可诱发 DIC,特别是源于乳腺、肺、胃、胰腺、结肠和卵巢的癌症。其中关系尤为密切的是分泌黏蛋白的胃肠道腺癌,因此我们对该患者进行了上消化道内镜检查。结果在食管下

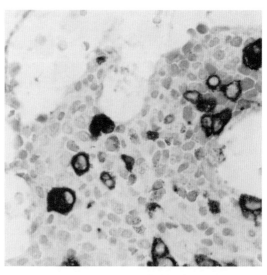

图 44.12 Cam5.2,×400

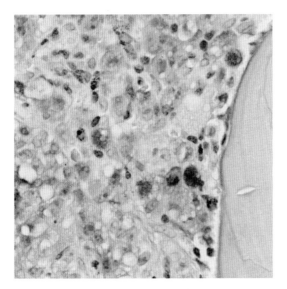

图 44.13 Alcian blue,×400

段发现小的恶性溃疡,组织学证实为分泌黏蛋白的腺癌。

讨论

　　该患者转诊至本中心前被初步诊断为 TTP,但其许多特征不符合这一诊断。经典的 TTP 是一种自身免疫性疾病,在高分子量血管性假血友病因子多聚体存在的情况下,血小板被激活。这些多聚体通常是不会出现的,因为血管性假血友病因子在正常情况下会被一种称为 ADAMTS13(一种具有血小板反应蛋白活性的去整合素和金属蛋白酶)的酶裂解。存在 ADAMTS13 的自身抗体时,该酶的活性明显下降,引起 vWF 多聚体形成,随后导致血小板不受控制地聚集并黏附到微血管内皮细胞。这些血小板性"血栓"是随后导致红细胞破碎综合征的原因。脑、心脏和肾脏的血管更容易受累,导致神经系统后遗症、心功能不全和肾衰竭。一系列五联征包括发热、微血管病性溶血性贫血、血小板减少症、神经症状和肾衰竭等,联合 ADAMTS13 低于正常水平[1]的 10%(存在特异性 ADAMTS13 自身抗体),这些有助于作出确切的诊断。早期血浆置换对 TTP 的治疗至关重要,因此对于没有完整五联征但确实具有类似的 ADAMTS13 水平降低的患者也需要被诊断出来。凝血系统激活不是 TTP 的特征,TTP 中凝血参数和 D-二聚体水平应该基本正常。该患者食管下段发生了一个小的、无临床症状的腺癌,并出现了广泛性转移,上述提及的支持 TTP 诊断的五联征该患者仅具备两项,另外其体重下降和背部疼痛等其他症状必须给予解释。此外,该患者的实验室检查显示明确的 DIC 证据,但缺乏肾衰的证据及提示骨骼疾病的生物化学相关指标。

　　对于任何拟诊为 TTP 的患者,仔细考虑其临床表现和实验室指标是非常重要的,必须要排除可形成微血管病性溶血性贫血的其他疾病。血浆置换对诊断正确的 TTP 患者是非常有益的,但对 DIC 患者没有益处。因此,正确进行鉴别是临床上迫切需要的。

最终诊断

　　食管黏液性腺癌伴继发性弥散性血管内凝血、骨髓转移和微血管病性溶血性贫血。

参考文献

1 Shah, N., Rutherford, C., Matevosyan, K., Shen, Y.-M. & Sarode, R. (2014) Role of ADAMTS13 in the management of thrombotic microangiopathies including thrombotic thrombocytopenic purpura (TTP). *British Journal of Haematology*, **163**, 514–519. PMID: 24111495.

病例 45

患者,男,44 岁,确诊早 B 前体急性淋巴细胞白血病,首次治疗缓解后,接受了无关供者异基因造血干细胞移植。该患者临床病程相对简单,进行了早期移植,移植后发生的移植物抗宿主反应容易控制,仅影响到皮肤。移植后 100 天按期进行骨髓穿刺,并将样本送去做流式细胞术分析。

实验室检查

血常规:正常。

肾功能、电解质、肝功能、骨代谢和乳酸脱氢酶:均正常。

骨髓穿刺

形态学上,骨髓增生活跃,各系发育正常,未见原始细胞增多。

流式细胞术(初诊时骨髓穿刺液)

对 CD45^{dim} 门内细胞进行分析,显示为伴异常髓系抗原表达的早 B 前体细胞表型,符合早 B 前体 ALL,具体表型(阳性百分比)为:CD34 97%,CD79a 97%,CD19 99.8%,TdT 97%,HLA-DR 99%,CD10 0%,MPO 0.3%,CD19/CD15^{dim} 42%,CD19/CD13^{dim} 37.3%。

细胞遗传学(初诊时)

FISH 检测显示,92% 的细胞存在 12 三体和 21 号染色体四体,另外,86% 的细胞存在 9 三体。未检测到 *MLL* 基因重排。

流式细胞术(移植后 100 天,骨髓穿刺液)

以 CD45/SSC(图 45.1)设门分析,CD45^{dim} 细胞(红色)占总细胞的 6.6%。这些细胞的表型(阳性率)如下所示:CD34 6.9%,CD79a 92%,CD19 87.5%,TdT 6.4%,HLA-DR 73%,CD10 79%,CD20 29%,CD19/CD15 0.6%。未见髓细胞抗原异常表达。

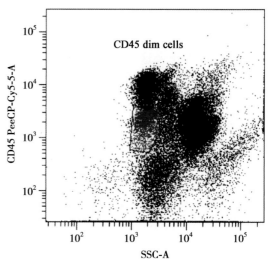

图 45.1　CD45/SSC

用 CD10/CD20 对上述 CD45^{dim} 细胞进行分析,显示出一个重要的现象(图 45.2)。可以看出,根据抗原 CD34、CD10 和 CD20 的表达与否和表达强度,CD45^{dim} 细胞实际上是由三种表型明显不同的亚群组成。各亚群的表型如下:

绿色(8%):CD34$^+$,CD79a$^+$,CD19$^+$,TdT$^+$,HLA-DR$^+$,CD10^{bright},CD20$^-$。

紫色(71%):CD34$^-$,CD79a$^+$,CD19$^+$,TdT$^-$,HLA-DR$^+$,CD10$^+$,CD20 部分$^+$。

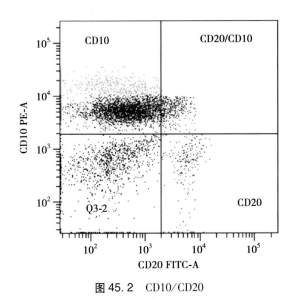

图 45.2　CD10/CD20

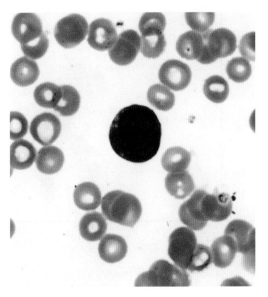

图 45.3　MGG,×1 000

蓝色（6%）：CD34⁻，CD79a⁺，CD19⁺，TdT⁻，HLA-DR⁺，CD10⁻，CD20⁺。

这三群细胞显示了正常祖 B 细胞（haematogone）Ⅰ型（绿色），Ⅱ型（紫色），Ⅲ型（蓝色）的典型表型特点。重要的是,这三者均与早 B 前体急性淋巴细胞白血病初诊时的表型完全不同。

讨论

祖 B 细胞（haematogone）是存在于健康人骨髓中的正常 B 前体细胞,在儿童和化疗或干细胞移植恢复期的成人骨髓中显著增多。它们具有特征性的抗原表达谱,如上文所述,根据成熟度的不同,Ⅰ型细胞表型最原始,Ⅲ型细胞表型最成熟。Ⅱ型细胞通常是最常见的,如该病例所示。

在流式分析中,祖 B 细胞必须同前体 B-ALL 中的原始细胞进行鉴别。该病例很容易鉴别,因为早 B 前体 ALL 是 CD10 阴性,并且该患者细胞异常表达髓细胞抗原。在普通 B-ALL 中,原始细胞同Ⅰ型和Ⅱ型祖 B 细胞有非常相似的形态和表型。在这种情况下,重要的是要具有与初诊表型来自同一流式细胞仪测定的关于抗原表达强度的数据。当患者因需要进行移植而转诊至不同的医院时,该数据可能不容易获得。典型的祖 B 细胞形态如图 45.3 和图 45.4（与早幼粒细胞相邻的细胞）所示。

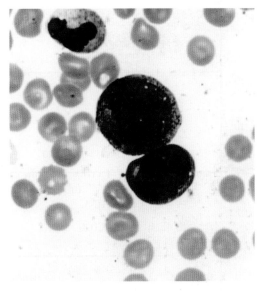

图 45.4　MGG,×1 000

补充图片中说明了这个原则,其来自另一先前经过治疗的普通-B-ALL 患者（图 45.5～图 45.8）。CD45/SSC 散点图显示在 CD45^dim 门内,有 CD45 表达强度不同的两群细胞。蓝色是Ⅱ型祖 B 细胞（CD10 阳性,CD20 呈阴性至中等强度异质性表达,TdT 和 CD34 阴性）,而红色显示 CD10^bright,并表达 CD34 和 TdT,是普通 B-ALL 原始细胞,与诊断时的表型相同。如果没有初诊表型资料,则红色可能归于Ⅰ型祖 B 细胞,尽管该群细胞的数量多于正常预期（占 CD45^dim 门内细胞的 25%）。

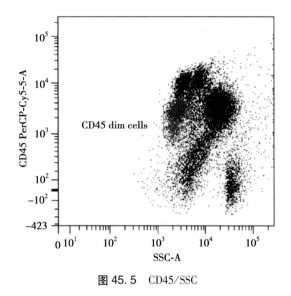

图 45.5　CD45/SSC

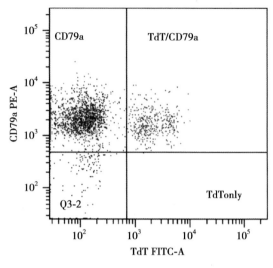

图 45.8　TdT/CD79a

在对骨髓穿刺液进行安全、准确的流式细胞术分析和报告时,对祖 B 细胞的认识及与前体 B-ALL 的精确区分是绝对必要的。

最终诊断

早 B 前体 ALL 同种异体移植后,缓解期骨髓祖 B 细胞(haematogone)显著增多。

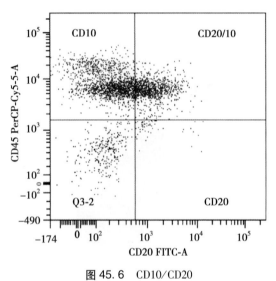

图 45.6　CD10/CD20

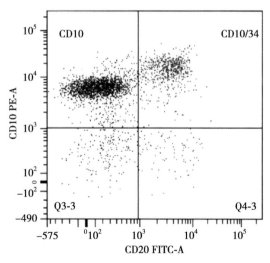
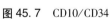

图 45.7　CD10/CD34

病例 46

患者,男,44 岁,因"左上腹痛,发现脾肿大至肋下四指宽"就诊。大约 8 年前被诊断为滤泡性淋巴瘤,4A 期,经过六个周期的 R-CVP 化疗后完全缓解。期间状况良好。

实验室检查

血常规:血红蛋白 151g/L,白细胞 35×10^9/L(中性粒细胞 4.1×10^9/L,淋巴细胞 29.8×10^9/L),血小板 122×10^9/L。

肾功能、电解质、肝功能和骨代谢:正常。

血清乳酸脱氢酶:300U/L。

血涂片

血涂片显示淋巴细胞增多,小至中等大小,核突出成角,核仁不明显,细胞质较少(图 46.1~图46.3)。部分细胞可见细小的核裂隙。反应性大颗粒淋巴细胞易见(图 46.2 和图 46.3)。

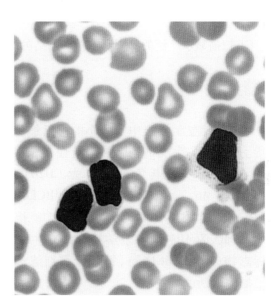

图 46.2 MGG,×1 000

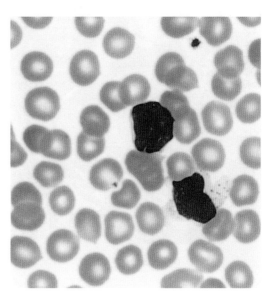

图 46.3 MGG,×1 000

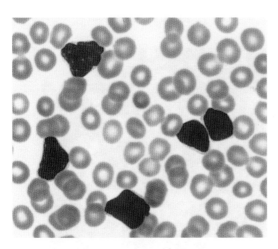

图 46.1 MGG,×1 000

流式细胞术（外周血）

大多数白细胞（66.9%）是克隆性的、κ 轻链限制性表达的 B 细胞，CD20、FMC7、CD10、CD79b 和 CD22 为阳性。部分表达 CD23，不表达 CD5。

影像学

CT 扫描显示广泛的外周和中枢淋巴结肿大。

骨髓活检

活检切片显示小至中等大小的淋巴细胞呈小梁旁和间质性浸润，近乎弥漫性浸润（图46.4 和图 46.5），其免疫表型为 CD20⁺（图46.6 和图 46.7）、CD79a⁺、CD10⁺、BCL6⁺ 和BCL2⁺。骨髓受累程度约为 70%。增殖指数（Ki-67）低，为 10%。形态学特征结合生发中心标志物（CD10⁺BCL6⁺），符合低级别滤泡性淋巴瘤的诊断。

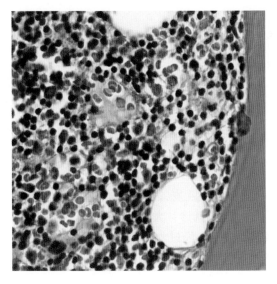

图 46.5　HE，×400

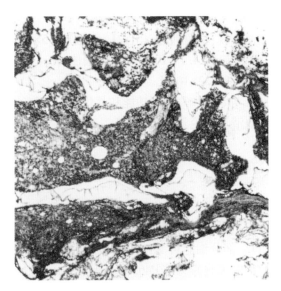

图 46.6　CD20，×40

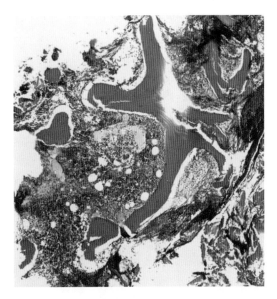

图 46.4　HE，×40

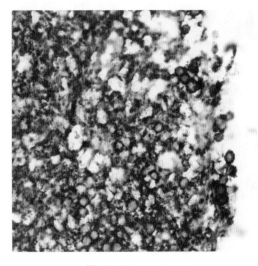

图 46.7　CD20，×400

讨论

滤泡性淋巴瘤(FL)是低级别 B 细胞淋巴瘤,约占所有非霍奇金淋巴瘤的 30%。它通常以惰性方式起病,伴无痛性淋巴结肿大,或在患者因其他原因检查或行影像学检查时偶然发现。遗传学标志是 t(14;18)(q32;q21),易位(或其变体)导致凋亡调节因子 BCL2 过度表达,继而引起细胞凋亡减少和肿瘤细胞增多。

该病例表现为滤泡性淋巴瘤晚期复发,具有典型的临床进展表现。有广泛的骨髓浸润,淋巴细胞溢出至外周血中。血涂片细胞形态具有滤泡性淋巴瘤的典型特征,免疫表型(成熟 B 细胞疾病,CD10⁺)亦与该诊断一致。

尽管该患者在首次治疗后获得长期无进展生存,但一些证据表明 FL 白血病期[1],后续治疗效果较差。使用 R-CHOP 进行升级治疗,为在第二次完全缓解(CR)后进行 BEAM 预处理的自体移植做准备。

最终诊断

滤泡性淋巴瘤复发,白血病期。

参考文献

1 Sarkozy, C., Baseggio, L., Feugier, P. *et al.* (2014) Peripheral blood involvement in patients with follicular lymphoma: a rare disease manifestation associated with poor prognosis. *British Journal of Haematology*, **164** (5), 659–667. PubMed PMID: 24274024.

病例 47

患者,女,31岁,3年前患急性早幼粒细胞白血病(APL)并接受治疗,常规随访。先前的治疗采用蒽环类药物/全反式维A酸(ATRA)方案,在一周期诱导后达到完全缓解。现以出现坐骨神经痛样症状7周及较短期的间歇性头痛为主诉就诊,无神经系统体征。

实验室检查

血常规:血红蛋白132g/L,白细胞6.7×10⁹/L,血小板198×10⁹/L。

凝血筛查:凝血酶原时间13s,活化部分凝血活酶时间31s,纤维蛋白原3.1g/L和D-二聚体290ng/ml。

肾功能、电解质、肝功能和骨代谢:正常。

血涂片:正常。

骨髓穿刺活检形态学和流式细胞术检查:正常。

影像学

脑和脊髓MRI检查:未见异常。

脑脊液分析

脑脊液标本细胞增多,白细胞0.66×10⁹/L,蛋白2.3g/L。脑脊液离心涂片的形态学表现如图47.1和图47.2所示。可见一群中等至较大体积的细胞,含较多颗粒,核呈不规则的双叶或多叶。Auer小体不易看到,偶见到一些核分叶假象(注意偶见的多分叶核细胞)。背景可见小的成熟淋巴细胞(图47.1所示),是对病理细胞的反应性过程。

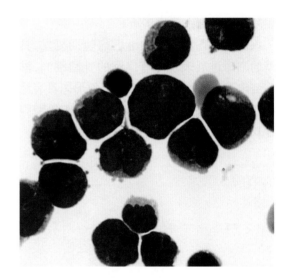

图47.1 MGG,×1 000

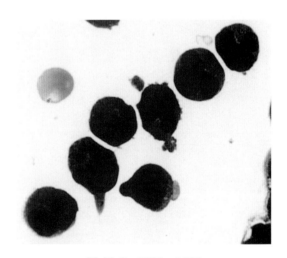

图47.2 MGG,×1 000

流式细胞术

对脑脊液进行流式细胞术检测,证实存在大量肿瘤细胞,其FSC和SSC值较高(分别代表细胞大小和颗粒性),表型为CD117⁺、CD64⁺、CD33⁺、CD13⁺和MPO⁺,但HLA-DR和CD34为阴性,为 APL 的典型免疫表型。

细胞遗传学

FISH 检测:脑脊液中大多数细胞存在 *PML-RARA* 融合基因。

讨论

这是一个罕见的病例,是 APL 的晚期中枢神经系统复发。中枢神经系统是 APL 最常见的髓外侵犯部位,大约 10% 的复发病例会并发中枢神经系统受累[1]。虽然定量 RT-PCR 的 MRD 分析结果显示为低水平的 *PML-RARA* 转录,提示早期骨髓复发,但外周血计数正常。虽然在怀疑中枢神经系统复发的情况下,应常规进行影像学检查,但磁共振扫描检出白血病性脑膜疾病的灵敏度非常低:在最近的研究中,灵敏度只有 20%(在所有类型肿瘤中最低),而脑脊液细胞学检查灵敏度为 100%[2]。因此,在任何怀疑中枢神经系统复发的病例中,腰椎穿刺行脑脊液检查是必需的。制备良好的脑脊液涂片的重要性在本病例中得到很好的证明:该病例脑脊液标本中细胞形态保存得相当好,虽然部分细胞有"三叶草"样核形态改变;这是在进行细胞离心涂片的过程中诱发或加重的。该病例中,细胞数显著增高,而在许多病例中病理细胞数常相对较低,通常被"正常"的反应性淋巴细胞所稀释。在这种情况下,流式细胞术能够从背景细胞中分离出病理细胞,降低假阴性率。另一个陷阱是"血液流入",即外周血中的恶性细胞污染了脑脊液标本,并导致假阳性结果。该病例没有循环白血病细胞,CSF 中的污染红细胞非常少。

小心处理 CSF 标本很重要,快速(<4h)处理并进行流式分析是最佳的。如果采样时间或运送导致流式细胞术分析的延迟,细胞可直接置于细胞稳定剂中以保持表面抗原完整性[3]。还可以在保存良好的细胞样品(如该病例标本)上进行全面的遗传学技术检测;FISH 和 RT-PCR 是检测疾病特异性易位的有用技术。该病例中,FISH 检测到 *PML-RARA* 融合基因。

该患者使用反复鞘内注射阿糖胞苷进行治疗,白血病细胞迅速被清除。同时用三氧化二砷进行系统性治疗,达到 MRD 阴性。在干细胞采集后,她接受了 TBI 自体移植,获得明显缓解。遗憾的是,在本文报告该病例时,其骨髓肿瘤细胞 MRD 再次被检测到。

最终诊断

急性早幼粒细胞白血病伴中枢神经系统复发。

参考文献

1 Evans, G.D. & Grimwade, D.J. (1999) Extramedullary disease in acute promyelocytic leukemia. *Leukemia & Lymphoma*, **33**, 219–229.

2 Pauls, S., Fischer, A., Brambs, H., Fetscher, S., Höche, W. & Bommer, M. (2012) Use of magnetic resonance imaging to detect neoplastic meningitis: limited use in leukemia and lymphoma but convincing results in solid tumors. *European Journal of Radiology*, **81**, 974–978.

3 de Jongste, A.H., Kraan, J., van den Broek, P.D. *et al.* (2014) Use of TransFix™ cerebrospinal fluid storage tubes prevents cellular loss and enhances flow cytometric detection of malignant hematological cells after 18 hours of storage. *Cytometry Part B: Clinical Cytometry*, **86** (**4**), 272–279. PubMed 23674509.

病例 48

患者,男,75岁,因"夜间盗汗、进行性体重下降,出现意识障碍、排尿困难和发热"收入感染科。既往有房颤,高血压和Ⅱ型糖尿病病史。初步评估显示无临床感染灶,且 CXR 正常。经广谱抗生素治疗,仍持续发热。血和尿培养显示无细菌生长,非特异性感染筛查试验为阴性。

实验室检查

血常规:血红蛋白 95g/L,平均红细胞体积 89fl,白细胞 8.4×10⁹/L,中性粒细胞 5.8×10⁹/L,血小板 69×10⁹/L。血沉 80mm/h。

肾功能、电解质:钠 128mmol/L,钾 5.5mmol/L,尿素 19mmol/L,肌酐 126μmol/L。

肝功能和骨代谢:胆红素 41μmol/L,谷草转氨酶 167U/L,谷丙转氨酶 57U/L,γ-谷氨酰转移酶 49U/L,碱性磷酸酶 1 103U/L,钙 2.32mmol/L,磷酸盐 1.98mmol/L,白蛋白 22g/L,球蛋白 34g/L,没有检测到副蛋白。

血清乳酸脱氢酶:4 340U/L,C 反应蛋白 103mg/L。

凝血筛查:凝血酶原时间 16s,活化部分凝血活酶时间 33s,凝血酶时间 16.9s,纤维蛋白原 2.33g/L 和 D-二聚体 3 443ng/ml。

由于可能存在腹腔内脓肿或隐匿性肿瘤,因此对该患者进行胸部、腹部和骨盆的 CT 扫描,但结果显示除了主动脉旁可见小体积淋巴结肿大外,无其他明显异常。脑部磁共振成像显示小动脉血管病变,但无肿瘤、脓肿、硬膜下血肿或静脉窦血栓形成的证据。没有系统性血管炎的血清学特征,超声心动图显示未见到赘生物。患者病情持续恶化,但难以作出明确诊断。鉴于进行性贫血和血小板减少,对该患者进行血液学评估,无新的特征性临床发现,但患者仍然发热、意识障碍。血涂片显示未见原始细胞或异常淋巴细胞,但偶

见有核红细胞和中幼粒细胞。遂对该患者进行骨髓穿刺和骨髓活检。

骨髓穿刺

骨髓穿刺可见一群非常大的多形性淋巴细胞,核复杂扭曲,多个核仁(图 48.1~图 48.3)。细

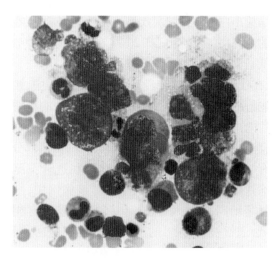

图 48.1 MGG,×500

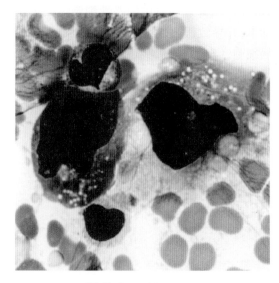

图 48.2 MGG,×1 000

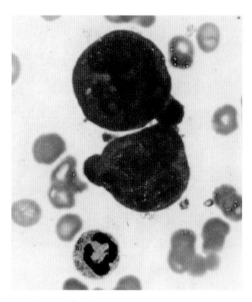

图 48.3　MGG,×1 000

胞质呈深蓝色,部分细胞可见空泡,无颗粒。该异常细胞的直径比中性粒细胞大两至三倍。从形态上看,可能的诊断为侵袭性 B 细胞淋巴瘤或间变性大细胞淋巴瘤。

流式细胞术

进行流式细胞术检测时,为了分析该群大体积异常细胞,在 FSC/SSC 散点图上,选择了一个较高的位置进行圈门,见图 48.4(P1)。这种圈门策略是基于骨髓形态学检查结果进行的。标准的圈门方法很容易遗漏有意义的细胞。

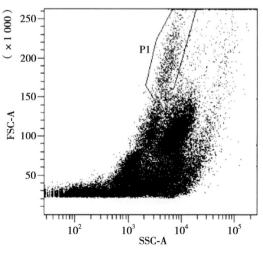

图 48.4　FSC/SSC

这些大细胞表达 CD19、CD20 和 HLA-DR。虽然不表达 CD10 和膜表面免疫球蛋白,但毫无疑问,这些细胞是克隆性的并且是恶性的。

组织病理学

骨髓活检切片同样显示一些重要特征。骨髓细胞含量较高,且明显被相同的大淋巴细胞浸润;这些细胞似乎主要位于血管内和骨髓血窦内(箭头所示,图 48.5 和图 48.6)。使用 CD20 的免疫组织化学分析,该特征变得更明显(图 48.7 和图 48.8)。当与残留的正常骨髓造血细胞和非肿瘤性 CD20[+]间质小 B 淋巴细胞相比时,这些体积极大的淋巴瘤细胞更显著。

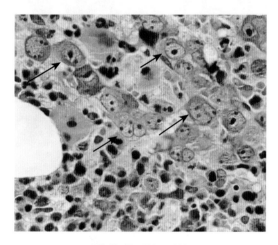

图 48.5　HE,×500

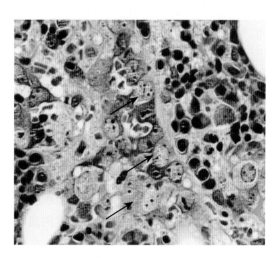

图 48.6　HE,×500

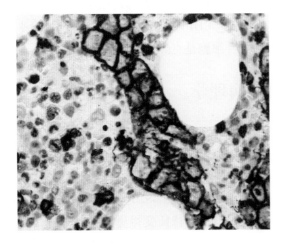

图 48.7　CD20,×500

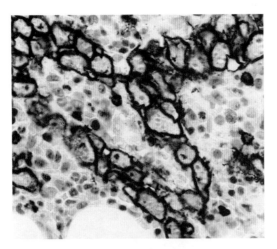

图 48.8　CD20,×500

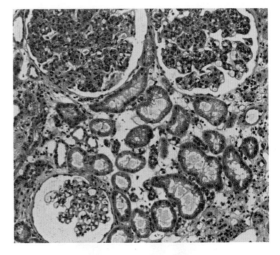

图 48.9　HE,×200

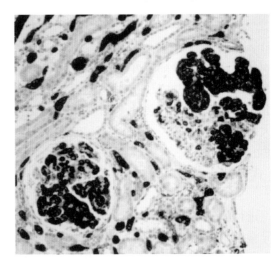

图 48.10　CD20,×200

恶性肿瘤细胞表达 CD20 和 MUM1,但 CD5、CD10 和细胞周期蛋白 D1 为阴性。这些检查结果提示血管内大 B 细胞淋巴瘤(IVL-BCL)。在此期间,患者的病情进一步恶化。该患者摔了一跤,呈进行性意识障碍、骨髓衰竭、毛细血管渗漏综合征和呼吸衰竭。尽管已作出明确诊断,但考虑到患者的一般情况,此时进行对症治疗可能是最合适的,此后不久该患者死亡。

还有一例神经内科的患者,出现发热,盗汗,意识障碍和双下肢无力等症状。MRI 未见特异性局灶性脊髓异常。随后出现肾病综合征,进行了肾脏活检,结果显示肾小球异常肥大和系膜间质扩张(图 48.9)。CD20 染色鉴定为显著的血管内 B 细胞浸润,符合 IVL-BCL(图 48.10)。上述第二例患者,经 R-CHOP 治疗获得完全缓解,但下肢瘫痪不能恢复(可能是淋巴瘤性脊髓动脉血管闭塞引起的脊髓缺血性梗死)。

讨论

血管内大 B 细胞淋巴瘤是弥漫性大 B 细胞淋巴瘤的一种罕见亚型,根据微妙的临床表现和噬血现象的不同可将其进一步分为亚洲亚型和西方亚型[1]。该种淋巴瘤细胞对血管有亲和力,因此典型的淋巴结肿大和脏器肿大等特征罕见。典型的 B 症状如体重减轻和夜间盗汗几乎见于所有患者,发热和高水平血清 LDH 也是常见特征。其他临床症状不典型但通常与受累器官的血管闭塞有关。如脑血管和脊髓血管受累引起的神经症状,皮肤受累引起的皮疹,肾小球血管疾病引起的肾病综合征等都可见到。

在西方亚型中通常不存在脏器肿大和淋巴结

肿大,所以在鉴别诊断时通常考虑不到淋巴瘤存在的可能。因此其诊断过程很漫长,当最终作出诊断时患者都已经非常虚弱。标准的 R-CHOP 治疗对该类型的淋巴瘤是有效的[2],因此在临床上遇到出现不明原因的发热、消瘦、盗汗以及血清 LDH 升高的患者,考虑到可能是这一诊断是非常重要的。

最终诊断

血管内大 B 细胞淋巴瘤,西方亚型。

可参见病例 92,血管内 B 细胞淋巴瘤,亚洲亚型。

参考文献

1 Ponzoni, M., Ferreri, A.J., Campo, E. *et al.* (2007) Definition, diagnosis, and management of intravascular large B-cell lymphoma: proposals and perspectives from an international consensus meeting. *Journal of Clinical Oncology*, **25** (**21**), 3168–3173. PubMed PMID: 17577023.

2 Hong, J.Y., Kim, H.J., Ko, Y.H. *et al.* (2014) Clinical features and treatment outcomes of intravascular large B-cell lymphoma: a single-center experience in Korea. *Acta haematologica*, **131** (**1**), 18–27. PubMed PMID: 24021554.

病例 49

患者,男,64 岁,在高血压门诊就诊时进行了血常规检查。临床表现良好,无皮肤、关节或呼吸道症状,无明显体重下降和夜间盗汗。体格检查基本正常,无淋巴结肿大,但脾可触及。该患者常规使用阿替洛尔和卡托普利,血压控制良好。近期未服用其他新的药物,亦无近期出国旅行史。无结缔组织疾病病史,但有鼻息肉和轻度哮喘。

实验室检查

血常规:血红蛋白 144g/L,白细胞 $19×10^9$/L(中性粒细胞 $4.5×10^9$/L,淋巴细胞 $3.1×10^9$/L,嗜酸性粒细胞 $10.5×10^9$/L,单核细胞 $0.8×10^9$/L),血小板 $256×10^9$/L。血沉:12mm/h。

血清自身免疫类抗体检查,包括细胞质和核周抗中性粒细胞胞质抗体(cANCA 和 pANCA),均为阴性。

肾功能、电解质:钠 135mmol/L,钾 4.6mmol/L,尿素 5mmol/L,肌酐 95μmol/L。肝功能、骨代谢、C 反应蛋白和乳酸脱氢酶:正常。

血涂片

可见成熟的嗜酸性粒细胞明显增多。未见髓细胞核左移现象,未见原始细胞以及单核细胞或嗜碱性粒细胞增多。未见有核红细胞,未见红细胞、白细胞和血小板发育异常。嗜酸性粒细胞仅有轻微细胞学异常:如分叶过多、颗粒减少,颗粒较正常小以及出现空泡等(图 49.1~图 49.3)。

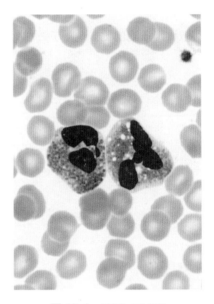

图 49.1　MGG,×1 000

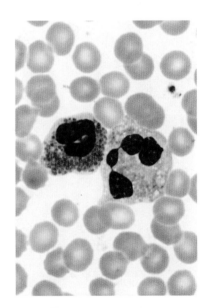

图 49.2　MGG,×1 000

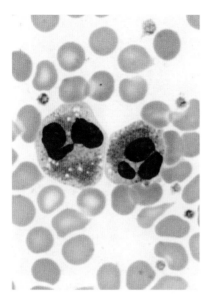

图 49.3   MGG,×1 000

影像学

任何出现嗜酸性粒细胞增多的患者，即使没有呼吸系统症状，也应该进行 CXR 检查。若发现肺部浸润、肺结节或纵隔肿块均具有提示意义，可指导进一步的检查。该病例 CXR 结果正常。为更详细地评估肺和纵隔以及进一步检查腹部是否有淋巴结肿大或器官肿大，该患者又进行了 CT 扫描。结果显示脾增大至 16cm，但未见其他异常。

流式细胞术（外周血和骨髓穿刺液）

当发现嗜酸性粒细胞增多时，进行外周血和骨髓形态学评估是重要的初始步骤。嗜酸性粒细胞可通过流式细胞术检测，但我们目前没有可靠的标记可以鉴别反应性增生和克隆性增生。同样，嗜酸性粒细胞形态在鉴别潜在的病因时作用也很小。细胞大小、颗粒和核分叶等方面的明显改变在反应性和肿瘤性增生中均可看到。在鉴别病因时真正有价值的是观察除嗜酸性粒细胞之外，是否还伴有任何其他的异常细胞。这就需要在外周血和骨髓中仔细寻找，看是否存在原始粒细胞、原始淋巴细胞、肥大细胞、单核细胞和浆细

胞。骨髓活检标本可能提示淋巴瘤，系统性肥大细胞增多症或非造血肿瘤。然后可以根据怀疑的细胞类型和谱系，进行适当的流式细胞术检测。在此病例中，骨髓穿刺结果显示嗜酸性粒细胞及其前体细胞增多，未见其他异常细胞群（图 49.4 和图 49.5）。

骨髓活检增生较活跃，嗜酸性粒细胞及其前体细胞引起间质扩张（图 49.6～图 49.8）。未见夏科-雷登结晶及异常浸润，网状纤维染色正常。细胞学上正常的间质肥大细胞轻度增加，其中一些呈纺锤形（图 49.9）。

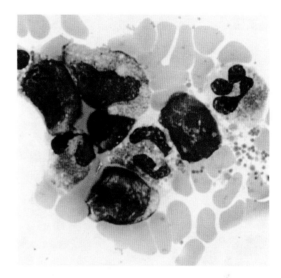

图 49.4   MGG,×1 000

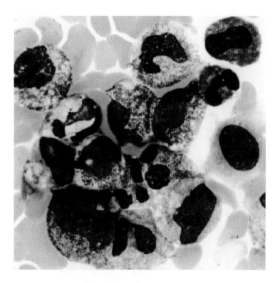

图 49.5   MGG,×1 000

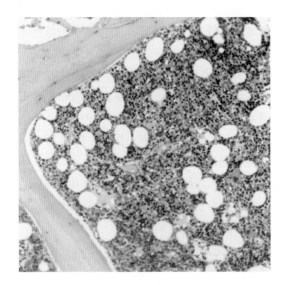

图 49.6　HE,×100

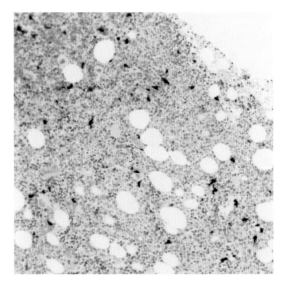

图 49.9　肥大细胞类胰蛋白酶,×100

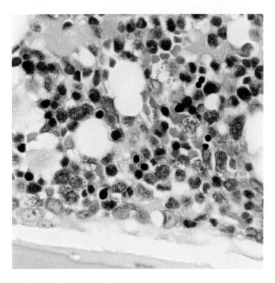

图 49.7　HE,×500

细胞遗传学

标准的分裂中期细胞遗传学显示核型正常,46,XY。未见 t(9;22)(q32;q12)易位或明显的 4q12(*PDGFRA*)、5q31-33(*PDGRFB*)或 8p11(*FGFR1*)染色体重排。

分子生物学

鉴于患者的临床表现及持续性嗜酸性粒细胞显著增多,并且没有发现潜在的可以引起嗜酸性粒细胞反应性增多的病因,因此怀疑存在 *FIP1L1-PDGRFA* 融合基因,随后使用 RT-PCR 进行了鉴定。应该注意的是,对该融合基因的鉴定可能需要具有更高灵敏度的巢式 RT-PCR。

使用 *CHIC2* 探针进行 FISH 检测(图 49.10)显示,由于 4q12 中间位点的缺失导致信号丢失,表明存在 *FIP1L1-PDGRFA* 融合基因。这一融合基因编码一种新的酪氨酸激酶,可激活并导致嗜酸性粒细胞增殖。

异常情况下,每个细胞的一条染色体上 *CHIC2* 缺失而形成 *FIP1L1-PDGRFA* 融合信号(呈纯绿色信号),而正常情况下,信号呈绿-红-绿。

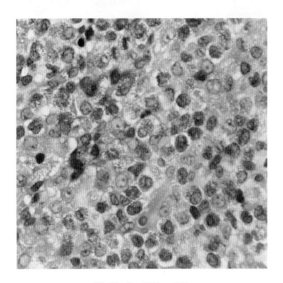

图 49.8　HE,×500

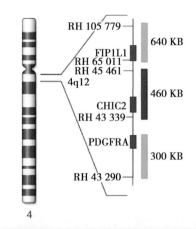

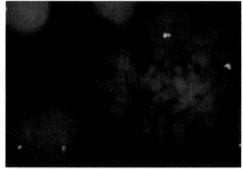

正常图像,存在CHIC2(绿-红-绿)

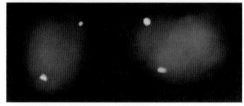

正常图像,存在CHIC2(绿-红-绿)

图 49.10　CHIC2 FISH 检测

讨论

外周血嗜酸性粒细胞增多可由多种原因引起,包括哮喘、湿疹、药物反应、食物不耐受、胶原血管疾病、血管炎、肺嗜酸性粒细胞增多症和寄生虫感染等。肺部、甲状腺、胃肠道和宫颈等部位的实体肿瘤也可引起嗜酸性粒细胞反应性增多。此外,也可能由多种血液系统疾病引起包括急性髓细胞性白血病(AML)、T 淋巴母细胞白血病/淋巴瘤(T-LBL)、B 淋巴母细胞白血病/淋巴瘤、骨髓增生异常综合征、骨髓增殖性肿瘤(包括慢性髓细胞性白血病)、骨髓增生异常/骨髓增殖性肿瘤(包括慢性粒-单核细胞白血病)、系统性肥大细胞增多症、T 细胞非霍奇金淋

巴瘤、霍奇金淋巴瘤和多发性骨髓瘤[1]。图49.11 和图 49.12 呈现的是一例由 T 淋巴母细胞白血病及 IL-5 释放引起的反应性外周血嗜酸性粒细胞明显增多。外周血可见少量原始细胞,当然,骨髓被大量浸润。

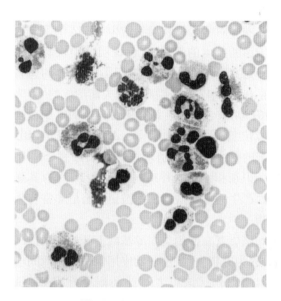

图 49.11　MGG,×1 000

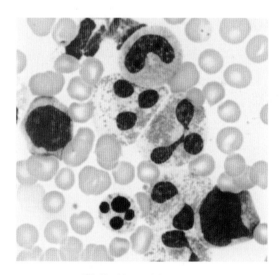

图 49.12　MGG,×1 000

上述所有疾病被排除后,仍有一定比例的患者如本病例所述,存在持续性嗜酸性粒细胞增殖。重要的是,持续性的外周血和组织中嗜酸性粒细胞增多,可通过释放细胞因子和嗜酸性颗粒衍生的体液因子而引起明显的器官损害。患者常有疲劳、发热、皮疹、血管神经性水肿、红皮病、肌痛、体重减轻和腹泻等。静脉血栓形成的风险增加。随着时间的推移,嗜酸性粒细胞增多可引起肺部浸

润、周围神经病变及慢性吸收不良导致的消耗综合征。最严重的可能是限制性心肌病(由于心内膜心肌纤维化),心脏瓣膜畸形和心脏内血栓栓塞均可发生。在没有特异性的细胞遗传学或分子学标记时,这些情况被称为高嗜酸性细胞增多综合征(HES)。

随着对嗜酸性粒细胞增生更深入的了解以及分子诊断技术的发展,现已证明这类疾病实际上大多是克隆性的,而之前被归类为 HES 的患者大多存在由 4q12 位点隐蔽性缺失而形成的 *FIP1L1-PDGFRA* 融合基因。该类患者典型的临床表现是嗜酸粒细胞性白血病,但由 AML 和/或 T-LBL 转化来的病例也有报道。这种疾病好发于中年男性。识别和诊断这种疾病非常重要,因为其融合基因产生的酪氨酸激酶能被伊马替尼非常有效地阻断。

该患者在使用类固醇基础上开始使用伊马替尼,因为有报告称,在初始应用伊马替尼期间会加重组织损伤。该患者对此药耐受性良好,每日100mg 即非常有效。在 4 周内嗜酸性粒细胞增多的症状彻底缓解,患者未出现器官损伤,随访过程中状况良好。

有趣的是,嗜酸性粒细胞的细胞学异常在反应性嗜酸性粒细胞增多的患者中比在因 *FIP1L1-PDGFRA* 融合基因导致的慢性嗜酸粒细胞白血病患者更显著,这就进一步说明了细胞学异常的存在与否对于识别克隆性嗜酸性粒细胞增殖不是非常有用。还应注意的是在 *FIP1L1-PDGFRA* 融合基因相关的慢性嗜酸粒细胞白血病中常见间质性肥大细胞增多,有时可呈纺锤形,如本病例所示,此时可能会怀疑是否为肥大细胞增多症。此时的鉴别诊断是非常重要的,因为伊马替尼对于绝大多数系统性肥大细胞增多症患者是无效的。

最终诊断

FIP1L1-PDGFRA 融合基因相关的慢性嗜酸粒细胞白血病。

参考文献

1 Bain, B.J. (2010) Myeloid and lymphoid neoplasms with eosinophilia and abnormalities of *PDGFRA*, *PDGFRB* or *FGFR1*. *Haematologica*, **95** (5), 696–698. PubMed PMID: 20442440.

病例 50

患者,男,22 岁,就诊于急诊室,主诉几小时来感到非特异性不适,伴腹泻,自认为可能与前一天晚上在快餐店吃饭有关。除其弟弟和表弟都有脑膜炎球菌败血症的病史外,无其他既往病史。在初始评估时,患者发热,但没有明确的感染病灶,体格检查无明显异常。进行血培养并开始静脉输液治疗。患者办理入院手续,住院接受观察。

初次实验室检查

血常规:血红蛋白 159g/L,白细胞计数 4.4×10^9/L,中性粒细胞计数 4.2×10^9/L,血小板 83×10^9/L。

凝血筛查:凝血酶原时间 24s,活化部分凝血活酶时间 56s,凝血酶时间 15s,纤维蛋白原 1.75g/L。

肾功能、电解质、肝功能:正常。C 反应蛋白为 80mg/L。

临床病程

入院后数小时,患者出现明显不适伴急性发作性低血压和缺氧,需气管插管,静脉注射强心药物,遂转至重症监护病房。给患者静脉注射广谱抗生素。同时注意到患者躯干出现快速发展的紫癜性皮疹,肢体末端极其苍白,发绀和灌注不足。

第二次实验室检查

血常规:血红蛋白 109×10^9/L,白细胞计数 1.0×10^9/L,中性粒细胞计数 0.51×10^9/L 和血小板计数 13×10^9/L。

凝血功能检测:凝血酶原时间 36s,活化部分凝血活酶时间 132s,凝血酶时间 21s,纤维蛋白原

0.49g/L,D-二聚体 12 000ng/ml。

肾功能、电解质:钠 130mmol/L,钾 5.5mmol/L,尿素 9mmol/L,肌酐 229μmol/L 和 C 反应蛋白 300mg/L。

该患者可能的诊断是暴发性败血病,但考虑到其严重的全血细胞减少和凝血功能障碍,需要血液科会诊。必须考虑和排除在急性白血病(特别是急性早幼粒细胞性白血病)基础上引起的严重感染。

血涂片

外周血涂片(图 50.1 和图 50.2)显示中性粒细胞具有明显的中毒颗粒和细胞质空泡,轻度核左移,未见原始粒细胞或早幼粒细胞。红细胞碎片罕见,血小板明显减少。

随后,进一步的检查中,发现部分中性粒细胞细胞质内可见双球菌(图 50.3 和图 50.4 箭头所示),部分中性粒细胞正在凋亡(图 50.4)。这些发现都与脑膜炎球菌败血症的诊断一致。未发现有共存的急性白血病,除了与弥散性血管内凝血

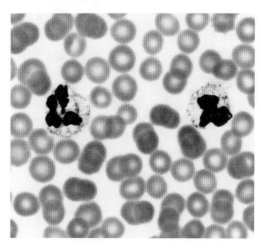

图 50.1　MGG,×500

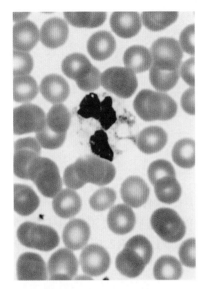

图 50.2　MGG,×1 000

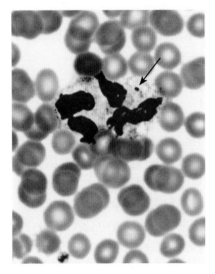

图 50.3　MGG,×1 000

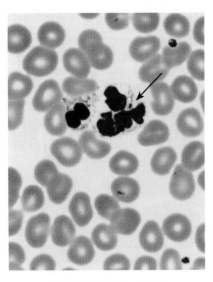

图 50.4　MGG,×1 000

(入院凝血筛查明显提示)相关的血小板减少外,入院时的血常规检查结果基本正常。全血细胞减少是由于严重的败血症引起的。

随后使用 PCR 检测到血液中含有 W135 群脑膜炎球菌 DNA,证实了脑膜炎球菌败血症的诊断。使用 PCR 或细菌培养未检测到其他病原体。患者在感染中存活下来,但遗留慢性肾损伤,手指和脚趾被截去,正在进行康复治疗。

脑膜炎球菌败血症是一种危害性极大的疾病,可以感染免疫功能良好的年轻患者。该患者没有既往病史,先前也没有严重的细菌感染,但是其近亲中曾有相同感染史,这应当引起进一步的思考。虽然大多数脑膜炎球菌性败血病发生在免疫功能良好的个体中,但是一些遗传性免疫缺陷(涉及经典和替代补体途径异常)患者也容易感染该病原体。正常补体活性对于清除脑膜炎球菌特别重要。补体数量或功能上的缺陷都与该病有关联,但是备解素(替代途径的一个组分)缺乏则会使脑膜炎球菌败血症的风险增加至高达 7 000 倍,并且通常涉及非典型的脑膜炎球菌菌株。随后的调查显示该患者 CH100 经典途径活性、AP100 替代途径活性、C2、C3 和 C4 的水平以及免疫球蛋白水平均正常。但 AP100 正常不能排除备解素缺乏,遗憾的是备解素目前在英国尚不能测定。

流式细胞术

随后的检查显示该患者中性粒细胞的数量和形态正常,CD11、CD15 和 CD18(在白细胞黏附障碍性疾病中表达缺失)表达正常。淋巴细胞亚群和血清免疫球蛋白检测正常。

鉴于该患者具有家族史且分离出非典型脑膜炎球菌菌株,以及遗传性补体缺陷类疾病尚未被排除,已为患者和他的两个兄弟姐妹及表亲接种了脑膜炎球菌 A、C、Y 和 W135 血清型四价疫苗。有证据表明,即使在遗传性补体缺陷存在的情况下,这种疫苗也是有效的。如果英国有脑膜炎球菌 B 血清型疫苗,该家族也应接种。

讨论

脑膜炎球菌败血症是一种危害极大的全身性感染性疾病,可引起败血性休克、脑膜炎、肾上腺坏死、DIC、急性肾衰竭和组织坏死。死亡率高达50%。因此，迅速及时的治疗是必要的，但早期症状往往是模糊而且呈非特异性的。由血小板减少和DIC引起的急性发作性紫癜性皮疹是早期具有高度提示意义的体征，应早期发现并及早进行抗生素治疗。

这种感染引起的血液学改变在本病例中都可见到，包括迅速发生的血细胞减少，凝血功能异常以及血涂片上可见中性粒细胞毒性改变。此病例，在中性粒细胞内发现双球菌是偶然的，并且在随后一段时间内再次检测血涂片时才发现：虽然该病例当天没有诊断，但是已经有足够的临床和实验室证据支持随后的诊断。根据其他病例报道，中性粒细胞中出现双球菌具有诊断意义[1]。

脑膜炎球菌感染的家族史使该病例不同寻常，考虑可能存在家族性补体缺陷，但是我们对补体功能的理解以及如何通过定量和定性测定进行更好的研究还远未完成。

最终诊断

脑膜炎球菌败血症伴弥散性血管内凝血。可能为家族性备解素缺乏。

参考文献

1 Uprichard, J. & Bain, B. (2008) A young woman with sudden onset of a severe coagulation abnormality. *American Journal of Hematology*, **83** (**8**), 672. PubMed PMID: 18553562.

病例 51

患者,女,82 岁,因"严重的疲劳和瘀伤"就诊。既往病史无特殊,直到就诊前两周一直独立生活。

实验室检查

血常规:血红蛋白 77g/L,白细胞 1.8×10^9/L(中性粒细胞 0.28×10^9/L),血小板 26×10^9/L。

肾功能、电解质、肝功能、骨代谢和乳酸脱氢酶:正常。

血涂片

外周血可见大量中等大小至较大的未分化淋巴细胞,偶见核仁,核浆比高(图 51.1 和图 51.2)。残留的中性粒细胞形态正常。可见少量有核红细胞。

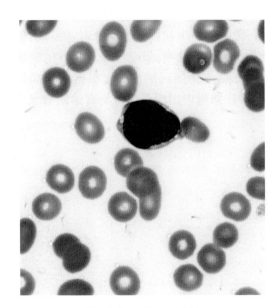

图 51.2 MGG,×1 000

骨髓穿刺

干抽,未成功获得骨髓标本。

流式细胞术(外周血)

流式分析可见一群 CD45 阴性细胞(红色,注释为 CD45^{dim})、正常淋巴细胞和中性粒细胞(图 51.3);前者在 FSC/SSC 图上具有异质性特征(图 51.4)。真正的 CD45^{dim} 群不明显。这些 CD45$^-$ 细胞表达细胞质 CD79a、TdT、CD19、HLA-DR、CD10 和 CD20,支持普通 B-ALL 的诊断。

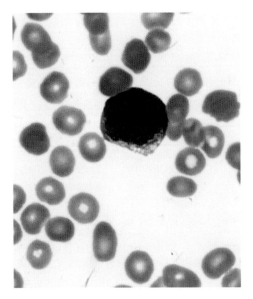

图 51.1 MGG,×1 000

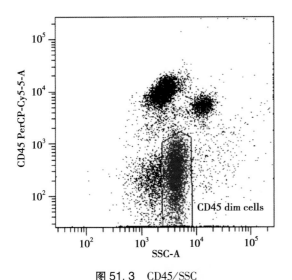

图 51.3　CD45/SSC

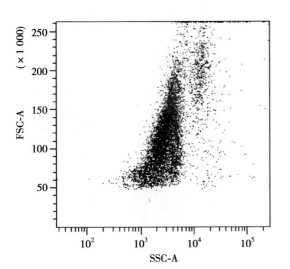

图 51.4　FSC/SSC

细胞遗传学

染色体分析失败；FISH 检测显示 9q 等臂染色体和部分 5p 多拷贝。

讨论

80 岁以上的患者被诊断为急性淋巴细胞白血病（ALL）显然预后不良。这个年龄段的 ALL 患者，需要非常慎重的考虑治疗方法。使用类固醇、长春新碱和减量蒽环类药物进行诱导治疗可诱导缓解，接下来以我们的经验可以直接更换为巯基嘌呤和甲氨蝶呤维持治疗。重要的是需排除

是 *BCR-ABL1* 是否为阳性，因为高龄且伴 *BCR-ABL1* 阳性的患者对皮质类固醇加伊马替尼联合治疗反应良好[1]。

该病例的免疫表型非常有趣，原始淋巴细胞为 CD45 阴性，而 CD45 阴性区通常为红系前体细胞、浆细胞或增殖的非造血细胞。ALL 中 CD45 阴性可能会认为预后不良，因为 CD45 阴性提示细胞来源非常原始，远离正常淋系细胞成熟轨迹。而真实情况并非如此，尤其在儿科临床病例研究中，CD45 阴性的 ALL 具有更好的预后[2,3]。该病例，原始淋巴细胞表达 CD20。CD20 通常与具有更成熟表型的 ALL 有关并且常见于儿科病例，其作为一个独立的标记似乎不具有预后意义[4]。引入利妥昔单抗治疗 CD20+ 前体 B-ALL，是否能改善临床反应和长期预后，仍有待商榷。

等臂染色体是一条染色体的两个短臂或两个长臂通过着丝点连接在一起形成的。一些等臂染色体（包括 i(6p)、i(7q)、i(9q) 和 i(17q)）在 ALL 中是重现性异常。i(9q) 最常见，可单独或与其他异常同时出现。i(9q) 单独存在于儿童患者中提示预后良好，但在成人患者中尚不确定。

最终诊断

B 淋巴母细胞白血病/淋巴瘤-普通型 ALL。

参考文献

1　Vignetti, M,, Fazi, P., Cimino, G. *et al.* (2007) Imatinib plus steroids induces complete remissions and prolonged survival in elderly Philadelphia chromosome-positive patients with acute lymphoblastic leukemia without additional chemotherapy: results of the Gruppo Italiano Malattie Ematologiche dell'Adulto (GIMEMA) LAL0201-B protocol. *Blood,* **109** (9), 3676–3678. PubMed PMID: 17213285.

2　Borowitz, M.J., Shuster, J., Carroll, A.J. *et al.* (1997) Prognostic significance of fluorescence intensity of surface marker expression in childhood B-precursor acute lymphoblastic leukemia. A Pediatric Oncology Group Study. *Blood,* **89** (11), 3960–3966. PubMed PMID: 9166833.

3　Behm, F.G., Raimondi, S.C., Schell, M.J. *et al.* (1992) Lack of CD45 antigen on blast cells in childhood acute lymphoblastic leukemia is associated with chromosomal hyperdiploidy and other favorable prognostic features. *Blood,* **79** (4), 1011–1016. PubMed PMID: 1531305.

4　Naithani, R., Asim, M., Abdelhaleem, M. *et al.* (2012) CD20 has no prognostic significance in children with precursor B-cell acute lymphoblastic leukemia. *Haematologica,* **97** (9), e31–e32. PubMed PMID: 22952332.

病例 52

患者,男,71岁,因腹泻至急诊科就诊。初步考虑可能为病毒感染,可自愈。检查发现患者淋巴细胞增多。无夜间盗汗或体重下降,体检未发现淋巴结肿大或脾肿大。

实验室检查

血常规:血红蛋白 124g/L,白细胞 $27×10^9/L$(中性粒细胞 $4.5×10^9/L$,淋巴细胞 $22×10^9/L$),血小板 $142×10^9/L$。

网织红细胞计数正常,直接抗球蛋白试验:阴性。

肾功能、电解质、肝功能和骨代谢:正常。乳酸脱氢酶:正常。

免疫球蛋白和电泳检测到 IgA/κ 型副蛋白,定量为 33.3g/L。IgG 和 IgM 水平低。

血涂片

血涂片可见成熟淋巴细胞中度增多,染色质致密;可见涂抹细胞(未显示)。

流式细胞术(外周血)

淋巴细胞门内大多数为 B 细胞,免疫表型为 CD19+、CD20dim、CD5+、CD23+、CD22dim、FMC7-、CD79b-、κdim,符合 B 细胞慢性淋巴细胞白血病(CLL 评分 5/5)。在 CLL 中,出现高浓度的 IgA/κ 型副蛋白有点不同寻常,因此行骨髓活检。

骨髓穿刺

骨髓增生减低,伴小至中等大小淋巴细胞浸润,染色质致密,细胞质相对较少,约占有核细胞

的 35%。此外还有一群浆细胞(37%),细胞质丰富,部分细胞可见明显的核仁(图 52.1 和图 52.2)。

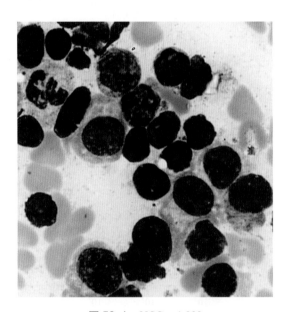

图 52.1 MGG,×1 000

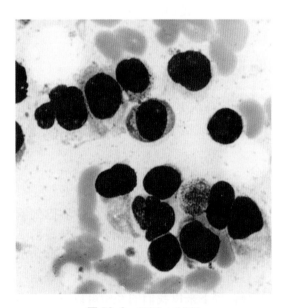

图 52.2 MGG,×1 000

166

流式细胞术（骨髓穿刺液）

除了确认 CLL 累及骨髓外，也发现了一群恶性浆细胞。CD19 设门圈定 CLL 细胞（图 52.3），其具有上述典型表型。CD138 设门圈出浆细胞（图 52.4），其显示出肿瘤性表型：CD45⁻、CD19⁻、CD38⁺、CD56⁺。将 CLL 细胞和浆细胞反向设门至 FSC/SSC 图上，可显示两群细胞各自的位置（图 52.5）。

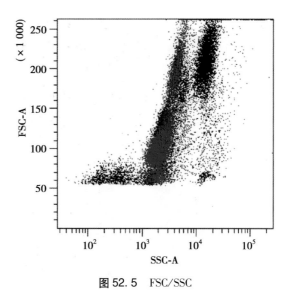

图 52.5　FSC/SSC

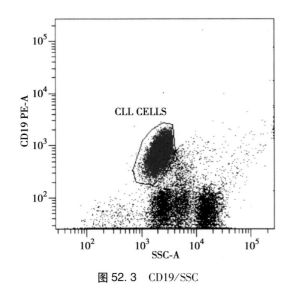

图 52.3　CD19/SSC

骨髓活检

骨髓增生活跃，伴许多非小梁旁淋巴结节及弥漫性浆细胞浸润（CD138 染色阳性率 70%）。注意图 52.6 显示 CLL 细胞结节（箭头所示）被弥漫性浸润的浆细胞环绕。在图 52.7 中，核染色质明显聚集的 CLL 细胞与核染色质较疏松的浆细胞形成对比，图 52.8 中使用 CD138 可将浆细胞清楚地鉴别出来。

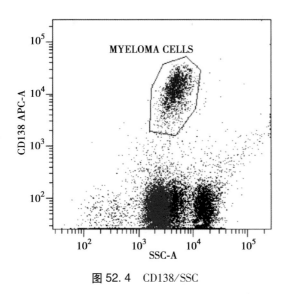

图 52.4　CD138/SSC

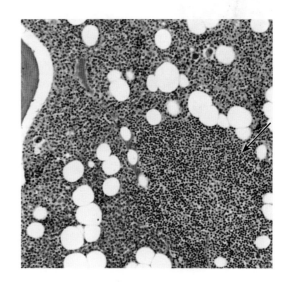

图 52.6　HE，×100

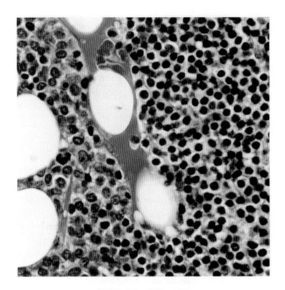

图 52.7　HE,×400

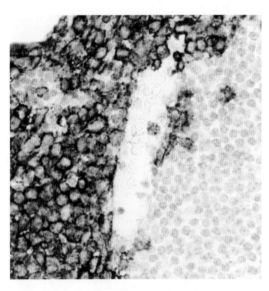

图 52.8　CD138,×400

影像学(MRI)

骨骼检查显示退行性改变,但无骨髓瘤性骨损伤的明确特征。

讨论

CLL 病程隐匿,常因其他原因入院时被偶然发现。单克隆性免疫球蛋白可出现于淋巴增殖性疾病包括慢性淋巴细胞白血病(CLL)、淋巴浆细胞淋巴瘤(LPL)和边缘区淋巴瘤(MZL)。低浓度 IgM 类副蛋白常见于慢性淋巴细胞白血病,它们很少与患者的症状有关。该患者副蛋白的水平和类型促使进一步检查,以排除共存的浆细胞肿瘤,即使没有相关的骨症状、贫血或肾功能障碍。骨髓穿刺形态学检查可见两群恶性细胞,流式细胞术可确定为 CD19⁺ 和 CD138⁺ 两群细胞。骨髓活检显示 CLL 细胞呈结节性浸润,浆细胞呈弥漫性浸润,这进一步支持上述结论。两种诊断没有关联,但他们的共存应慎重考虑选择最优治疗方案。

最终诊断

1. B 细胞慢性淋巴细胞白血病。
2. IgA 型多发性骨髓瘤。

病例 53

患者,女,49 岁,以"乏力数月"为主诉就诊。体重无明显变化,无夜间盗汗。查体:脾肿大,无淋巴结肿大。

实验室检查

血常规:血红蛋白 105g/L,白细胞 27.9×10⁹/L(中性粒细胞 2.37×10⁹/L,淋巴细胞 24.9×10⁹/L),血小板 123×10⁹/L。

肾功能、电解质、肝功能和血清乳酸脱氢酶:正常。

检测到低浓度的 IgG/κ 型副蛋白(2.7g/L),但无免疫缺陷。

血涂片

血涂片显示淋巴细胞增多,中等大小,染色质致密,无核仁。显著的特点是细胞质不规则和绒毛样突起(图 53.1~图 53.3)。部分细胞可见小的细胞质空泡(图 53.3)。

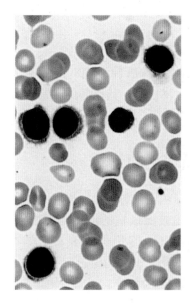

图 53.2　MGG,×1 000

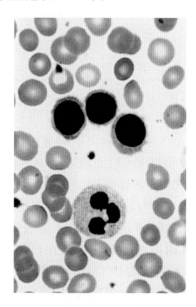

图 53.1　MGG,×1 000

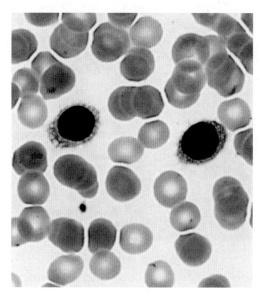

图 53.3　MGG,×1 000

流式细胞术

证实为单克隆（κ 限制性）B 淋巴细胞，CD20 强表达，另表达 FMC7、HLA-DR、CD79b 和 CD22。CD5、CD10 和 CD23 阴性、同时二线抗体显示 CD11c、CD25、CD103 和 CD123 阴性（毛细胞评分 0/4）。可能诊断是脾边缘区淋巴瘤（SMZL）。

影像学

CT 扫描除脾脏肿大（18.5cm）外，腹腔还可见小的肿大淋巴结。其他部位未见明显的淋巴结肿大。

骨髓穿刺及活检

骨髓穿刺可见与外周血相似的细胞。活检切片显示骨髓被低级别的淋巴增殖性疾病轻微累及，正常造血细胞仍保存良好（图 53.4 和图 53.5）。CD20 免疫组化染色时可见明显浸润，主要累及髓窦（图 53.6）。

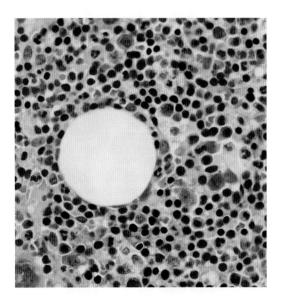

图 53.4　HE，×400

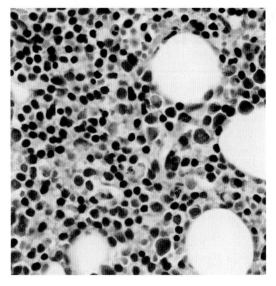

图 53.5　HE，×400

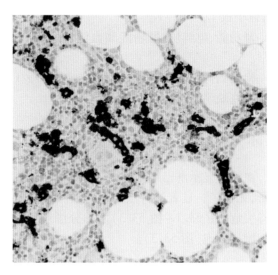

图 53.6　CD20，×200

讨论

脾肿大而淋巴结肿大不明显，淋巴细胞形态，免疫分型结果（毛细胞评分 0/4），加上骨髓浸润模式（髓窦浸润）和存在副蛋白等临床表现，可做出 SMZL 的诊断。诊断上具有重要价值的髓窦浸润还可以通过免疫组化鉴定 CD34 阳性内皮细胞来显示。在典型 SMZL 中异常淋巴细胞强表达 CD20，通常是慢性淋巴细胞白血病中 CD20 强度的 10 倍，这使其成为

利妥昔单抗治疗的合适靶点。目前,单一使用
该药已替代脾切除术作为一线标准治疗
方法[1,2]。

最终诊断

脾边缘区淋巴瘤。

参考文献

1 Kalpadakis, C., Pangalis, G.A., Angelopoulou, M.K. *et al.*
(2013) Treatment of splenic marginal zone lymphoma with
rituximab monotherapy: progress report and comparison
with splenectomy. *The Oncologist,* **18** (**2**), 190–197. PubMed
PMID: 23345547. Pubmed Central PMCID: 3579603.

2 Else, M., Marin-Niebla, A., de la Cruz, F. *et al.* (2012) Ritux-
imab, used alone or in combination, is superior to other treat-
ment modalities in splenic marginal zone lymphoma. *British
Journal of Haematology*, **159** (**3**), 322–328.

病例 54

患者,女,64 岁,因"近期出现乏力,面色苍白"就诊于全科医生。既往仅有高血压(控制良好)病史。进行血常规检查。

实验室检查

血常规:血红蛋白 59g/L,白细胞 31×10^9/L(有核红细胞 2.4×10^9/L),血小板 185×10^9/L。

肾功能、电解质、骨代谢和肝功能:正常。

血清乳酸脱氢酶:1 100U/L。

血涂片

血涂片显示红系明显发育异常,存在许多不同阶段的发育异常的有核红细胞;粒系左移;亦可见大的原始细胞,大多具有单核细胞特征(未显示)。

骨髓穿刺

骨髓增生活跃,可见骨髓小粒。大多数细胞是原始细胞。存在两群细胞(图 54.1~图 54.5)。较大的细胞具有嗜碱性细胞质,核圆形,染色质疏松呈"筛网样",偶见明显的高尔基区(核周淡染区)(图 54.1~图 54.4)。另一群细胞有丰富的灰蓝色细胞质,细胞核常折叠,染色质不成熟(图 54.5 所示)。晚幼红细胞罕见,少量残存的髓系前体细胞明显发育异常(图 54.3 和图 54.4)。部分早期前体细胞形态特征介于上述两者之间,很难确定它们是原始红细胞还是原始单核细胞(图 54.3)。

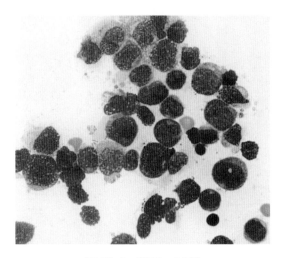

图 54.1 MGG,×1 000

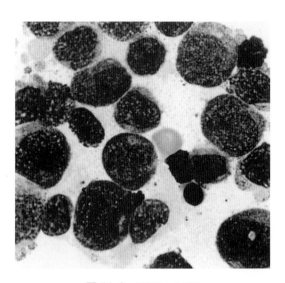

图 54.2 MGG,×1 000

172

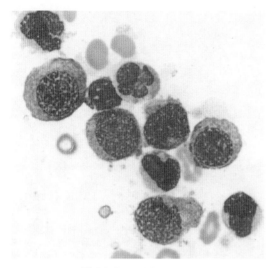

图 54.3　MGG,×1 000

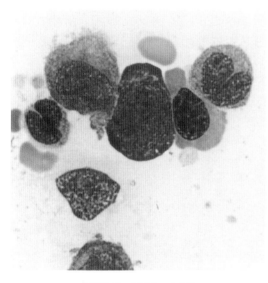

图 54.4　MGG,×1 000

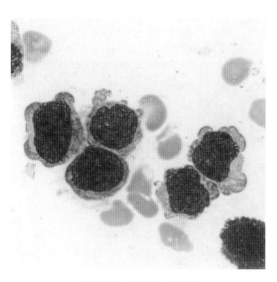

图 54.5　MGG,×1 000

流式细胞术

证实有两群原始细胞:

第 一 群: CD45$^+$、CD38$^+$、CD15^{bright}、CD33$^+$、CD13$^+$、HLA-DR$^+$、CD64^{bright}、CD14^{dim}、MPO$^+$。

第 二 群: CD45$^-$、CD34$^+$、血 型 糖 蛋 白 A(CD235a)$^{++}$。

骨髓活检

骨髓增生极度活跃(图 54.6),原始细胞呈弥漫性广泛浸润(图 54.7 和图 54.8)。原始细胞核仁明显,部分细胞核凹陷或折叠。可见晚幼红细胞,成熟髓系细胞少见。与流式结果一致,CD117阳性率小于 10%(图 54.9-正常肥大细胞 CD117强阳性,而一些早期红系前体细胞 CD117 弱阳性),但 CD11c、CD15 和 CD33 为阳性(图 54.10~图 54.12)。大于 50% 的细胞血型糖蛋白 C(CD236R)阳性(图 54.13),尤其是较大的前体细胞。

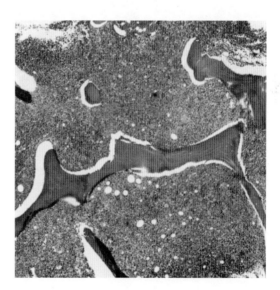

图 54.6　HE,×40

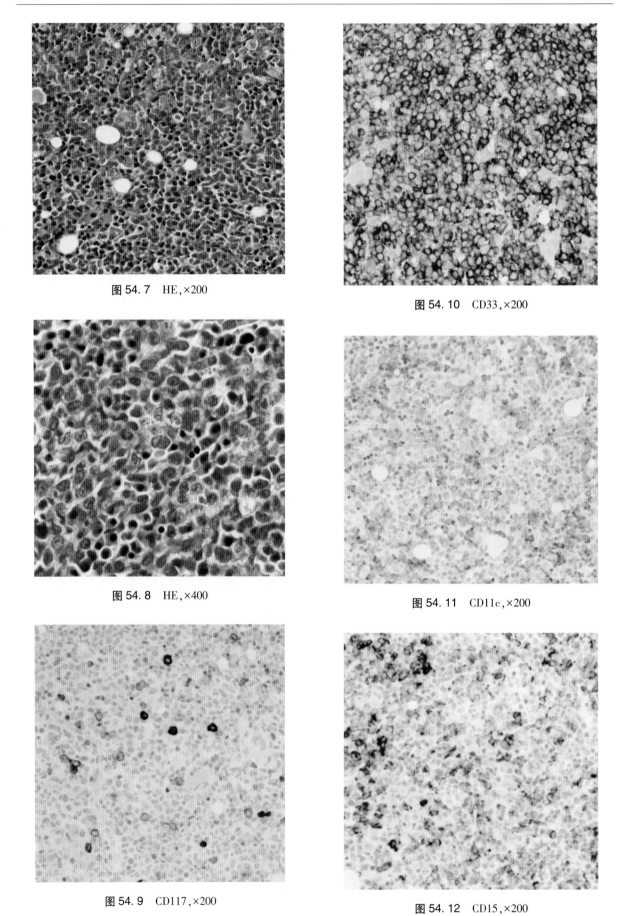

图 54. 7　HE, ×200

图 54. 10　CD33, ×200

图 54. 8　HE, ×400

图 54. 11　CD11c, ×200

图 54. 9　CD117, ×200

图 54. 12　CD15, ×200

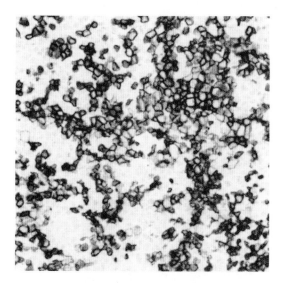

图 54.13 血型糖蛋白 C(CD236R),×200

细胞遗传学

所有所分析细胞为:46,XX。

讨论

该病例是体现形态学、流式细胞术和 IHC 联合诊断优势的一个好例子。细胞形态学评估显示存在两群不同的原始细胞:较大的有核红细胞和较小的原始单核细胞。流式细胞术证实了上述结果,即 CD45⁻、血型糖蛋白 A⁺ 的幼红细胞和 CD45⁺、CD14⁺、CD64⁺⁺ 的原始单核细胞。使用 IHC 对这些抗原谱进行了鉴定,CD15 存在于几乎 100%的骨髓原始细胞中,表明在原始单核细胞和有核红细胞上都表达,这是公认的[1]。此时原始细胞的相对比例很重要,因为与疾病分类有关。骨髓细胞分类表明 60%的细胞是有核红细胞,其余(35%)大部分是原始/幼稚单核细胞,符合红细胞白血病(红白血病)的诊断(有核红细胞 ≥ 50%,原始细胞或原始细胞等同细胞≥20%(占非红系))。该病例不同寻常的一点是非红系原始细胞为单核系。这些特征将该疾病与更罕见的纯红细胞白血病区分开来,在纯红细胞白血病中 ≥ 80%的细胞是红系,没有其他的髓细胞成分存在。

最终诊断

急性红细胞白血病(红白血病,单核-红)。

参考文献

1 Davey, F.R., Abraham, N. Jr.,, Brunetto, V.L. et al. (1995) Morphologic characteristics of erythroleukemia (acute myeloid leukemia; FAB-M6): a CALGB study. *American Journal of Hematology*, **49**, 29–38.

病例 55

患者,男,60岁,3年前因慢性肾小球肾炎引起的终末期肾衰竭,接受了肾脏移植手术(肾源来自尸体)。术后肾功能良好,但出现了进行性贫血,需输血治疗。常规应用泼尼松龙和他克莫司。尽管应用了促红细胞生成素及静脉输注铁治疗,其贫血仍未得到明显改善。

实验室检查

血常规:血红蛋白 60g/L,白细胞 10×10^9/L(中性粒细胞 4.5×10^9/L,淋巴细胞 4.5×10^9/L,单核细胞 0.8×10^9/L),血小板 225×10^9/L。

血红素:正常。

血沉:10mm/h。网织红细胞 2×10^9/L。

肾功能、电解质:钠 135mmol/L,钾 4.6mmol/L,尿素 10mmol/L,肌酐 120μmol/L。

肝功能和骨代谢:正常。

血涂片

血涂片可见明显的大颗粒淋巴细胞,细胞核呈多形性,可见明显的核裂隙及核分叶。淋巴细胞绝对值无明显增高,但大颗粒淋巴细胞很明显,需进一步检查(图 55.1~图 55.4)。

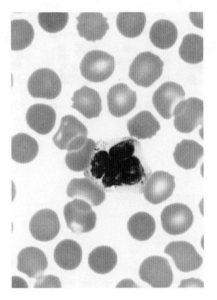

图 55.1　MGG,×1 000

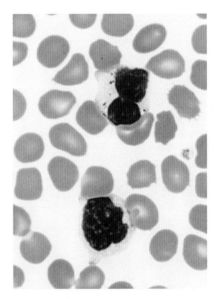

图 55.2　MGG,×1 000

176

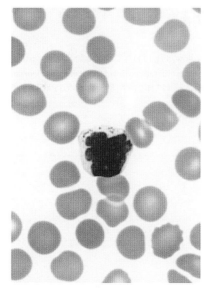

图 55.3　MGG，×1 000

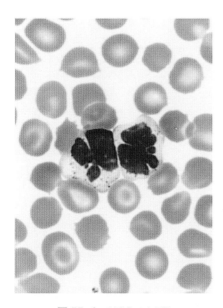

图 55.4　MGG，×1 000

流式细胞术（外周血）

采用淋巴细胞设门分析，发现 T 淋巴细胞明显增多（T 细胞 98%，B 细胞 2%），T 细胞免疫表型为 CD2$^+$、CD3$^+$、CD8$^+$、CD5$^-$、CD7$^-$、CD26$^-$、CD57$^+$、CD16$^-$。器官移植后应用免疫抑制剂的患者常见到反应性、多克隆的 T 细胞增殖，但是该患者的 T 细胞表型提示为克隆性疾病。

分子生物学

采用 PCR 方法，进行 T 细胞受体基因重排检测，发现一个单克隆峰，结果符合克隆性 T 细胞疾病。

影像学

CT 检测未发现淋巴结肿大或脾肿大。移植肾脏位于右髂窝，解剖学正常且灌注良好。

骨髓穿刺

红系前体细胞完全缺失。髓细胞和巨核细胞正常，未见异常浸润。未行骨髓活检。

讨论

获得性纯红细胞再生障碍（PRCA）是一种严重的疾病，以骨髓红系前体细胞完全缺失为特征，伴严重的网织红细胞减少及贫血，需要输血。它与药物治疗、自身免疫性疾病和淋巴细胞增生性疾病有关。在肾脏疾病存在的情况下，它可能是应用促红细胞生成素治疗后产生促红细胞生成素抗体所引起的罕见后果。该病例没有检测到促红细胞生成素抗体，而且患者在肾移植术成功后并没有接受促红细胞生成素治疗。该患者检测到克隆性大颗粒淋巴细胞并非巧合，虽然罕见但却是公认的移植后淋巴细胞增生性疾病的一种[1]，常为惰性，不引起症状，除非碰巧引起 PRCA、中性粒细胞减少或自身免疫性溶血性贫血。

检测到这一克隆，且没有其他合理原因来解释发生的 PRCA，该患者接受了试验性的口服环磷酰胺治疗。治疗几周后，网织红细胞减少得到缓解，血红蛋白浓度逐渐恢复正常，并且停止支持性输血。外周血大颗粒淋巴细胞逐渐减少，最终停用环磷酰胺。

最终诊断

大颗粒 T 淋巴细胞白血病伴获得性纯红细胞再生障碍（继发于肾移植的移植后淋巴增殖性疾病）。

参考文献

1 Swerdlow, S.H. (2007) T-cell and NK-cell posttransplantation lymphoproliferative disorders. *American Journal of Clinical Pathology,* **127** (**6**), 887–895. PubMed PMID: 17509986.

病例 56

患者,男,62 岁,瘙痒性红斑皮疹一年余,皮肤活检结果符合血管炎/脂膜炎。随后出现一系列临床症状,包括体重减轻、夜间盗汗、胸痛和呼吸急促。

实验室检查

血常规:血红蛋白 138g/L,白细胞 3.1×10⁹/L(中性粒细胞 1.19×10⁹/L,淋巴细胞 0.8×10⁹/L),血小板 142×10⁹/L。

肾功能、电解质:正常。

肝功能:胆红素 22μmol/L,谷丙转氨酶 171U/L,谷草转氨酶 122U/L,γ-谷氨酰转移酶 88U/L,碱性磷酸酶 236U/L,白蛋白 30g/L。

乳酸脱氢酶:1 709U/L。

影像学

胸部、腹部和骨盆的 CT 扫描显示在主动脉肺动脉窗、小肠系膜和左髂区可见异常淋巴结。此外,腹膜后可见一个大的浸润性肿块。

组织病理学

CT 引导下腹膜后肿块穿刺活检显示骨骼肌被高度多形性大细胞弥漫性浸润。细胞核深染、呈多形性,偶见多分叶。可见明显的细胞凋亡和有丝分裂,可见局灶性坏死(图 56.1和图 56.2)。

免疫表型如下:

阳性:CD45、CD2、CD3(图 56.3)、CD4(图 56.4)和 MUM1;阴性:CD20、CD5(图 56.5,阳性染色细胞是残留的正常 T 细胞)、CD8、CD7、

CD79a、BF1、TdT、CD10、BCL6、CD30、CD56、ALK1 和细胞周期蛋白 D1。EBV 原位杂交检测阴性,增殖指数 90%(图 56.6)。

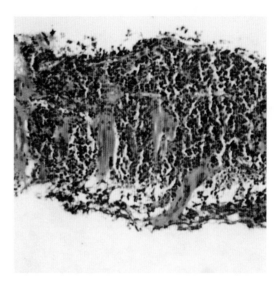

图 56.1 HE,×100

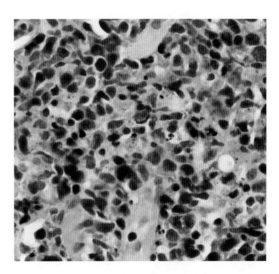

图 56.2 HE,×400

179

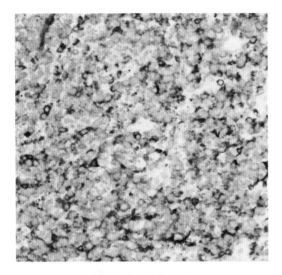

图 56.3　CD3,×200

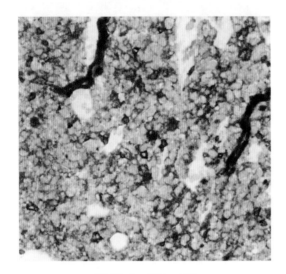

图 56.4　CD4,×200

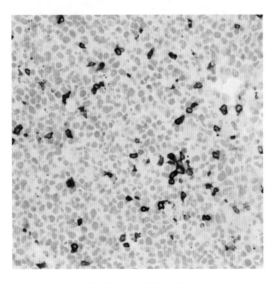

图 56.5　CD5,×200

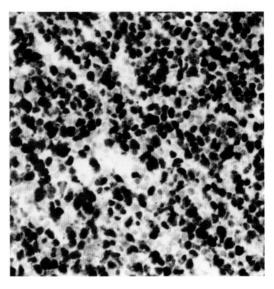

图 56.6　Ki-67,×200

该结果提示成熟的 CD4$^+$T 细胞淋巴瘤,伴高增殖活性,显示多种抗原丢失(CD5 和 CD7),表现为腹膜后结节性肿块。骨髓穿刺和活检显示骨髓未被累及,尽管可见一定程度的反应性噬血现象,这可能解释了外周血血细胞减少的原因。因此,结果符合外周 T 细胞淋巴瘤,非特指型(PTCL-NOS)。

临床病程

患者应用"CHOP"方案化疗达到完全缓解,所有症状消失。鉴于这些高级别 T 细胞淋巴瘤的不良预后,该患者接受了自体造血干细胞移植(BEAM 预处理)进行巩固治疗。移植后两个月,患者出现身体不适,体重减轻,轻微活动后即呼吸急促。查体未见明显异常,血常规检查结果显示全血细胞减少伴血小板严重减少(血小板 28×10^9/L)。血清 LDH 再次显著升至 1 419U/L。进行骨髓穿刺和活检。

骨髓穿刺

骨髓的显著特征是存在噬血现象(图 56.7 和图 56.8)。此外,可见一群大的未分化淋巴细胞(图 56.9 和图 56.10)。

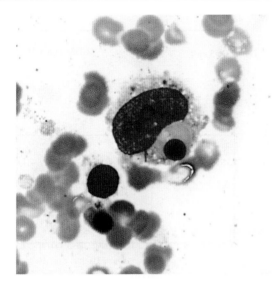

图 56.7　MGG,×500

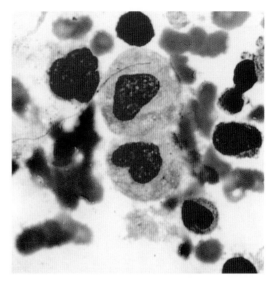

图 56.10　MGG,×500

骨髓活检

T 细胞淋巴瘤呈弥漫性浸润(图 56.11),CD3 表达部分缺失(图 56.12)。

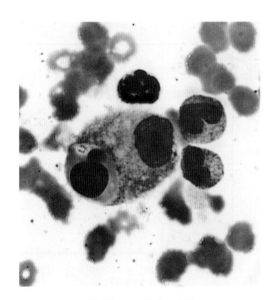

图 56.8　MGG,×500

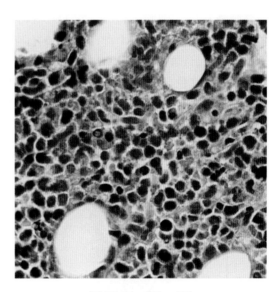

图 56.11　HE,×400

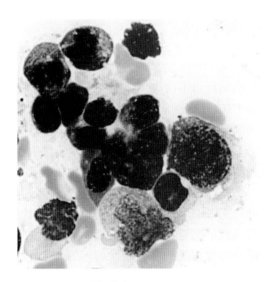

图 56.9　MGG,×500

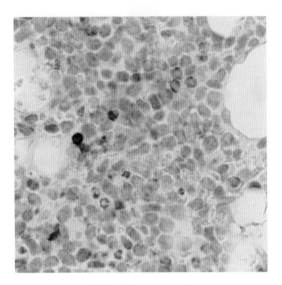

图 56.12　CD3,×400

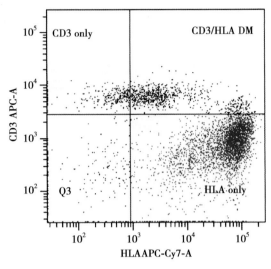

图 56.14　CD3/HLA-DR

流式细胞术

　　为快速诊断及排除其他治疗相关疾病,利用骨髓穿刺液行流式细胞术检查。在 FSC/SSC 分析图上可见一群大细胞(P1 群,图 56.13),与形态学所见一致,该群细胞表达 HLA-DR,大多数细胞 CD3 缺失(红色,图 56.14,还残留有活化的反应性 T 细胞,黑色),表达 CD2、CD4 和 MUM1,CD26 呈均一性强表达(图 56.15)。

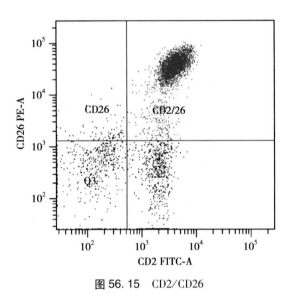

图 56.15　CD2/CD26

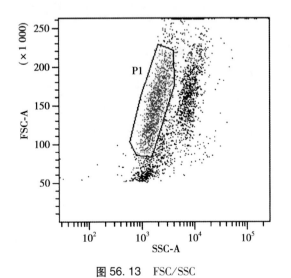

图 56.13　FSC/SSC

讨论

　　该病例展示了高级别成熟 T 细胞淋巴瘤(被分类为 PTCL-NOS)常见的侵袭性临床过程。除外那些满足特定标准可精确分类的 T 细胞淋巴瘤,如间变大细胞淋巴瘤、肠病相关性 T 细胞淋巴瘤、血管免疫母细胞性 T 细胞淋巴瘤和 NK/T 细胞淋巴瘤,这组疾病仍存在生物学异质性,但它们具有共同的临床特征,即治疗困难且经常复发。该患者出现早期复发并迅速出现 B 症状,由于累及骨髓且出现相关的噬血现象,导致外周血血细胞减少。

最终诊断

复发性外周 T 细胞淋巴瘤（PTCL-NOS）伴骨髓浸润和噬血现象。

病例 57

患者,男,64岁,因近期躯干和面部出现多发出血性瘀斑和结节,就诊于皮肤科(图57.1和图57.2)。无痛感,但是病变部位受到摩擦或损伤时有瘙痒。患者不吸烟,无既往病史。

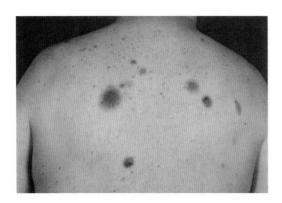

图57.1

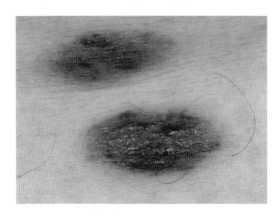

图57.2

实验室检查

血常规:血红蛋白147g/L,白细胞12.5×10⁹/L(中性粒细胞8.3×10⁹/L,淋巴细胞2.3×10⁹/L,单核细胞1.7×10⁹/L,嗜酸性粒细胞0.2×10⁹/L),血小板209×10⁹/L。

肾功能、电解质、肝功能、骨代谢和乳酸脱氢酶:均正常。

血涂片

除了轻度的单核细胞增多(典型形态)之外,未见其他异常,未见原始细胞。

组织病理学

皮肤活检显示中等大小的单个核细胞呈弥漫性浸润,累及真皮全层并扩展至皮下组织,表皮尚未受到影响(图57.3)。这些细胞,核不规则、细长,核仁不明显,细胞质丰富,无颗粒(图57.4)。细胞有丝分裂活跃。浸润细胞具有以下表型:

- 阳性:CD43、CD123(图57.5)、CD56(图57.6)、CD33(图57.7)和CD4(图57.8)。

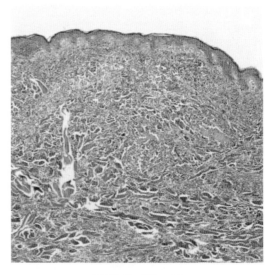

图57.3 HE,×40

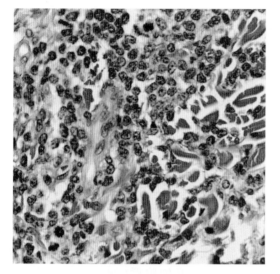

图 57.4　HE,×400

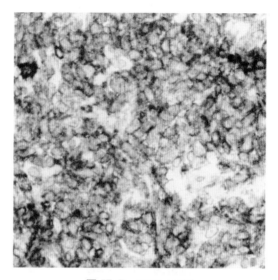

图 57.7　CD33,×400

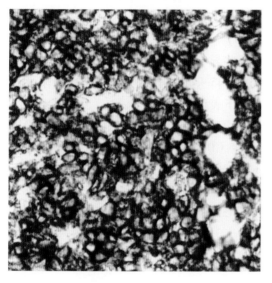

图 57.5　CD123,×400

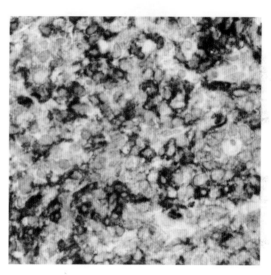

图 57.8　CD4,×400

- 阴性:CD20、PAX5、CD10、CD3、CD2、CD5、CD7、MUM1、TdT、CD34、细胞周期蛋白 D1、CD30、髓过氧化物酶和颗粒酶 B。

　　此病例临床表现和免疫表型符合母细胞性浆细胞样树突状细胞肿瘤的诊断。

　　根据这项可能性诊断,行骨髓穿刺进行形态学和流式细胞术检测。

骨髓穿刺

　　骨髓增生活跃,粒系增多(图 57.9);红系前体细胞轻度发育异常,巨核细胞正常;可见少量中等大小的原始样细胞,占全部细胞的 2% 以下(图 57.10 和图 57.11)。

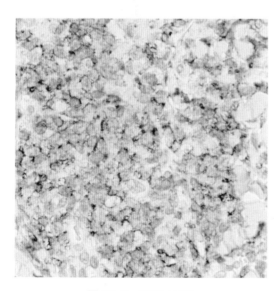

图 57.6　CD56,×400

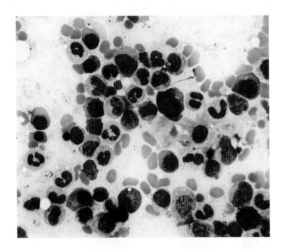

图 57.9　MGG, ×500

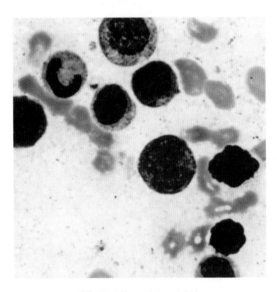

图 57.10　MGG, ×1 000

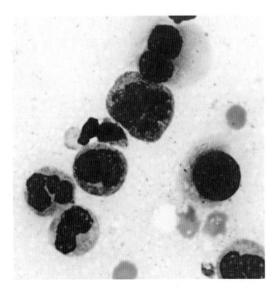

图 57.11　MGG, ×1 000

流式细胞术

流式细胞术是检测少量异常细胞的理想工具。我们已从皮肤活检结果得出可能性诊断，因此可以据此制订流式检测方案。由于病变细胞群具有独特的表型，因此采用比平常更广谱的抗体和荧光染料来显示特征性抗原的共表达。我们初步选择使用急性白血病模板，因为在皮肤活检中，这一疾病非常类似皮肤白血病。使用 FSC/SSC 或 CD45/SSC 设门分析，未发现明显的原始细胞群，但使用 CD123/SSC 设门分析，可见异常细胞群（图 57.12）。将异常细胞反向设门至 FSC/SSC 和 CD45/SSC 散点图上，可显示这些细胞的位置（图 57.13 和图 57.14）。

这些异常细胞中等大小，颗粒极少（FSC/SSC），CD45 呈异质性弱表达。CD123 阳性细胞具有以下表型：

- 阳性：CD45^{dim}、CD56、CD33、HLA-DR 和 CD4^{dim}。
- 阴性：CD34、CD117、MPO、CD14、CD64、CD15、CD7、cCD3、CD19、cCD79a、CD10 和 CD20。

请注意，该病例粒细胞 CD45 表达减弱（具有较高 SSC 的黑色大团细胞），如图 57.14 所示。

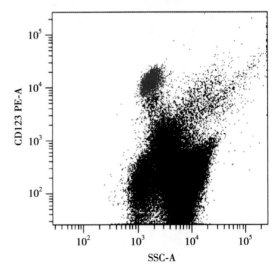

图 57.12　CD123/SSC

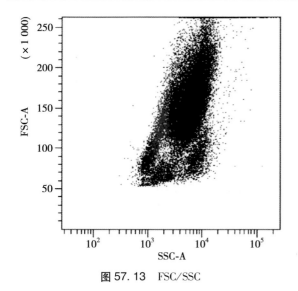

图 57.13　FSC/SSC

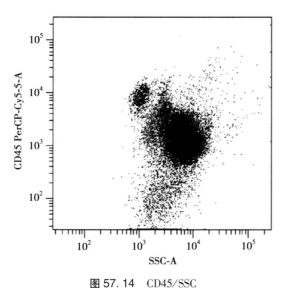

图 57.14　CD45/SSC

讨论

　　母细胞性浆细胞样树突状细胞肿瘤(BPD-CN),以前称为 CD4+、CD56+血液皮肤肿瘤或母细胞性 NK 细胞淋巴瘤,起源于浆细胞样树突状细胞(浆细胞样单核细胞)[1,2]。这种罕见的肿瘤经常出现结节性皮肤病变,常伴进行性骨髓浸润和渐进性血细胞减少。具有白血病表现的病例已被报道。虽然好发于老年男性,但任何年龄均可发病。

　　该疾病虽然罕见,很难识别,但必须与皮肤白血病区分开,特别是伴 CD56、HLA-DR 和 CD4 表达的单核细胞白血病累及皮肤的病例[3]。重要的是,BPDCN 可能表达髓细胞抗原但不表达 MPO、CD11c 或 CD14,而大多数情况下皮肤白血病会表

达 MPO 或单核细胞系标记(CD14、CD64、CD11c),CD123 表达不常见。BPDCN 肿瘤浸润通常涉及真皮并延伸到皮下脂肪,通常不侵及表皮。如该病例所示,早期的骨髓受累只能用流式细胞术检测。在进展为骨髓衰竭之前进行治疗可能会有更好的预后(虽然未被证实)。有趣的是,残留的各系造血细胞可能会表现出发育异常的特征[1],正如该病例可检测到异常红系造血。BPDCN 没有相关的特异性细胞遗传学或分子学异常,但常见部分或完全染色体缺失的复杂核型,在一系列报道中,9p21(CKND2A/CDKN2B)缺失是最常见的[4]。

　　流式细胞术检测这种病例的最佳方案仍有待讨论。在早期病例中骨髓受累往往处于亚临床状态,采用标准的设门策略(如 CD34/SSC、CD45/SSC 以及 FSC/SSC,图上的原始细胞门)可能无法检测到肿瘤细胞。使用 CD123/SSC 设门分析,能够检测到肿瘤细胞,同时分析其他相关的共表达抗原,排除伴皮肤受累的早期单核细胞性白血病。

　　该疾病的最佳治疗方法尚不清楚。其对急性白血病治疗方案(包括髓系和淋系)的反应持续时间较短,且普遍地生存率较低[5]。采用强化的高级别淋巴瘤治疗方案可使高达 70% 的病例达完全缓解,但是如果要维持疗效,自体或同种异基因移植是必需的[6]。一名 58 岁的男性患者,具有典型的皮肤和骨髓受累,采用 CODOX M/IVAC 治疗,并在首次完全缓解后进行自体干细胞移植,取得良好效果。遗憾的是,该类病例非常罕见,无法使用随机临床试验对新的治疗方案进行进一步研究。

最终诊断

　　母细胞性浆细胞样树突状细胞肿瘤。

参考文献

1　Petrella, T., Comeau, M.R., Maynadie, M. et al. (2002) Agranular CD4+ CD56+ hematodermic neoplasm' (blastic NK-cell lymphoma) originates from a population of CD56+ precursor cells related to plasmacytoid monocytes. The American Journal of Surgical Pathology, 26 (7), 852–862. PubMed PMID: 12131152.

2　Herling, M. & Jones, D. (2007) CD4+/CD56+ hematodermic tumor: the features of an evolving entity and its relationship to dendritic cells. American Journal of Clinical Pathology, 127 (5), 687–700. PubMed PMID: 17439829.

3 Cronin, D.M., George, T.I., Reichard, K.K. & Sundram, U.N. (2012) Immunophenotypic analysis of myeloperoxidase-negative leukemia cutis and blastic plasmacytoid dendritic cell neoplasm. *American Journal of Clinical Pathology*, **137** (**3**), 367–376. PubMed PMID: 22338048.

4 Lucioni, M., Novara, F., Fiandrino, G. *et al.* (2011) Twenty-one cases of blastic plasmacytoid dendritic cell neoplasm: focus on biallelic locus 9p21.3 deletion. *Blood*, **118** (**17**), 4591–4594. PubMed PMID: 21900200.

5 Pagano, L., Valentini, C.G., Pulsoni, A. *et al.* (2013) Blastic plasmacytoid dendritic cell neoplasm with leukemic presentation: an Italian multicenter study. *Haematologica*, **98** (**2**), 239–246. PubMed PMID: 23065521.

6 Reimer, P., Rudiger, T., Kraemer, D. *et al.* (2003) What is CD4+CD56+ malignancy and how should it be treated? *Bone Marrow Transplantation*, **32** (**7**), 637–646. PubMed PMID: 13130309.

病例 58

患者,男,68 岁,患有蕈样肉芽肿(MF),因近期出现明显的白细胞增多和淋巴结肿大而就诊。查体皮肤仍存在瘀斑和结节,未见新发病变。

实验室检查

血常规:血红蛋白 115g/L,白细胞 16.1×10⁹/L(中性粒细胞 7.03×10⁹/L,淋巴细胞 5.03×10⁹/L,嗜酸性粒细胞 1.55×10⁹/L),血小板 440×10⁹/L。

肾功能、电解质和肝功能:正常。

乳酸脱氢酶:350U/L。

血涂片

明显的多形性、中等大小淋巴细胞,双叶核常见,伴嗜酸性粒细胞增多(图 58.1~图 58.3)。这两类细胞是白细胞增多的原因。

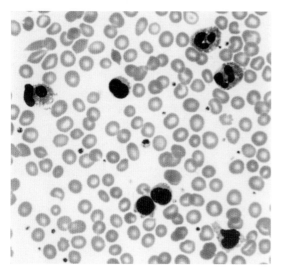

图 58.1　MGG,×500

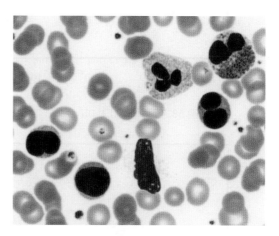

图 58.2　MGG,×1 000

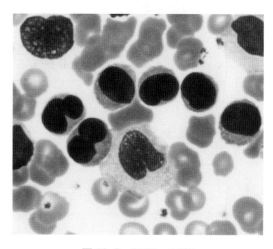

图 58.3　MGG,×1 000

流式细胞术

采用 CD2/CD19 设门,异常细胞是 T 淋巴细胞,表达 CD2、CD3、HLA-DR^dim、CD5,均一表达 CD26(图 58.4 和图 58.5)。CD7 缺失,重要的是,CD4 和 CD8 同时缺失(图 58.6 和图 58.7)。其中部分细胞共表达 CD30。

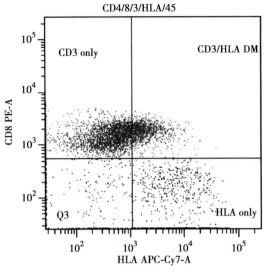

图 58.4　CD3/HLA-DR

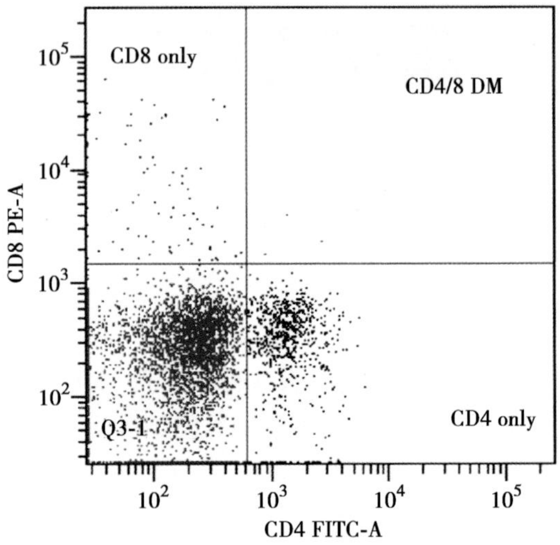

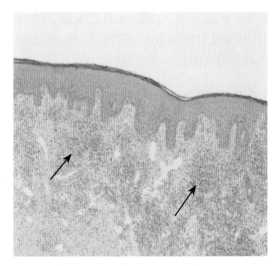

图 58.7　CD4/CD8

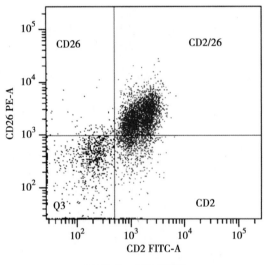

图 58.5　CD2/CD26

皮肤活检

真皮浅层内淋巴细胞呈带状浸润(箭头所示,图 58.8 和图 58.9),共表达 CD3、CD4(图 58.10 和图 58.11)和 CD5,而 CD7 和 CD8 均为阴性。有相当比例的 CD30⁺细胞,其中少量已经迁移至表皮。这些表现符合 T 细胞淋巴瘤累及皮肤,但仅轻微累及表皮。

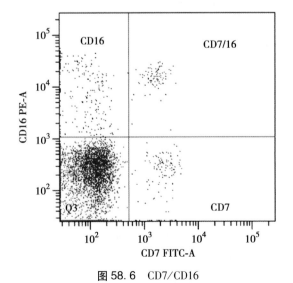

图 58.6　CD7/CD16

图 58.8　HE,×40

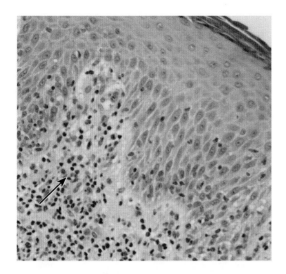

图 58.9　HE，×200

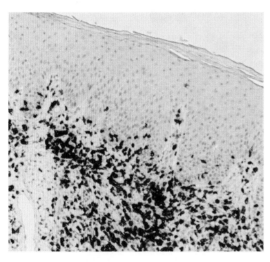

图 58.10　CD3，×100

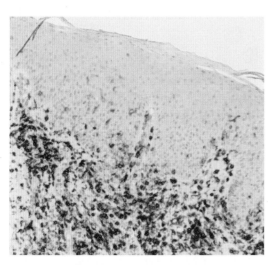

图 58.11　CD4，×100

骨髓活检

骨髓增生活跃，各组分无异常。然而小梁旁出现两小团淋巴细胞浸润伴嗜酸性粒细胞。浸润细胞与外周血中描述的细胞表型一致（CD2⁺、CD5⁺、CD30⁺），但不同于皮肤中所见到的细胞，不表达 CD4。

讨论

蕈样肉芽肿是一种皮肤 T 细胞淋巴瘤，有时可通过流式细胞术检测到少量的循环淋巴瘤细胞。这些细胞具有成熟 T 细胞的表型，通常表达 CD4，与塞扎里综合征（Sézary syndrome）中见到的细胞类似。此病例中，异常循环细胞表现为多形性形态，伴明显核裂隙/分叶，白细胞计数显著高于 MF 慢性期。异常细胞的 CD4 缺失且表达 CD30，免疫表型与 MF 不一致。上述表型的细胞可在受累的骨髓活检切片中见到，但皮肤活检仅显示残留 MF 的特征。随着出现新的淋巴结肿大及外周血中出现上述淋巴细胞，该患者病情进展。这一病例符合原发的皮肤 T 细胞淋巴瘤发生进展/转化。

最终诊断

蕈样肉芽肿进展，伴淋巴结和外周血浸润。

病例 59

患者,女,10岁,因"面色苍白,间歇性、发作性黄疸"就诊。查体:面色苍白,脾脏可触及,一般情况可。

实验室检查

血常规:血红蛋白 95g/L,平均红细胞体积 98fl,白细胞 8×10⁹/L,血小板 142×10⁹/L。

网织红细胞 180×10⁹/L,直接抗球蛋白试验:阴性。

肾功能、电解质和骨代谢:正常。

乳酸脱氢酶:350U/L。

肝功能:谷草转氨酶 70U/L,谷丙转氨酶 40U/L,碱性磷酸酶 180U/L,白蛋白 38g/L,胆红素 35μmol/L

血涂片

可见显著的球形红细胞,偶见口形红细胞和轻微的嗜多色红细胞(图 59.1 和图 59.2)。

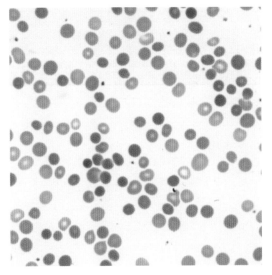

图 59.1　MGG,×500

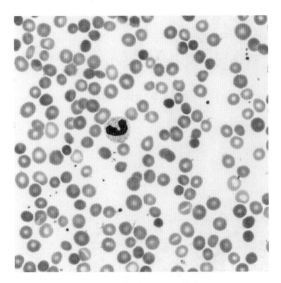

图 59.2　MGG,×500

流式细胞术(外周血)

进行红细胞伊红-5-马来酰亚胺(EMA)结合试验,显示结合比降低,比值为 0.78(NR>0.81)。

讨论

临床表现、红细胞形态和 EMA 结合试验均支持遗传性球形红细胞增多症(HS)的诊断。该病例特征明显,所以诊断明确,但贫血程度和红细胞形态会受到同时存在的铁或叶酸缺乏的影响。由于骨髓代偿和红系增生对叶酸的需求量增加,所以,叶酸缺乏在确诊 HS 前很常见。

另有一 30 岁患者,在流感样疾病后出现重度贫血(血红蛋白 56g/L),轻度全血细胞减少和网织红细胞减少(6×10⁹/L)。当血液学专家进行血涂片检查时,患者已接受了输血治疗。我们注意到患者有胆囊切除术史,有起因于吉尔伯特氏病的高胆红素血症家族史,并且一些家庭成员有脾切除病史。血涂片没有见到大量明显的球形红细胞,但是少量细胞呈皱缩的钳状或蘑菇状外观(这取决于您的首选术语)(图 59.3～图 59.6)。这是带 3 蛋白缺乏的遗传性球形红细胞增多症的特定形态学特征,易被不熟悉这种 HS 亚型的人忽视。

第二个病例中严重的贫血和网织红细胞减少是由于红细胞病毒属(细小病毒 B19)感染,输血支持治疗后,患者恢复良好。输血后取 EDTA 抗凝血标本进行 EMA 检测,结合比为 0.83,结果正常,这是由于输入供者红细胞而发生的明显上移。

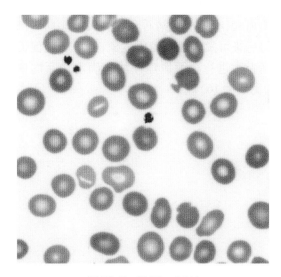

图 59.5　MGG,×1 000

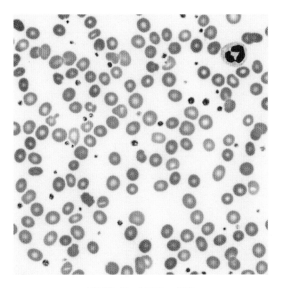

图 59.3　MGG,×500

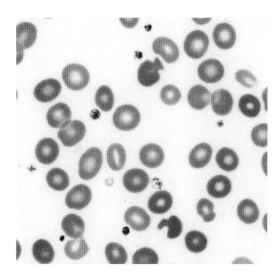

图 59.6　MGG,×1 000

2 个月后复查,随着供者细胞的清除和宿主红系造血的重建,其结合比为 0.68,完全符合 HS 的诊断。

流式细胞术提供了快速、可重复的诊断试验,有助于鉴别 HS 与其他遗传性溶血性疾病;特别是遗传性口形红细胞增多症。它已经在很大程度上取代了渗透脆性试验,该实验重复性差,其方法学可受到同时存在的造血原料缺乏的影响而产生各种细微差别。遗传性球形红细胞增多症是一种异质性疾病,可由多种红细胞膜细胞骨架蛋白缺陷引起,包括肌动蛋白、膜收缩蛋白和带 3 蛋白。红细胞形态在一定程度上根据基因缺陷而改变,典型球形红细胞的形态是否明显也会发生相应变

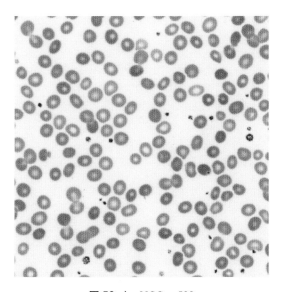

图 59.4　MGG,×500

化。HS 会导致慢性溶血性贫血和未结合型高胆红素血症,有形成胆结石和脾肿大的倾向。细小病毒感染可发生再生障碍危象,这可能是促使对患者首次进行全面医疗评估并确定诊断的诱因(参见病例 16)。

最终诊断

遗传性球形红细胞增多症。

病例 60

患者,女,64 岁,因胸部感染就诊于全科医生,恢复缓慢。查体发现右肺基底部有感染征象,此外有广泛的淋巴结肿大,体积小。

实验室检查

血常规:血红蛋白 119g/L,白细胞 $55×10^9$/L(中性粒细胞 $2.8×10^9$/L,淋巴细胞 $47×10^9$/L,单核细胞 $5.5×10^9$/L),血小板 $83×10^9$/L。

肾功能、电解质、肝功能和骨代谢:正常,C 反应蛋白:50mg/L。

IgG 5g/L,IgA 1g/L,IgM 0.5g/L;未检测到副蛋白。

血涂片

可见明显的中等大小淋巴细胞,染色质浓缩,核轻微不规则(图 60.1 和图 60.2),无核仁和核裂隙,中性粒细胞无异常,血小板正常。

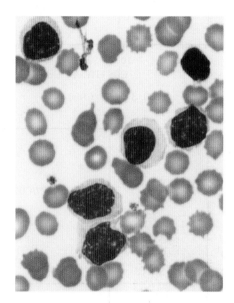

图 60.2 MGG,×1 000

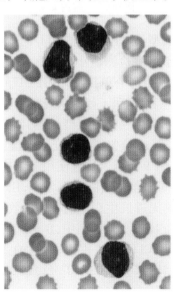

图 60.1 MGG,×500

流式细胞术

异常淋巴细胞为 B 细胞(B 细胞 92%、T 细胞 8%),表达 CD19、CD20、CD22^{dim}、CD23 和 HLA-DR。不表达 CD79b、CD5、CD10、FMC7 和表面轻链(图 60.3~图 60.6),但细胞质内 λ 轻链限制性表达证实了该群细胞的克隆性(图 60.7)。

该病例克隆性 B 细胞表现出许多显著特征。与正常成熟 B 细胞不同,它们表现为 FMC7 和 CD79b 的缺失以及 CD22 的弱表达。这是慢性淋巴细胞白血病(CLL)的典型特征。另一个 CLL 的典型特征是弱表达表面免疫球蛋白/轻链,此病例是一个极端的例子,表面轻链表达完全缺失。该病例 CD5 表达缺失也是非典型的,可发生在 10%~15% 的 CLL 病例中,所以,不应偏离这一诊断,因为其他特征是典型的,CLL 积分为 4/5。

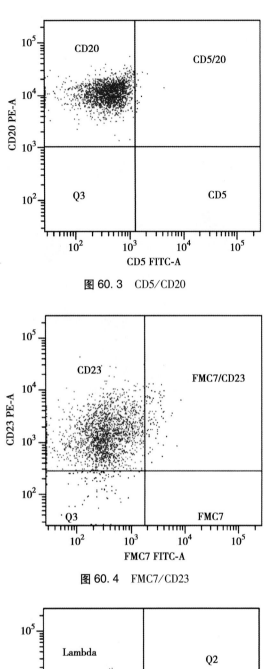

图 60.3　CD5/CD20

图 60.4　FMC7/CD23

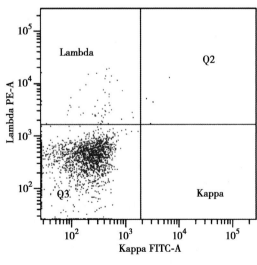

图 60.5　κ/λ

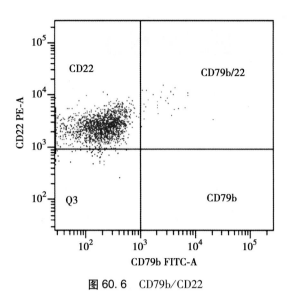

图 60.6　CD79b/CD22

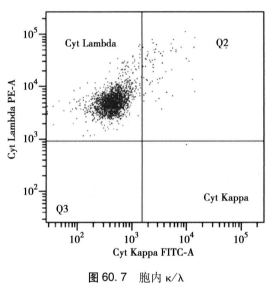

图 60.7　胞内 κ/λ

　　异常表型谱可用于评估 CLL 的治疗反应;特别是可用于定量检测微小残留病(MRD)。下面的散点图,来自阿仑单抗治疗后的 17p(*TP53*)缺失的 CLL 患者,说明了如何从残留的多克隆 B 细胞(蓝色)中利用独特的表型(该病例 CD5⁺,部分 CD20^{dim},表面 κ^{dim})鉴别出病变细胞(红色),如图 60.8 和图 60.9 所示。通过使用多个抗体的连续设门策略,可以量化残留 CLL 细胞,用于 MRD 评估。在预测无进展生存期时,MRD 数据很重要,可影响治疗决策。该病例中,B 细胞仅占白细胞的 2.7%,而 CLL 细胞占 B 细胞的 16%,得出"CLL 细胞计数"为 0.03×10⁹/L(或每 233 个白细胞中有 1 个)。

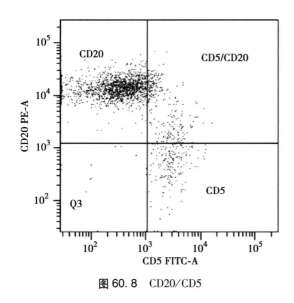

图 60.8　CD20/CD5

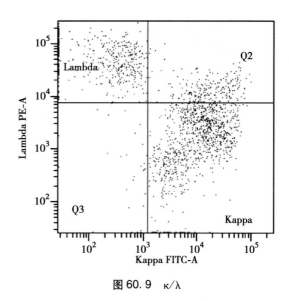

图 60.9　κ/λ

最终诊断

CD5 阴性慢性淋巴细胞白血病。

病例 61

患者,男,71 岁,因"近期出现乏力、皮肤紫癜"就诊于全科医生。既往史无特殊。进行血常规检查。

实验室检查

血常规:血红蛋白 92g/L,白细胞 22.2×10^9/L,血小板 8×10^9/L。

凝血筛查:正常。

血涂片

原始细胞>90%,中等大小。

骨髓穿刺

大多数细胞(>85%)为中等大小的原始细胞(图 61.1 和图 61.2),细胞质呈蓝灰色,无颗粒,核仁明显,未见明显的髓细胞分化特征。

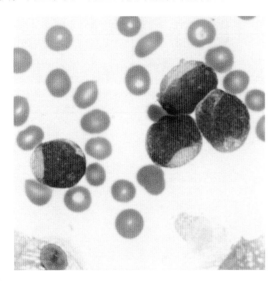

图 61.1　MGG,×1 000

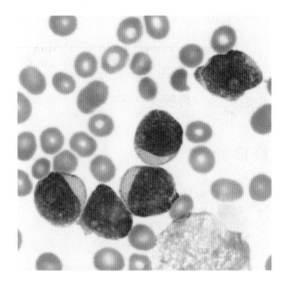

图 61.2　MGG,×1 000

流式细胞术(骨髓穿刺液)

FSC/SSC 图,原始细胞门内细胞占全部细胞的90%以上,表达 CD45^{dim}、CD34、CD38、CD33^{dim}及 HLA-DR^{dim},仅有 5%~10% 的细胞表达 CD117和 CD15,不表达 MPO、CD13、CD14、CD64、CD11b、CD11c、TdT、CD56、CD1a、CD41、CD61 及B 和 T 系标志。

细胞遗传学(骨髓穿刺液)

未观察到中期分裂象。

分子生物学

PCR 检测到 *FLT3-ITD* 基因突变。

讨论

该病例，形态学检测不能确定疑似原始细胞的系别，同时未获得染色体中期分裂象而不能进行 G 显带分析，导致诊断困难。在这种情况下，开放性思维很重要，必须考虑到非血液系统或者罕见的血液系统肿瘤。没有观察到成团的细胞（这在实体瘤中更常见），而该类细胞更像血液原始细胞。流式细胞术确定了该类细胞来源于血液系统（CD45 弱阳性），处于前体细胞阶段（CD34 阳性），但是没有检测到任何系别特异性抗原。WHO 给出了疑诊混合表型急性白血病（MPAL）的判断系别标准，具体如下[1]：

1. 髓细胞：MPO 阳性，或单核细胞标志 CD11c、CD14 和 CD64 中至少两个阳性。

2. T 系：细胞质 CD3 或膜 CD3 阳性。

3. B 系：CD19 强阳性，同时 CD79a、cCD22 或 CD10 三者中至少一个阳性，或 CD19 弱阳性，同时 CD79a、cCD22 或 CD10 三者中至少两个阳性。

根据上述标准，在少数病例中，白血病性原始细胞可能归属于不只一个系别（原始细胞表达超过一种的系别特异性标志）或者不能确定系别（原始细胞不符合所有系别判断标准）。这些病例被称为系别不明型急性白血病，包含 MPAL 和急性未分化型白血病（AUL）。对 MPAL 以外的病例，系别判断标准不是特别严格，例如白血病细胞表达 CD13、CD33 和 CD117 即被认为是髓细胞性白血病。对 MPAL 系别判断标准要求更严格的原因是：必须清楚区分真正的 MPAL 和常见的免疫标志异常表达。用流式细胞术判断细胞系别时，表面抗原阳性的标准是 ≥20% 的细胞是阳性的，而细胞质抗原（如 MPO、cCD3）阳性的标准则是 ≥10% 的细胞是阳性的。该患者的免疫表型中唯一能提示髓细胞来源的是 CD33 弱阳性，而表达 CD117 和 CD15 的细胞少于 10%，因此将它归为 AUL 似乎是合适，这是 WHO 分类中的诊断。

然而，检测到 FLT3-ITD 基因突变（见下文）使情况变得更为复杂。

在做出 AUL 的诊断前，排除 MPO 阴性的罕见 AML 亚型也很重要。如纯红细胞白血病（血型糖蛋白，CD235）、急性巨核细胞白血病（CD41+ 和/或 CD61+），急性嗜碱性粒细胞白血病（CD13+、CD33+ 和 CD11b+），从形态学上看是不太可能的，并且通过流式细胞术均已排除。

在细胞遗传学分析失败的情况下，需选择一组适当的 FISH 探针和 RT-PCR 这种更强有力的检查手段来对骨髓细胞进行评估。骨髓穿刺标本能否成功制备出中期分裂象细胞受到多种技术因素的影响，但也可能反映了疾病本身的生物学特性。不能成功进行细胞遗传学分析的患者似乎具有较差的预后，类似于具有较差预后核型的患者[2]。

该病例检测到 FLT3-ITD 突变（AML 中最常见的突变之一），这提示最可能的诊断是 AML。由于 AUL 这种疾病的罕见性，关于其基因突变的知识非常有限，因此认为该患者应当按低分化型 AML 进行治疗。该患者接受了柔红霉素和阿糖胞苷的诱导治疗，遗憾的是，诱导治疗效果较差，患者于两月后死亡。

最终诊断

急性未分化型白血病，鉴于 FLT3-ITD 突变阳性，诊断为急性髓细胞性白血病，微分化型。

参考文献

1 Borowitz, M.J., Béné, M.-C., Harris, N.L., Porwit, A., & Matutes, E. (2008) Acute leukaemia of ambiguous lineage. In: S.H. Swerdlow, E. Campo, N.L. Harris, E.S. Jaffe, S.A. Pileri, H. Stein, J. Thiele, & J.W. Vardiman (eds), *World Health Organization Classification of Tumours of Haematopoietic and Lymphoid Tissues*, pp. 150–155. IARC Press, Lyon.

2 Medeiros, B.C., Othus, M., Estey, E.H., Fang, M., Appelbaum, F.R. (2014) Unsuccessful diagnostic cytogenetic analysis is a poor prognostic feature in acute myeloid leukaemia. *British Journal of Haematology*, **164** (2), 245–250. PubMed PMID: 24383844.

病例 62

患者,男,63 岁,以"发现血小板增高 1 年余"为主诉入院。该患者在前列腺癌术后常规随访中发现血小板增高,血小板持续 $>600\times10^9/L$。既往无明显的心血管疾病、糖尿病、高血压或炎症性疾病。体格检查正常,脾未触及。

实验室检查

血常规:血红蛋白 140g/L,白细胞 $9.7\times10^9/L$,血小板 $777\times10^9/L$。

血沉:8mm/h。

肾功能、电解质、肝功能、骨代谢和 C 反应蛋白:均正常。

血涂片

血小板显著增多,有异形性明显的血小板和大血小板。红细胞,白细胞形态正常。

骨髓穿刺及活检

穿刺液含有骨髓小粒和细胞,间质轻度扩张,巨核细胞明显。相对于该患者的年龄来说,骨髓活检增生较活跃,巨核细胞数量增加,有聚集倾向(图 62.1 和图 62.2)。巨核细胞体积较大,但形态正常(图 62.3 和图 62.4)。红系和髓系细胞未见异常,网状纤维染色 0/1 级。提示该疾病可能为原发性血小板增多症(ET),随后检测到 *JAK2V617F* 基因突变,证实了该诊断。

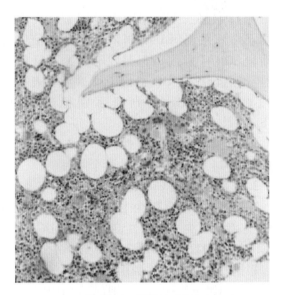

图 62.1　MGG,×1 000

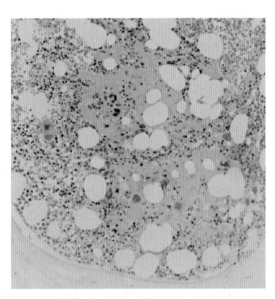

图 62.2　MGG,×1 000

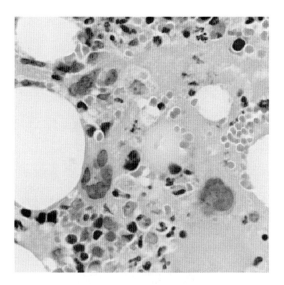

图 62.3　MGG,×1 000

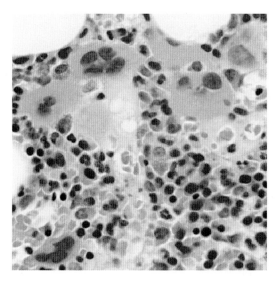

图 62.4　MGG,×1 000

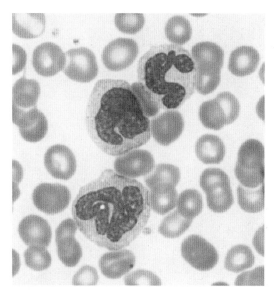

图 62.5　MGG,×1 000

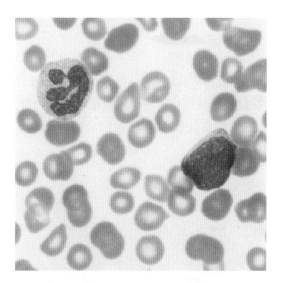

图 62.6　MGG,×1 000

临床病程

　　应用羟基脲治疗后,外周血血细胞计数恢复正常,治疗耐受性好,维持治疗 4 年后,出现了贫血和血小板减少,停用羟基脲后症状未缓解。除了与羟基脲相关的变化外,血涂片最初未见任何特征性变化。然而,在接下来的 2 周内,血涂片上出现了原始粒细胞以及异常的单核系细胞(图62.5~图 62.8)。

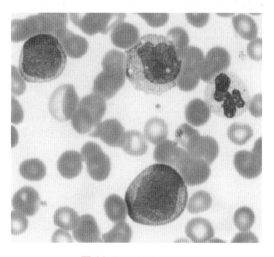

图 62.7　MGG,×1 000

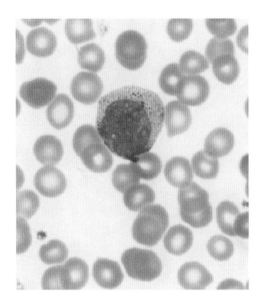

图 62.8　MGG,×1 000

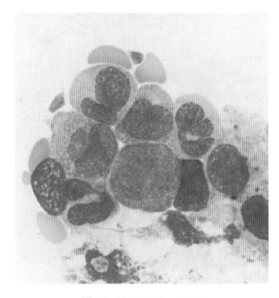

图 62.10　MGG,×1 000

骨髓穿刺

　　骨髓涂片显示存在大量的原始粒细胞并伴有单核细胞、幼稚单核细胞和原始单核细胞增多,提示为继发性急性粒-单核细胞白血病(图 62.9 和图 62.10)。

流式细胞术

　　流式细胞术证实了形态学诊断,使用 CD34/SSC(图 62.11)和 FSC/SSC(图 62.12)设门,发现两群异常细胞。CD34$^+$/SSC 低的原始粒细胞(红色),具有 CD117$^+$、CD33$^+$、CD13$^+$、HLA-DR$^+$、CD15$^-$、CD14$^-$、CD64$^-$的表型,而 CD34$^-$/SSC 中等的单核细胞和原始单核细胞(蓝色),具有 CD117$^-$、CD13^{dim}、CD33$^+$、HLA-DR$^+$、CD15$^+$、CD14$^+$和 CD64$^+$表型。

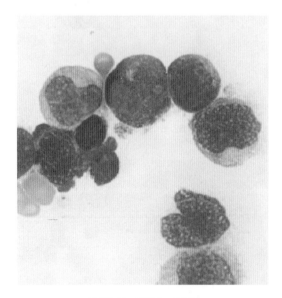

图 62.9　MGG,×1 000

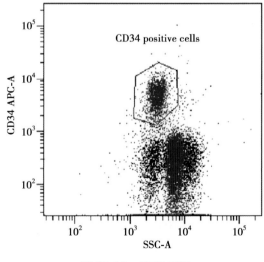

图 62.11　CD34/SSC

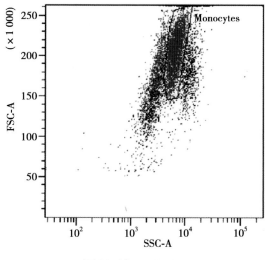

图 62.12　FSC/SSC

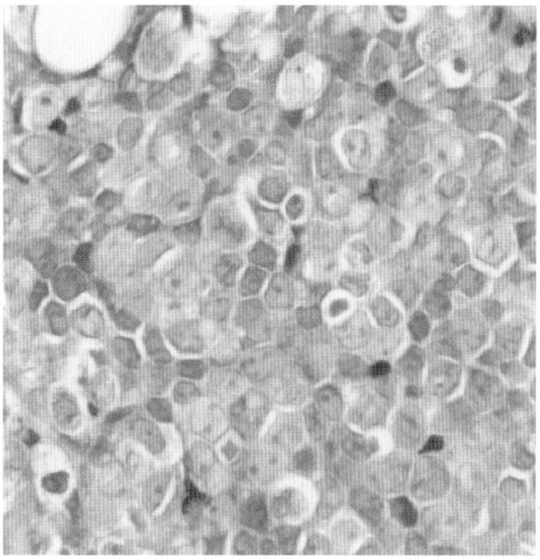

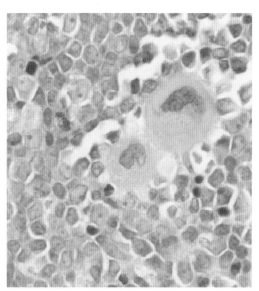

图 62.14　HE,×500

骨髓活检

　　骨髓增生明显活跃,原始细胞弥漫性浸润(图 62.13 和图 62.14)。值得注意的是,尽管病情已进展为白血病,但能够反映原发疾病骨髓病理学特征的残留巨核细胞岛仍然可见(图 62.13,图 62.15 和图 62.16)。

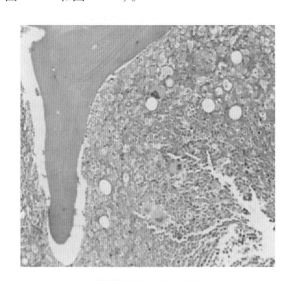

图 62.13　HE,×100

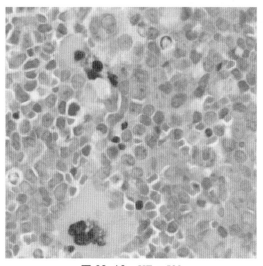

图 62.15　HE,×100

图 62.16　HE,×500

细胞遗传学

检测 20 个骨髓细胞的中期分裂象,其中 14 个细胞为 45,X,-Y,6 个细胞为 46,XY。

讨论

原发性血小板增多症是一种主要累及巨核细胞系的慢性骨髓增殖性肿瘤。它可引起单独的血小板增多,有时也可同时引起血小板和轻度的白细胞增多,常被偶然发现。该疾病易引起微血管闭塞并形成阻塞动脉和静脉的大血栓。识别这种情况很重要,特别是在具有其他心血管疾病危险因素的老年患者,将血小板计数降至正常水平,同时服用阿司匹林可降低这种风险。原发性血小板增多症必须与肿瘤、感染和炎症性疾病相关的反应性血小板增多相区分。自从在大部分骨髓增殖性肿瘤患者和约 50% 的 ET 患者中发现 JAK2V617F 基因突变[1]以来,其鉴别诊断变得更加容易了。这种突变表明存在克隆性疾病,使机体对正常生长因子的敏感性增强,在反应性血小板增多、白细胞增多症或继发性红细胞增多症患者中并没有发现该突变[2]。此外, JAK2 阴性 ET 可具有其他特征,如 MPL 突变,该突变使巨核细胞对促血小板生成素敏感性增强,以及近来发现的钙网蛋白(CALR)基因外显子 9 的突变[3]。

ET 的预后通常良好,治疗后患者预期可达正常寿命。ET 转化为急性白血病并不常见,发生率低于 5%。当它确实发生时,有时与先前的治疗相关,尤其涉及已过时的药物治疗如白消安和放射性磷。没有证据表明使用羟基脲治疗可增加这种(转化为急性白血病)风险,因此该患者进展为急性白血病是不寻常的。这类患者预后很差,因为继发性白血病对细胞毒性化疗反应不佳,并且这些患者通常年龄大于 60 岁。在该患者的细胞遗传学检测中发现了一个有趣的现象,14/20 细胞中 Y 染色体缺失。在正常男性中可以见到少部分细胞中 Y 染色体缺失,并且随着年龄增长而增加,因此它不一定是克隆性疾病的标志。在 MDS 和 AML 患者中,如果在大多数(超过 75%)分裂中期细胞中检测到这种异常,则可被视为克隆性异常,提示可能存在克隆演变,正如该病例所示[4,5]。该患者尝试使用氟达拉滨和阿糖胞苷进行诱导化疗,但被证实是难治性的,在确诊为继发性急性白血病后两个月死亡。

最终诊断

原发性血小板增多症转化的急性髓细胞性白血病。

参考文献

1 Baxter, E.J., Scott, L.M., Campbell, P.J., East, C., Fourouclas, N., Swanton, S., et al. (2005) Acquired mutation of the tyrosine kinase JAK2 in human myeloproliferative disorders. Lancet, 365 (9464), 1054–1061. PubMed PMID: 15781101.

2 Tefferi, A., Thiele, J., Orazi, A., Kvasnicka, H.M., Barbui, T., Hanson, C.A., et al. (2007) Proposals and rationale for revision of the World Health Organization diagnostic criteria for polycythemia vera, essential thrombocythemia, and primary myelofibrosis: recommendations from an ad hoc international expert panel. Blood, 110 (4), 1092–1097. PubMed PMID: 17488875.

3 Klampfl, T., Gisslinger, H., Harutyunyan, A.S., Nivarthi, H., Rumi, E., Milosevic, J.D., et al. (2013) Somatic mutations of calreticulin in myeloproliferative neoplasms. The New England Journal of Medicine, 369 (25), 2379–2390. PubMed PMID: 24325356.

4 Wiktor, A., Rybicki, B.A., Piao, Z.S., Shurafa, M., Barthel, B., Maeda, K., et al. (2000) Clinical significance of Y chromosome loss in hematologic disease. Genes, Chromosomes & Cancer, 27 (1), 11–16. PubMed PMID: 10564581.

5 Wong, A.K., Fang, B., Zhang, L., Guo, X., Lee, S., Schreck, R. (2008) Loss of the Y chromosome: an age-related or clonal phenomenon in acute myelogenous leukemia/myelodysplastic syndrome? Archives of Pathology & Laboratory Medicine, 132 (8), 1329–1332. PubMed PMID: 18684036.

病例 63

患者,女,32 岁,初次怀孕 10 周时入院。患者有长期鼻出血和自发性牙龈出血,拔牙后出血多天的病史,自月经初潮起即月经量过多。该患者在童年时期接受过治疗性的血小板输注,无其他既往病史,无常规性用药,无出血性疾病家族史。体格检查未见明显异常。

检验结果

血常规、凝血筛查、肾功能、电解质及肝功能:正常。

血涂片

血涂片(图 63.1 和图 63.2)正常,尤其是血小板计数、大小和形态均正常。白细胞正常,未见到细胞质内包含体。

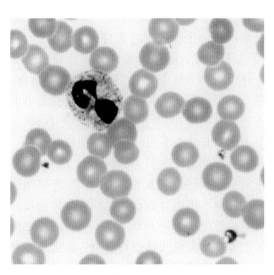

图 63.1　MGG,×1 000

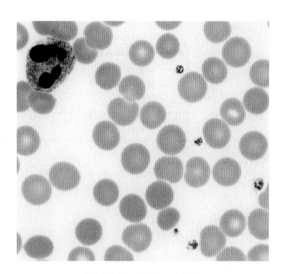

图 63.2　MGG,×1 000

血小板聚集功能试验

瑞斯托霉素诱导的血小板聚集正常,但肾上腺素、胶原、腺苷二磷酸和花生四烯酸诱导的血小板不聚集,如图 63.3 所示。

205

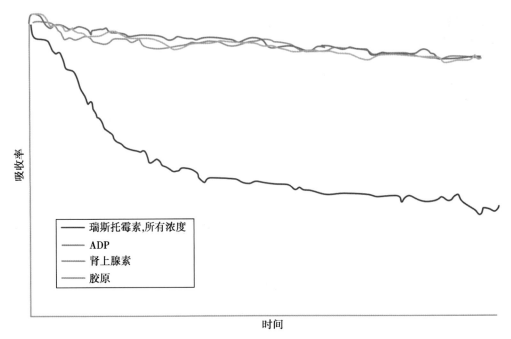

图 63.3　血小板聚集功能检测

流式细胞术

对枸橼酸盐抗凝的新鲜血小板悬液进行检测,结果显示 CD41(GpⅡb)和 CD61(GpⅢa)表达显著减低,表明血小板糖蛋白Ⅱb/Ⅲa 复合物表达缺陷,而 CD42(GpⅠb)表达正常。

讨论

患者早年起即具有黏膜出血史,临床表现符合遗传性血小板疾病的诊断。血小板计数一直正常,血小板大小和形态也正常,可排除巨血小板减少症和灰色血小板综合征。没有相关的家族出血史表明是常染色体隐性遗传性疾病,根据血小板聚集和流式细胞术检测,可诊断为血小板无力症[thrombasthenia,1981 年由 Glanzmann 首先报道,故又称 Glanzmann 血小板无力症(Glanzmann thrombasthenia,GT)],随后基因检测证实了该诊断。

血小板无力症是罕见的常染色体隐性遗传性疾病,是由血小板糖蛋白Ⅱb/Ⅲa 复合物缺陷或异常引起的。正常血小板活化可诱导复合物的构象发生变化,使纤维蛋白原、血管性假血友病因子和纤维连接蛋白结合。纤维蛋白原的结合使其能

够桥联血小板并引发一级和二级聚集。正常复合物的缺乏解释了 ADP、胶原、肾上腺素和花生四烯酸不能诱导血小板聚集的原因:所有这些因素都取决于纤维蛋白原结合,以促进体外聚集。瑞斯托霉素诱导的血小板聚集(有时称为凝集)正常,因为它依赖完整的 GpⅠb/Ⅸ复合物,而与 GpⅡb/Ⅲa 复合物无关。

该疾病的严重程度在不同患者之间差异性较大,一定程度上受染色体 17q21-23 上遗传缺陷本质的影响。杂合子携带者无症状,因为它们的血小板 GpⅡb/Ⅲa 复合物水平基本正常。受影响的个体可能会有反复发作的严重的黏膜出血,需输注血小板治疗。外科手术和怀孕将使患者面临严重的出血风险,需要预防性输注血小板,但这会产生 HLA 和/或血小板同种异体免疫的风险。尤其是患者可能会产生抗 GpⅡb/Ⅲa 抗体,使其接下来的血小板治疗更加困难。同样,怀孕期间暴露于胎儿血小板可导致新生儿同种异体免疫性血小板减少性紫癜。一旦确诊,这些患者需要由有经验的专业出凝血团队进行管理。此类患者怀孕是一个特殊的挑战,需要血液学和产科团队详细规划一个合理的方案来应对所有可能发生的状况。

该患者在妊娠 24~38 周期间,每周静脉输注免疫球蛋白,以降低母体对胎儿从父亲获得的正

常血小板 Gp Ⅱ b/Ⅲ a 抗原复合物产生同种异体免疫的风险。妊娠 38 周时行全身麻醉下的剖宫产术,术前预防性输注两袋血小板,皮肤切开时再次输注一袋血小板;术前静脉注射氨甲环酸,分娩后 7 天内口服氨甲环酸。该患者分娩出一个血小板计数正常的健康宝宝。术中和术后无过量出血,产后恢复正常。

最终诊断

血小板无力症。

病例 64

患者,女,44 岁,因"严重的全血细胞减少"入院,既往有轻度的慢性阻塞性肺疾病病史。血涂片可见少量原始粒细胞。行骨髓穿刺和骨髓活检。

实验室检查

血常规:血红蛋白 79g/L,白细胞 $3.1×10^9$/L,血小板 $26×10^9$/L。

肾功能、电解质、肝功能、骨代谢和 LDH:均正常。

骨髓穿刺(初诊时)

骨髓涂片原始粒细胞大于 80%,其中大部分细胞具有成熟迹象,细胞质中含有颗粒,易见 Auer 小体(图 64.1~图 64.3)。流式检测超过 80% 的细胞为 CD34⁺、CD117ᵈⁱᵐ、CD13⁺、CD33⁺ 和 MPO⁺ 的原始细胞。此外,骨髓涂片可见相当数量

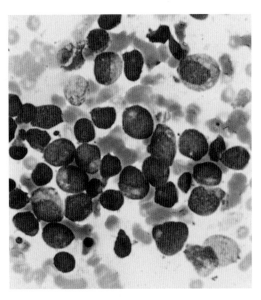

图 64.1　MGG,×500

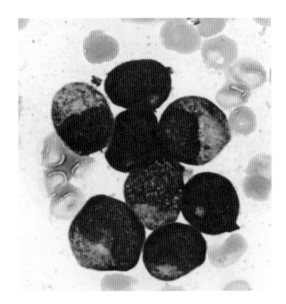

图 64.2　MGG,×1 000

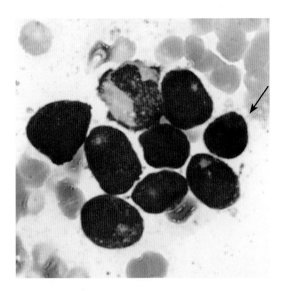

图 64.3　MGG,×1 000

的体积较小的细胞,细胞质具有强嗜碱性且含有颗粒(图 64.3,箭头所示),为肥大细胞的典型特征。

组织病理学（初诊时）

骨髓活检增生极度活跃,部分分化的原始细胞广泛浸润(图64.4和图64.5)。部分区域(图64.4和图64.5,箭头所示)骨小梁旁出现染色较深的细胞群,核较致密。CD117免疫组化染色异质性,出现两个细胞群体(图64.6~图64.8):CD117弱阳性的原始粒细胞、CD117强阳性的肥大细胞,后者尤其见于小梁旁和血管周围区域。肥大细胞CD25和类胰蛋白酶阳性,但CD2阴性(未显示)。

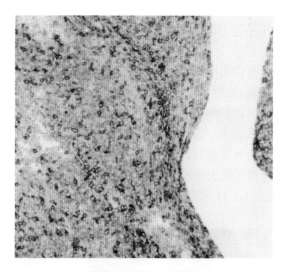

图64.6 CD117,×100

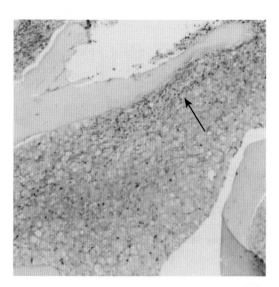

图64.4 HE,×100

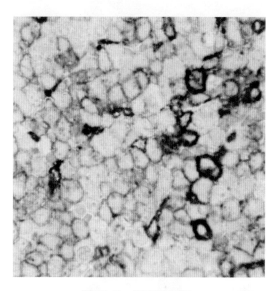

图64.7 CD117,×500

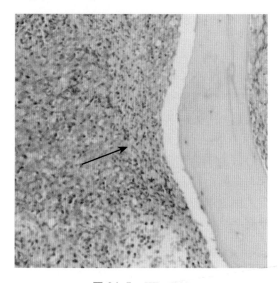

图64.5 HE,×200

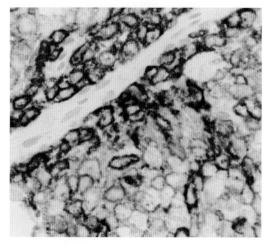

图64.8 CD117血管周围,×500

骨髓穿刺(诱导化疗后)

联合使用柔红霉素和阿糖胞苷进行 AML 诱导治疗,达到缓解。诱导治疗后骨髓涂片可见少量的原始粒细胞(<2%),易见肥大细胞浸润(图64.9 和图 64.10),特别是在骨髓小粒内及其周围。疾病缓解后,骨髓活检标本类胰蛋白酶免疫组化显示肥大细胞在骨小梁旁和血管周围聚集分布(图 64.11 和图 64.12)。

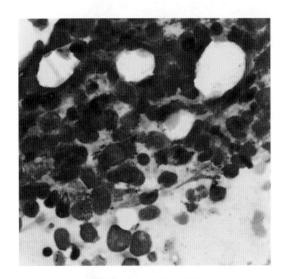

图 64.9　MGG,×500

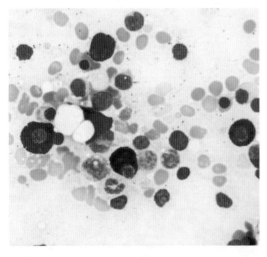

图 64.10　MGG,×500

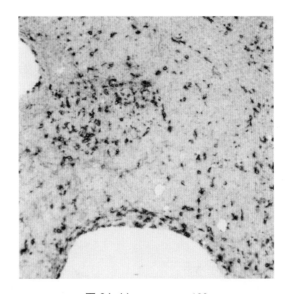

图 64.11　tryptase,×100

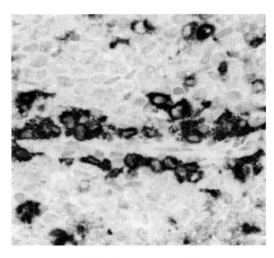

图 64.12　tryptase,×400

流式细胞术(缓解后,骨髓标本)

疾病缓解后,流式检测发现一群 CD117⁺、CD2⁻、CD25⁺的异常肥大细胞(图 64.13 ~ 图64.15)。由于目标细胞群体(肥大细胞)的脆性及其与骨髓小粒和骨小梁区域的密切相关性,使用流式细胞术来分析悬液标本中目标细胞的数量可能会明显低于实际数量。

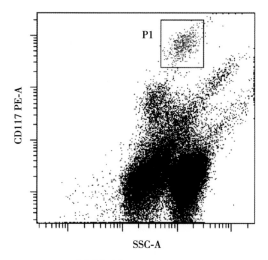

图 64.13　CD117/SSC

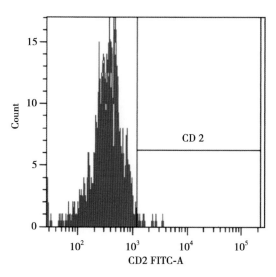

图 64.14　CD2/CD117 直方图

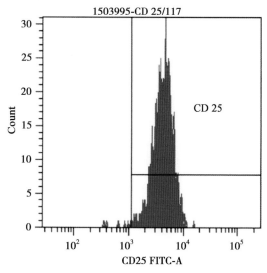

图 64.15　CD25/CD117 直方图

细胞遗传学

初诊时骨髓穿刺液中 20/20 的细胞鉴定出 t(8;21)(q22;q22)。

分子生物学

骨髓样本 PCR 检测显示 *KIT* 基因 816 位密码子存在激活性突变(*D816V* 突变)。

讨论

本例 AML 伴有预后良好的遗传学标记 t(8;21)(q22;q22),提示预后佳,然而,更为仔细的细胞形态学评估发现了第二个异常细胞群体,免疫组化和流式细胞术证实为克隆性肥大细胞浸润。尽管这个病例中的肥大细胞不表达 CD2(CD2 是系统性肥大细胞增多症(SM)中另一个常见的异常抗原),但通过免疫组化和流式细胞术可检测到肥大细胞异常表达 CD25。这些特征满足了 SM 的诊断标准。当与另一种恶性血液肿瘤联合发生时,被称为系统性肥大细胞增多症伴有克隆性血液学非肥大细胞谱系疾病(SM-AHNMD)。这种疾病尚未被完全了解,特别是分子遗传学水平上两种恶性肿瘤之间的关系,我们尝试对该样本进行细胞分选(随后进行靶向 FISH)以确定肥大细胞是否携带 t(8;21),但在技术上并未成功。然而,已知的是 SM 和伴 t(8;21)的 AML 之间存在特定关联。

该病例中,患者先前的病史并未提示 SM 的特征;特别是无皮疹、脸红、腹泻、过敏或过敏反应。血清类胰蛋白酶显著升高达 119ng/ml(NR<13ng/L)。CT 成像显示无器官浸润,而双能 X 射线吸收法(DEXA)扫描显示明显的骨质减少,患者进行了预防性治疗。

患者进行了联合大剂量阿糖胞苷的四个周期的 AML 化疗。化疗后,每天口服达沙替尼 100mg,试降低肥大细胞负荷,降低 AML 复发风险。然而目前几乎没有证据证明可以使用该种药物治疗 SM,患者于 2 年后停止治疗。使用 RQ-PCR 检测由 t(8;21)产生的 *RUNX1-RUNX1T1* 融合基因,通过分子学监测,证实了其转录水平缓慢而稳定的下降。实际上,化疗后 5 年的随访监测中,低水平转录仍然可以检测到,而该转录水平复发风险较低。患者类胰蛋白酶水平维持在 60～80ng/ml 左右,临床无症状。

在慢性骨髓增殖性肿瘤(如 PV、PMF)的背景下产生的 AML 通常预后不良,同种异体造血干细胞移植是患者获得长期生存的唯一希望。该病例中的 AML 不一定是"继发性"的,依据文献报道及该病例的良好治疗效果,依然支持采取与初治 AML 相似的治疗方法。

最终诊断

1. AML 伴 t(8;21)。
2. 系统性肥大细胞增多症伴有克隆性血液学非肥大细胞谱系疾病(SM-AHNMD)。

病例 65

患者,男,50 岁,因"呼吸困难,脚踝肿胀,晕厥两次"就诊。查体:大腿凹陷性水肿、双侧胸腔积液、腹水,舌体增大,舌两侧可见牙齿压痕。有房颤、颈静脉高压、站立时体位性低血压。

实验室检查

血常规:血红蛋白 105g/L,白细胞 6×10^9/L(中性粒细胞 3.0×10^9/L,淋巴细胞 1.8×10^9/L,单核细胞 0.8×10^9/L),血小板 112×10^9/L。

肾功能、电解质:钠 134mmol/L,钾 4.1mmol/L,尿素 6.4mmol/L,肌酐 61μmol/L。

骨代谢:钙 2.51mmol/L,磷 1.52mmol/L。

肝功能:谷草转氨酶 46U/L,碱性磷酸酶 483U/L,白蛋白 9g/L,总蛋白 12g/L。

免疫球蛋白:IgG 2g/L,IgA 0.3g/L,IgM 0.2g/L。

血清蛋白电泳:未检测到完整的副蛋白,但存在过量的 λ 游离轻链(κ 6.1mg/L,λ 979mg/L)。

尿总蛋白:11.7g/L。尿蛋白/肌酐比值:12 247mg/mmol。

血涂片

显示为正细胞性贫血,无其他明显异常。

影像学

CXR 显示双侧胸腔积液至胸腔中部。骨骼检查未见异常,CT 显示存在胸腔积液及腹水。无纵隔淋巴结肿大和胸膜异常。两肾均匀性增大,提示肾脏浸润(图 65.1)。

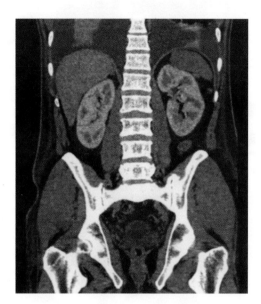

图 65.1　CT

骨髓穿刺

骨髓穿刺显示出一些重要特征。低倍镜下,可见紫色无定形物质(MGG 染色)散布于整个骨髓小粒中(图 65.2 和图 65.3)。另见

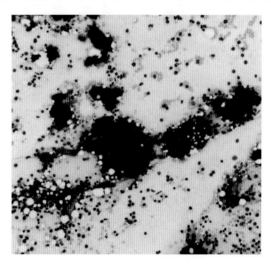

图 65.2　MGG,×100

213

一群浆细胞,比例小于5%(图65.4),分布不均匀,部分区域较明显。大部分区域保留了正常骨髓成分。

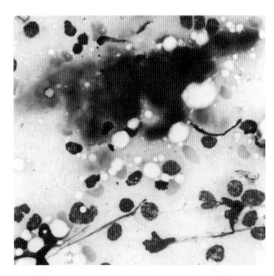

图 65.3　MGG,×500

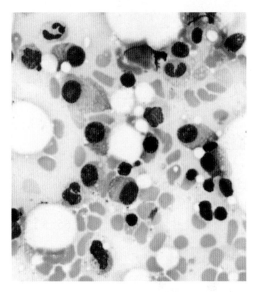

图 65.4　MGG,×500

流式细胞术(骨髓穿刺液)

检测到3.1%的浆细胞,具有如下肿瘤表型:CD138$^+$、CD38$^+$、CD19$^-$、CD45$^-$和 CD56 弱阳性。

骨髓活检

骨髓活检意义显著。血管散布于细胞之间,周围区域可见粉红色无定形物质(图65.5,HE);天狼星红染色呈阳性(图65.6),淀粉样蛋白 P 染色呈阳性(图65.7),λ 轻链染色呈弱阳性(图65.8)。该无定形物质对应于骨髓涂片中观察到的紫红色无定形物质,被鉴定为淀粉样蛋白。AA蛋白免疫染色呈阴性。高倍镜下,浆细胞明显可见(图65.9),某些区域呈局灶性、结节性分布,CD138 染色可突出显示(图65.10)。

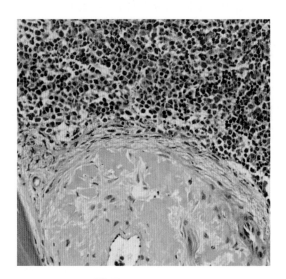

图 65.5　HE,×100

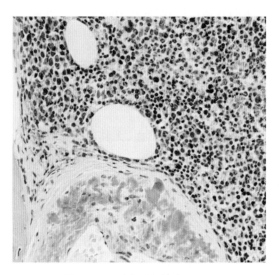

图 65.6　天狼星红染色,×100

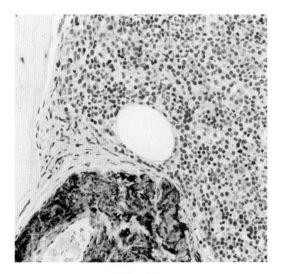

图 65.7   淀粉样蛋白 P 染色,×100

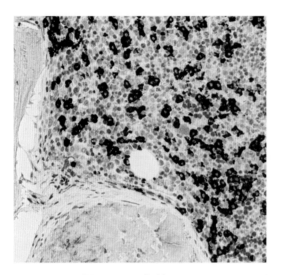

图 65.8   λ 轻链,×100

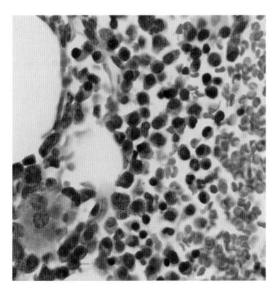

图 65.9   HE,×400

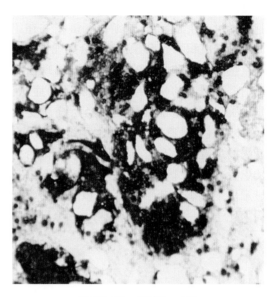

图 65.10   CD138,×100

讨论

该患者早年即出现肾病综合征、自主神经病变和心脏衰竭。骨髓检查发现一类小而显著的肿瘤性克隆性浆细胞,分布于血管周围的淀粉样蛋白聚集物旁。患者无骨痛、高钙血症或骨质破坏的放射学证据。这些证据符合原发性轻链型淀粉样变(pAL)的诊断。

淀粉样变性是以具有反向 β 皱褶结构的纤维蛋白在组织沉积为特征的一组病症。淀粉样蛋白耐消化或吞噬,沉积在器官组织中,导致相应器官功能逐渐丧失。淀粉样蛋白主要有以下四种类型:

1. 在浆细胞肿瘤中观察到的 AL 型淀粉样蛋白(来自免疫球蛋白轻链)。

2. 在慢性炎症性疾病和慢性感染性疾病中观察到的 AA 型淀粉样蛋白(来自血清淀粉 A 蛋白,一种急性时相反应物)。

3. β2 微球蛋白型,见于肾脏透析患者。

4. ATTR 淀粉样蛋白,来自前白蛋白,老年性淀粉样变性。

AL 型淀粉样蛋白在多发性骨髓瘤患者中最常见,且在整个疾病过程中都会沉积,导致疾病晚期出现症状。在 λ 游离轻链型 MM 或 λ 型副蛋白型 MM 患者中更常见,但患者之间形成淀粉样蛋白的差异却知之甚少。原发性 AL 淀粉样变是一种罕见的浆细胞肿瘤,其中相对较小的肿瘤性浆细胞克隆可产生副蛋白(或游离轻链),并在组织形成淀粉样沉积物。患者通常不会出现骨髓瘤常见的直接骨损伤和骨痛的表现,但会出现由淀粉样蛋白沉积引起的晚期组织损伤相关的症状:特别是肾脏、心脏、肝脏和周围神经系统易受到影响;舌体压痕也是典型特征,可提示诊断。患有心力衰竭的患者预后不良,但重要的是,不能否定对该类患者的治疗,因为对化疗有反应的亚组其疗效显示出了显著改善[1]。然而,该患者在确诊后几周内死于致命性心律失常。

最终诊断

原发性轻链型淀粉样变

参考文献

1 Wechalekar, A.D., Schonland, S.O., Kastritis, E. *et al.* (2013) A European collaborative study of treatment outcomes in 346 patients with cardiac stage III AL amyloidosis. *Blood*, **121**(**17**), 3420–3427. PubMed PMID: 23479568.

病例 66

患者,女,58岁,被诊断为蕈样肉芽肿(MF),一种最常见的皮肤 T 细胞淋巴瘤(CTCL)。光疗有效。九年后出现红皮病。每周一次服用甲氨蝶呤,但效果差,因此开始接受 α 干扰素和体外光分离置换疗法。

实验室检查

血常规:血红蛋白 126g/L,白细胞 32.9×10^9/L,血小板 409×10^9/L。

白细胞分类:中性粒细胞 15.2×10^9/L,淋巴细胞 5.4×10^9/L,单核细胞 4.2×10^9/L,嗜酸性粒细胞 10.3×10^9/L。

血涂片

血涂片呈反应性改变。中性粒细胞增多,嗜酸性粒细胞明显增多,此外还有一群具有脑回状核的非典型淋巴细胞(图 66.1~图 66.4),该类细胞占所有淋巴细胞的 65%。

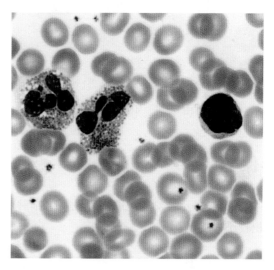

图 66.2　MGG,×1 000

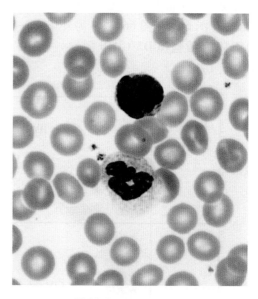

图 66.3　MGG,×1 000

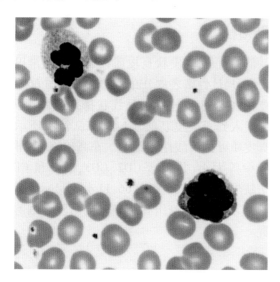

图 66.1　MGG,×1 000

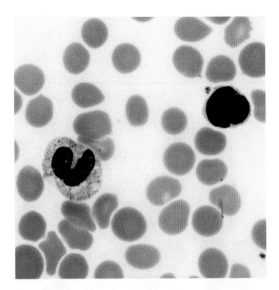

图 66.4　MGG,×1 000

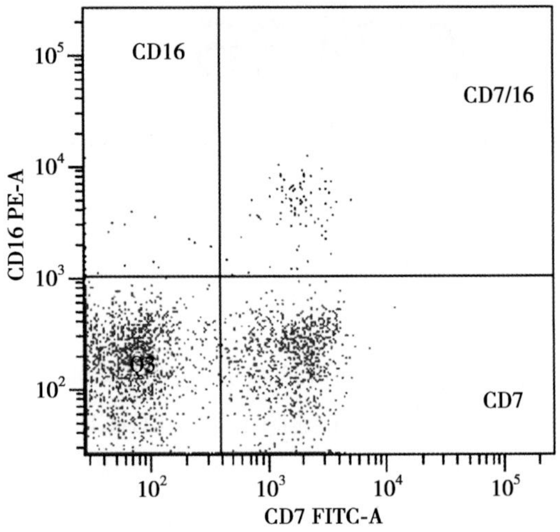

影像学

　　CT 扫描显示腋窝和腹股沟可见淋巴结肿大,体积较小,无器官肿大。

流式细胞术

　　发现一群异常 CD4$^+$淋巴细胞,CD7 和 CD26 表达缺失(图 66.5~图 66.7)。另外还有一些残留的正常 T 细胞(CD7/CD16 阳性)。CD4/CD8 比值大于 10∶1。

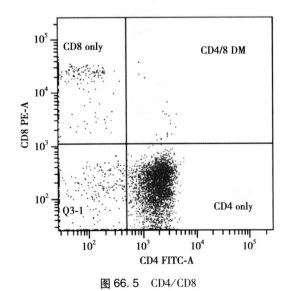

图 66.5　CD4/CD8

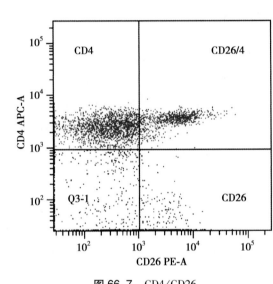

图 66.6　CD7/CD16

图 66.7　CD4/CD26

皮肤活检

　　低倍镜下,乳突状真皮质内有非典型淋巴细胞浸润,局灶性亲表皮分布(图 66.8 和图 66.9)。注意在真皮/表皮连接处呈线状排列的晕圈状 T 细胞侵入到了表皮基底层(图 66.9 箭头所示),在真皮质可见嗜酸性粒细胞。在高倍镜下,淋巴细胞中等大小,共表达 CD2、CD3、CD4 和 CD5、CD7 缺失。图 66.10 和图 66.11 分别显示的是使用 CD4 和 CD3 免疫组化染色来突出肿瘤细胞的位置。

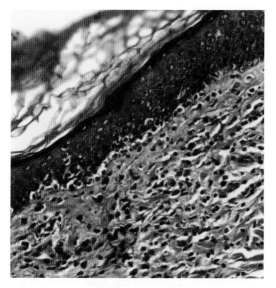

图 66.8　HE,×200

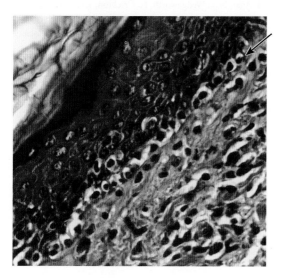

图 66.9　HE,×400

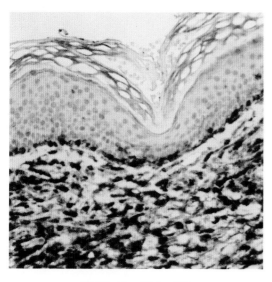

图 66.10　CD4,×200

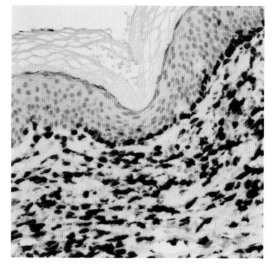

图 66.11　CD3,×200

淋巴结活检

　　该病例似乎是良性皮肤病变。但部分细胞 CD7 表达缺失,这提示 T 细胞淋巴瘤早期淋巴结转移的可能性。

分子生物学

　　使用 TCRγ 引物对外周血进行 T 细胞受体基因(TCR)重排的 PCR 检测,出现单峰,证实存在单克隆 T 细胞增殖。对皮肤和淋巴结活检组织进行 PCR 检测,发现有与外周血中相同的克隆。

讨论

　　皮肤活检明确了皮肤 T 细胞淋巴瘤(CTCL)的诊断,此外似乎还有早期外周淋巴结转移。通过形态学、流式细胞术和 PCR 联合检测,在外周血中检测到肿瘤性 T 细胞群。明显侵犯外周血管(>1 000Sézary 细胞/mm^3 或>20% Sézary 细胞)是 CTCL 独立的不良预后指征[1]。CD7 和 CD26 表达缺失是 Sézary 细胞的典型特征,但必须注意的是,良性皮肤病患者的外周血 T 细胞也可见 CD7 表达缺失或减弱。CD26 表达缺失可能是更有力的肿瘤标志物[2]。在良性炎症性疾病的外周血中通过 PCR 技术有时也可检测到

T 细胞克隆。但是,如果在皮肤和血液中都检测到相同的克隆,则其临床意义会增强。单纯病理学上难以将伴淋巴结转移和红皮病的蕈样肉芽肿与塞扎里综合征(Sézary syndrome)区别开来。需要结合临床病理学相关特征。鉴于该患者长期的皮肤斑块样病变以及近期出现的红皮病和循环性非典型淋巴细胞,更倾向于红皮病型蕈样肉芽肿的诊断。

MF/塞扎里综合征的预后取决于准确的临床分期。最近 ISCL 和 EORTC 发行了一项分期提案,已经在大型临床试验中得到验证[3,4]。本例患者有红皮病、淋巴结转移以及显著的外周血累及,可能会具有相对侵袭性的病程。

最终诊断

红皮病型蕈样肉芽肿。

参考文献

1 Kim, Y.H., Liu, H,L., Mraz-Gernhard, S.et al. (2003) Long-term outcome of 525 patients with mycosis fungoides and Sezary syndrome: clinical prognostic factors and risk for disease progression. *Archives of Dermatology*, **139** (7), 857–866. PubMed PMID: 12873880.

2 Jones, D., Dang, N.H., Duvic, M. *et al.* (2001) Absence of CD26 expression is a useful marker for diagnosis of T-cell lymphoma in peripheral blood. *American Journal of Clinical Pathology*, **115** (6), 885–892. PubMed PMID: 11392886.

3 Olsen, E., Vonderheid, E., Pimpinelli, N. *et al.* (2007) Revisions to the staging and classification of mycosis fungoides and Sezary syndrome: a proposal of the International Society for Cutaneous Lymphomas (ISCL) and the cutaneous lymphoma task force of the European Organization of Research and Treatment of Cancer (EORTC). *Blood*, **110** (6), 1713–1722. PubMed PMID: 17540844.

4 Agar, N.S., Wedgeworth, E., Crichton, S. *et al.* (2010) Survival outcomes and prognostic factors in mycosis fungoides/Sezary syndrome: validation of the revised International Society for Cutaneous Lymphomas/European Organisation for Research and Treatment of Cancer staging proposal. *Journal of Clinical Oncology: Official Journal of the American Society of Clinical Oncology*, **28** (31), 4730–4739. PubMed PMID: 20855822.

病例 67

患者,女,78 岁,因"乏力、易发生瘀伤"就诊于全科医生。4 年前被确诊为弥漫性大 B 细胞淋巴瘤,接受了 8 周期的"R-CHOP"化疗,治疗效果良好。

实验室检查

血常规:血红蛋白 104g/L,白细胞 $3.1×10^9$/L(中性粒细胞 $0.60×10^9$/L,单核细胞 $0.4×10^9$/L),血小板 $43×10^9$/L。

肾功能、电解质、肝功能、骨代谢和乳酸脱氢酶:正常。

血涂片

血细胞减少,多数中性粒细胞可见核分叶异常、颗粒减少(未显示)。

骨髓穿刺

骨髓涂片示髓细胞增生伴核左移。原始粒细胞和原始单核细胞易见,占全部细胞的 15%(图 67.1 和图 67.2)。可见明显的中性粒细胞核分叶不良,单核细胞发育异常(图 67.3 和图 67.4)。单核细胞系占所有细胞的 17%;尽管红细胞系存在明显的核不规则和血红蛋白充盈不佳,但无明显发育异常改变(图 67.3)。易见分裂象细胞(图 67.5)。涂片中原始单核细胞比原始粒细胞比例更多(图 67.6)。注意图 67.7 中的中性粒细胞核。

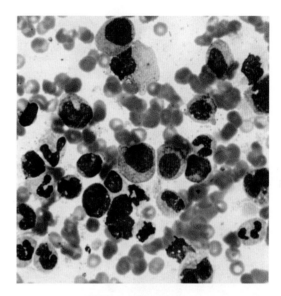

图 67.1　MGG,×5 000

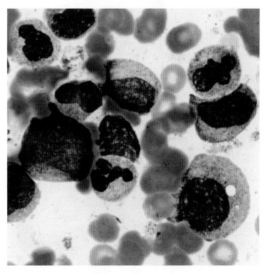

图 67.2　MGG,×1 000

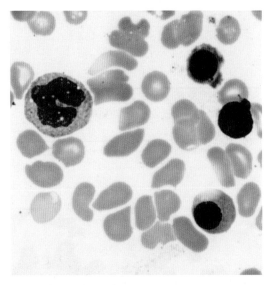

图 67.3　MGG,×1 000

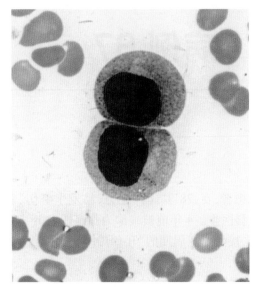

图 67.6　MGG,×1 000

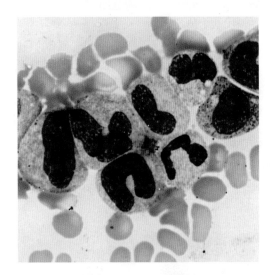

图 67.4　MGG,×1 000

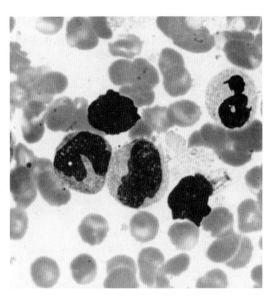

图 67.7　MGG,×1 000

流式细胞术(骨髓穿刺液)

　　使用 CD45/SSC 散点图设门:淋巴细胞(绿色)、单核细胞(蓝色)和粒细胞(红色),如图67.8 所示。外周血中单核细胞并未增多,但是同骨髓细胞一样(图 67.9),它们异常表达 CD56。值得注意的是,CD45^{dim} 单核细胞群在外周血中并不明显,但是存在于骨髓中。

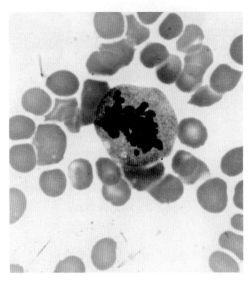

图 67.5　MGG,×1 000

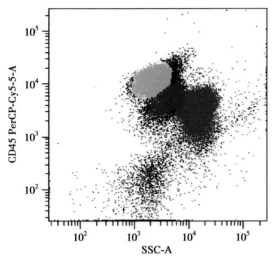

图 67.8　CD45/SSC

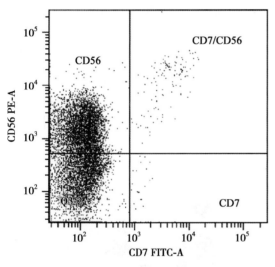

图 67.9　单核细胞 CD7/CD56

细胞遗传学

46,XX[20/20]。

讨论

骨髓增生异常综合征(MDS)可以是原发性或继发于抗癌治疗后(即治疗相关性 MDS,t-MDS)。所有 MDS 病例中约有 10% 为 t-MDS,通常具有治疗效果差的特点,这与常出现的复杂染色体核型有关。值得注意的是,使用最广泛的 MDS 预后评分(IPSS)并不适用于"继发性"MDS 病例,但目前仍被广泛应用。该患者的 IPSS 评分为中危-1,预后低风险,并没有在多系血细胞减少的 t-MDS 中所预期的不良预后。事实上,t-MDS 的预后很差,以致 WHO 将这类病例与 t-AML 归为一类。正常的细胞遗传学特征也可能是假象,因为我们感兴趣的异常克隆可能无法产生足够的用于分析的中期分裂象,而残留的正常细胞可产生有丝分裂象。

该病例的形态学和流式细胞术都能证实异常单核细胞及其前体细胞的比例增高。CD64^{bright}/CD14$^-$ 或 CD64$^+$/CD14^{dim}(未显示)的表型提示细胞不成熟,可能分别对应于原始单核细胞、幼稚单核细胞/发育异常单核细胞。单核细胞异常表达 CD56,至少为这一群体的发育异常提供了一个客观性的标志物。

本书其他章节已经介绍了 CD56 表达的概述(参见病例 29)。用流式细胞术分析 MDS 在技术上具有一定的挑战性,因为需要在异质性很大的细胞背景中分析多个细胞群体,而且不同的病例差别很大。在 MDS 的流式细胞术分析中,异常表型在最晚期和发育不良的病例中最为显著,而这些病例通常正是形态学异常最明显的一组。

最终诊断

治疗相关骨髓增生异常综合征(t-MDS)。

病例 68

患者,男,46 岁,近期出现盗汗、乏力、逐渐加重的呼吸困难,有干咳,无痰。既往有不明病因的葡萄膜炎病史。入院时每天口服泼尼松龙 20mg。查体:发热达 38.5℃,无明显的淋巴结肿大和器官肿大。双侧肺部可闻及细小捻发音,氧饱和度达 90%。CXR 显示双肺野均出现细微的间质阴影。

实验室检查

血常规:血红蛋白 71g/L,白细胞 1.35×10⁹/L,中性粒细胞 0.14×10⁹/L,淋巴细胞 1.03×10⁹/L,单核细胞 0.18×10⁹/L,血小板 38×10⁹/L。铁蛋白>20 000μg/L。

凝血筛查:PT 16s,APTT 40s,TT 24s,FIB 0.79g/L,D-D 4 112ng/ml。

肾功能、电解质:钠 127mmol/L,钾 4.0mmol/L,尿素 7.2mmol/L,肌酐 87μmol/L。

肝功能检查:谷草转氨酶 359U/L,谷丙转氨酶 262U/L,碱性磷酸酶 222U/L,胆红素 29μmol/L,白蛋白 14g/L。

血清乳酸脱氢酶 1 486U/L,血清钙 2.1mmol/L,血清磷 1.35mmol/L,C 反应蛋白 63mg/L。

血培养:无菌生长。

对漱口水中的病毒谱进行 PCR 检测:阴性。

痰培养:白色念珠菌轻度生长。

血清 HIV、HBV、HCV 抗体:均阴性。

血清 EBV 抗体:IgG 抗体阳性,IgM 抗体阴性。

血清 CMV 抗体:IgM 抗体阴性。

血液 EBV PCR 定量:log5.66,CMV PCR 定量:log3.79。

血涂片未见原始细胞,未见明显异常。尽管已使用广谱抗生素治疗,但患者临床情况仍在持续恶化,肺部阴影进行性扩大伴缺氧加重。CT 成像显示肺炎,但未发现淋巴结肿大和肝脾肿大。

进行骨髓穿刺和活检。骨髓涂片最显著的特征是巨噬细胞明显增加,可见噬血现象,部分细胞吞噬多个有核细胞(图 68.1 和图 68.2)。此外,还有一群体积较大、细胞质中含明显粉色颗粒的原始细胞样细胞,占所有细胞的 5%~10%(图 68.3 和图 68.4)(箭头所示)。因为巨噬细胞吞噬的细胞以及细胞碎片较多,故难以进行分类计数。

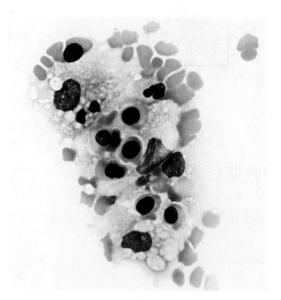

图 68.1　MGG,×500

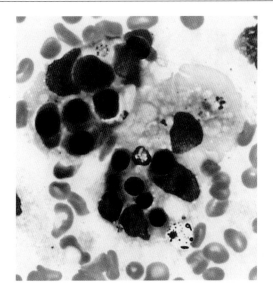

图 68.2   MGG,×500

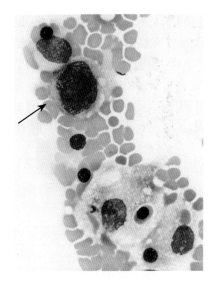

图 68.3   MGG,×500

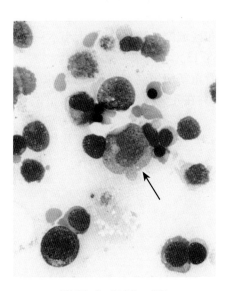

图 68.4   MGG,×500

流式细胞术(骨髓穿刺液)

流式检查并未得到明确结论,未发现明显的前体肿瘤细胞。根据患者的临床表现,我们希望排除自然杀伤细胞(NK)或 T 细胞白血病/淋巴瘤,但是使用 blast 或 CD2 设门策略也未能证实。我们意识到,散点图上存在大量的细胞碎片和游离细胞核,无法进行准确分类。再次进行骨髓穿刺,但是细胞数量不足,并存在血液稀释。

该患者可能的诊断是 EBV 感染继发噬血细胞综合征和 DIC。尽管已静脉注射更昔洛韦,但患者状况仍持续恶化,持续发热、缺氧日益加重血细胞逐渐减少。患者凝血功能障碍,对新鲜冰冻血浆、冷沉淀和血小板的替代治疗具有抵抗性,出现多部位出血。

骨髓活检

鉴于临床情况紧急,立即进行骨髓活检。结果显示细胞构成比增加至 70%;高度多形性大细胞呈弥散性浸润,其核呈囊状,含有一个或多个核仁(图 68.5,箭头所示)。该类细胞表达 CD2、CD56(图 68.6)和颗粒酶 B(图 68.7),但不表达 CD3、CD5、CD7、CD4、CD8 和 TdT。EBV EBER 原位杂交显示所有肿瘤细胞核强阳性(图 68.8)。这些检查结果支持侵袭性 NK 细胞白血病的诊断。

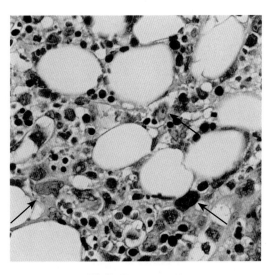

图 68.5   HE,×400

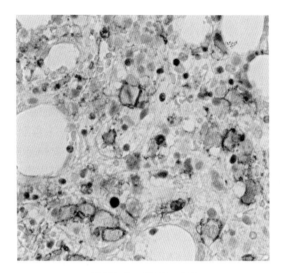

图 68.6　CD56,×400

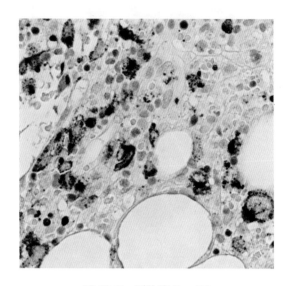

图 68.7　颗粒酶 B,×400

患者使用高剂量甲泼尼龙治疗,随后使用 ESHAP 化疗方案联合天冬酰胺酶。患者血细胞计数恢复正常、噬血现象消失、凝血功能恢复正常,达到完全缓解。病毒血症消失,异常染色体核型不再明显。随后使用 4 个周期的 SMILE 方案巩固治疗,并进行同胞供体同种异体移植术。

移植后 90 天,患者再次出现疲劳乏力、发热、全血细胞减少、EBV 血症和 DIC。骨髓穿刺涂片可见噬血现象,细胞质呈淡蓝色、含有空泡的大颗粒淋巴样细胞再次出现,提示疾病复发(图 68.10 和图 68.11,箭头所示)。

此时流式细胞术使用 CD56 与 SSC 设门(P1,图 68.12)清楚地鉴定出这些细胞的表型:CD2$^+$、CD16$^+$、CD56$^+$、CD45$^+$。这些细胞在 FSC/SSC 图上的分布区域广,反映出细胞大小不一、颗粒度不一(图 68.13)。

尽管重新使用高剂量类固醇,患者病情仍迅速恶化,并在几天内死亡。

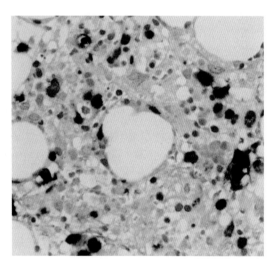

图 68.8　EBV EBER,×400

细胞遗传学

制备骨髓中期分裂象细胞,检出接近四倍体的复杂核型(图 68.9)。

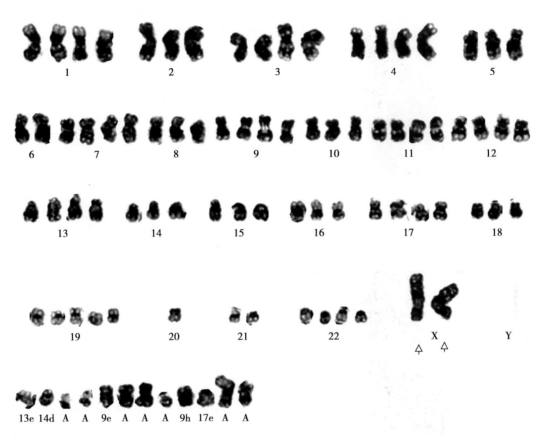

图 68.9　细胞中期分裂象的遗传学分析

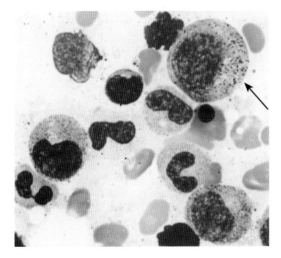

图 68.10　MGG,×1 000

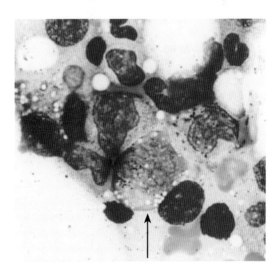

图 68.11　MGG,×1 000

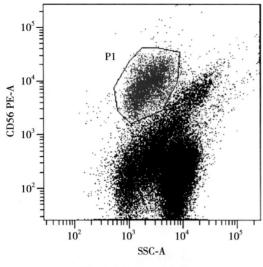

图 68.12　CD56/SSC

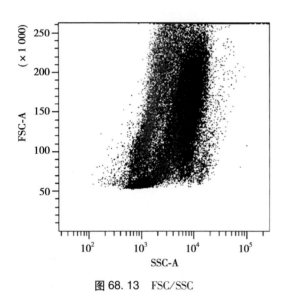

图 68.13　FSC/SSC

讨论

即使临床医师怀疑该病例为 NK 或 T 细胞白

血病/淋巴瘤,但在证实这种罕见疾病的诊断时仍存在一些困难。综合该患者的临床表现(短期发热、盗汗和肺炎)和实验室检查(全血细胞减少、DIC、严重的高铁蛋白血症以及骨髓中出现显著噬血现象),得出相当有限的鉴别诊断。这些表现可能是对病毒感染的强烈反应(有时在遗传性免疫缺陷的背景下)或是针对 T 细胞或 NK 细胞白血病/淋巴瘤的细胞因子驱动的反应。EBV 血症具有误导性,因为它最初被认为是主要病原体,是最易引起噬血细胞综合征的病毒之一。然而,骨髓涂片确实发现了可疑细胞,其形态学上与 NK 细胞白血病/淋巴瘤相符。尽管初期即尝试使用流式细胞术来鉴定这些细胞,但由于它们的大小和脆性以及骨髓穿刺样本代表性不足,该类细胞难以检出。骨髓穿刺样本中细胞数相对较少,其质量明显受到穿刺部位骨髓环境的影响。骨髓活检可获取到更具代表性的样本,可以确定诊断。在复发时,骨髓穿刺样本细胞较多,肿瘤性 NK 细胞在形态学上和流式细胞术中均易被检出。

EBV 血症常见于 NK 细胞白血病,该病毒与 NK 细胞增殖有关。T 细胞和 NK 细胞肿瘤可造成明显的免疫失调,在这种背景下,肺炎很可能是由 CMV 再激活引起的。这个病例也证明了处理这种状况具有一定的困难。尽管该患者对初始治疗敏感并达到完全缓解,但我们还是进行了同种异体移植手术。尽管采用了这种"最优治疗"方案,疾病仍早期复发,患者未能二次获益。

最终诊断

侵袭性 NK 细胞白血病伴继发性噬血细胞综合征。

病例 69

患者,男,79 岁,因"背部疼痛进行性加重、厌食,恶心"就诊。有糖尿病史并进行饮食控制,无其他疾病。查体:脊柱后凸,未见明显的淋巴结肿大和器官肿大。

实验室检查

血常规:血红蛋白 105g/L,白细胞 $5×10^9$/L,血小板 $190 × 10^9$/L 肾功能、电解质:肌酐 $200μmol/L$,肾小球滤过率 20ml/min。

肝功能检查:白蛋白 28g/L,余正常。血糖:28mmol/L。

血清蛋白电泳:IgM/κ 型副蛋白,39g/L,余免疫球蛋白水平减低。

血清游离 κ 轻链:2 977mg/L。

血浆黏滞度:3. 21mPAS。

骨骼检查:脊柱后凸,骨质疏松伴 T11 椎骨楔形骨折,无局灶性溶骨性病变。

该病例需要在低级别淋巴瘤和多发性骨髓瘤之间进行鉴别。由于前者的可能性更大,所以没有对第一次骨髓穿刺样本进行流式细胞术分析。淋巴浆细胞淋巴瘤(华氏巨球蛋白血症)似乎是最可能的诊断。

组织病理学

骨髓活检显示小淋巴细胞和具有明显 Dutcher 小体的浆细胞呈间质性浸润(箭头所示,图 69.1);浆细胞表达 CD138(图 69.2)、CD20(图 69.3)、cyclin D1(图 69.4)和 κ 轻链(图 69.5)。活检结果更倾向于 cyclin D1$^+$/CD20$^+$IgM 型骨髓瘤的诊断,因此再次行骨髓穿刺术并进行流式分析。

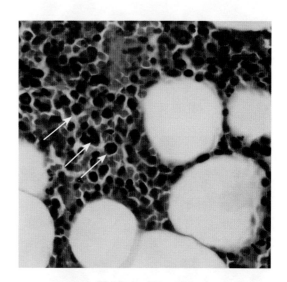

图 69. 1 HE,×400

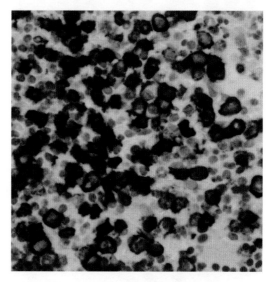

图 69. 2 CD138,×400

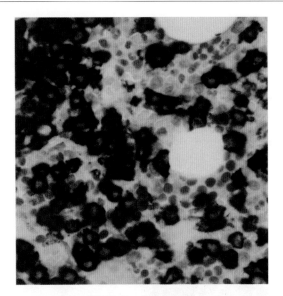

图 69.3　CD20,×400

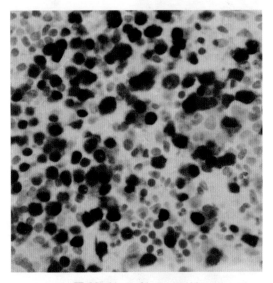

图 69.4　Cyclin D1,×400

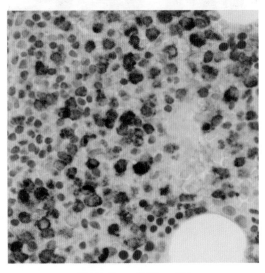

图 69.5　κ 轻链,×400

骨髓穿刺

骨髓增生减低。可见具有淋巴浆细胞形态的细胞:一些细胞类似于成熟淋巴细胞,一些细胞虽然胞体较小,但具有浆细胞形态,还有一些细胞的形态介于两者之间(图 69.6~图 69.8)。以上这些细胞约占 20%。

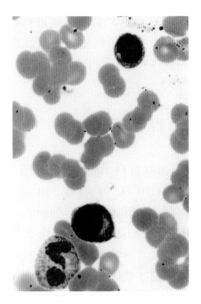

图 69.6　MGG,×1 000

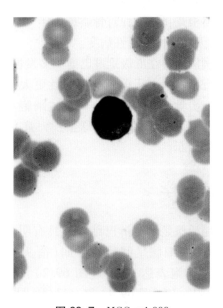

图 69.7　MGG,×1 000

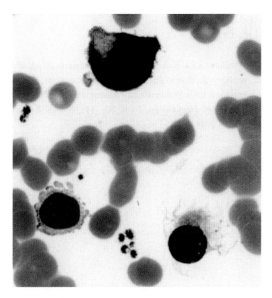

图 69.8　MGG,×1 000

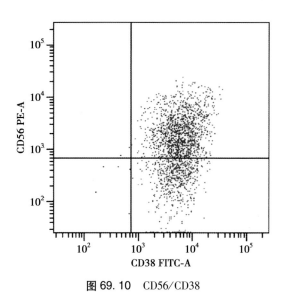

图 69.10　CD56/CD38

流式细胞术

采用两种不同的策略进行分析。首先,用 CD19⁺设门对成熟淋巴细胞进行分析,显示 CD19⁺细胞仅占所有细胞的 1.1%。这些细胞具有成熟 B 细胞表型,无异常抗原表达,表面免疫球蛋白轻链呈多克隆表达:κ 轻链 43%,λ 轻链 50%。其次,用 CD138/SSC 设门分析骨髓瘤细胞,CD138⁺细胞占所有细胞的 11%,该细胞具有 CD45⁻、CD19⁻（图 69.9）、CD20⁺、CD38⁺和 CD56⁺ 的表型（图 69.10）。

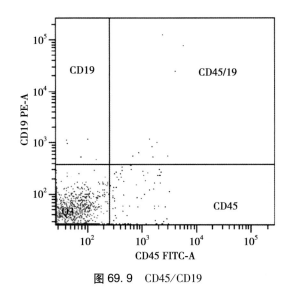

图 69.9　CD45/CD19

讨论

多发性骨髓瘤的肿瘤性浆细胞,典型表型为 CD138⁺、CD38⁺、CD45⁻、CD19⁻、CD56⁺,很容易与 CD138⁺、CD38⁺、CD45^{dim}、CD19⁺、CD56⁻ 的正常浆细胞区分开来。正常浆细胞细胞质 κ 和 λ 呈多克隆表达。通常不需要对骨髓瘤细胞的细胞质轻链表达进行评估,因为应用浆细胞的膜免疫表型足以鉴别。

该病例的特殊之处表现在两方面。首先,肿瘤细胞产生 IgM 型副蛋白,而 IgM 型骨髓瘤是公认的非常罕见的。IgM 型副蛋白更常见于低级别淋巴瘤,如淋巴浆细胞淋巴瘤、边缘区淋巴瘤或 SLL/CLL。其次,肿瘤细胞表达 CD20 和细胞周期蛋白 D1（Cyclin D1）,然而关键的 CD19 和其他泛-B 标志不表达。Cyclin D1⁺/CD20⁺的骨髓瘤约占骨髓瘤病例的 20%,Cyclin D1 的过表达是 t(11;14)(q13;q32)易位的结果,它通常与小浆细胞或淋巴浆细胞样形态有关。Cyclin D1 似乎并不指向不良的预后,但它是识别和区分淋巴浆细胞淋巴瘤[1]的重要指标,因为这两种疾病的治疗是不同的。由于 Cyclin D1 强阳性,误诊为 CD5⁻ 套细胞淋巴瘤也是可能的,形态学和浆细胞标志物（CD138）的表达有助于排除该疾病。鉴于 CD20 的强表达,利妥昔单抗已被尝试探索作为治疗这种变异型多发性骨髓瘤的药物。

最终诊断

IgM 型多发性骨髓瘤伴 t (11 ; 14) (q13 ; q32) 及 CD20⁺。

参考文献

1 Schuster, S.R., Rajkumar, S.V., Dispenzieri, A. et al. IgM multiple myeloma: disease definition, prognosis, and differentiation from Waldenstrom's macroglobulinemia. *American Journal of Hematology*, 2010, **85** (**11**), 853–855. PubMed PMID: 20842638.

病例 70

患者,男,17岁,曾患T淋巴母细胞淋巴瘤并接受治疗,现因"面部无力、皮肤结节和呼吸困难"就诊。查体显示出面神经和动眼神经下运动神经元麻痹的特征。最初具有上腔静脉阻塞(继发于由皮质T淋巴母细胞淋巴瘤引起的大纵隔肿块)的临床表现。患者通过ALL诱导和巩固治疗获得缓解,在进行维持化疗期间出现上述新的体征和症状。脑部CT和MRI检查正常,未见肿块性病变或脑膜增强,因此进行腰椎穿刺获得脑脊液(CSF)标本。

实验室检查

血常规:血红蛋白120g/L,白细胞4.9×10⁹/L,中性粒细胞3.5×10⁹/L,血小板540×10⁹/L。

肾功能、电解质、肝功能、骨代谢及血清乳酸脱氢酶:均正常。

脑脊液检查:白细胞0.086×10⁹/L,蛋白质0.7g/L,葡萄糖1.8mmol/L。

脑脊液分析

CSF细胞数明显增加(正常值小于0.001×10⁹/L)。形态学检查可见多形性大淋巴细胞,细胞质有突起或呈叶状,部分是因细胞离心涂片造成的(图70.1~图70.4)。偶见凋亡细胞(图70.3)。

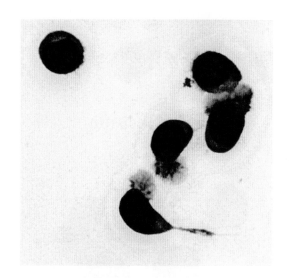

图70.1　MGG,×1 000

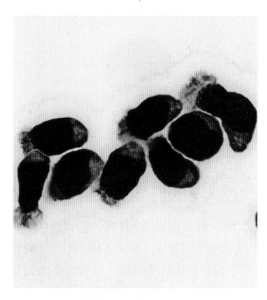

图70.2　MGG,×1 000

233

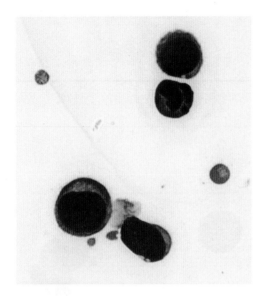

图 70.3　MGG,×1 000

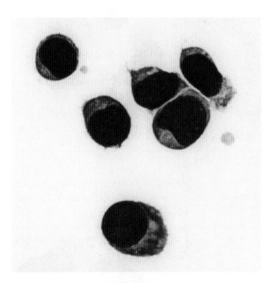

图 70.4　MGG,×1 000

流式细胞术(脑脊液)

发现一群大淋巴细胞,表达 CD2、CD3、CD5、CD7^dim、CD8 和 CD1a。鉴于 CD8 单阳性和表达 CD1a,不符合反应性 T 细胞。这种表型与初始诊断时所见的皮质 T 淋巴母细胞淋巴瘤的表型相同,因此提示该疾病脑膜复发。

骨髓穿刺

骨髓穿刺涂片显示正常细胞形态,未见原始细胞增多和异常浸润。

皮肤活检

对新出现的皮肤结节进行活检,鉴定出与上述免疫表型一致的恶性细胞。

细胞遗传学

淋巴结标本中可见:47,XY,del(2)(q? 34q? 36),del(6)(q? 15q? 16),add(9)(q34),+mar[5]。

讨论

该病例说明了在 CSF 中异常淋巴细胞水平较低的情况下,流式细胞术即可明确其性质和表型,将其与初诊肿瘤的特征相关联。该群克隆细胞限制性表达 CD8 和表达 CD1a,据此可将这些恶性细胞与反应性 T 细胞明显区分开来,后者通常既有 CD4^+ 细胞又有 CD8^+ 细胞,且不表达 CD1a。皮肤活检也证实受到具有相同表型的淋巴细胞浸润。随着脑神经症状的完全缓解,脑脊液参数和流式检查正常后,开始了再诱导化疗和强化 CNS 导向的治疗。遗憾的是,疾病再次复发,对后续治疗不敏感。

B 淋巴母细胞白血病/淋巴瘤中的许多细胞遗传学异常都具有预后意义。具有 t(9;22)(q33;q13)、t(4;11)(q21;q23)、t(8;14)(q24.1;q32)、复杂核型或亚二倍体/近三倍体的患者预后通常较差,而具有超二倍体、t(12;21)(p13;q22)或 del(9p)的患者似乎具有较好的预后[1]。然而,这些细胞遗传学异常通常与 B 细胞系疾病特定性相关,占系列报道病例的大多数。实际上,高达 50% 的 T 淋巴母细胞白血病/淋巴瘤患者具有正常核型。而其余患者,复杂核型常见,需要详细的分析以确定哪些具有预后意义。很大一部分隐匿异常可以通过靶向 FISH 检测来鉴定,特别是断裂点在端粒附近的异常。在大量细胞遗传学异常中,涉及 T 细胞受体(TCR)基因(TCRA 和 14q11 的 TCRD,7p14 的 TCRG,7q32 的 TCRB)、1p32 的 TAL1、10q24

的 *HOX11*（*TLX1*）、5q35 的 *HOX11L2*（*TLX3*）和 9q34 的 *NOTCH1*（一个编码调节细胞命运和分化的蛋白家族的基因）的突变似乎很重要[2,3]。该病例中报道的+（9）（q34）可能涉及 *NOTCH1* 基因位点，但其他异常似乎没有任何明确的特异性（尽管 del（6q）可能涉及肿瘤抑制基因）会影响预后。对于该患者来说，在维持治疗期间疾病复发，尤其是累及到中枢神经系统，这无疑是一个致命性进展。

最终诊断

皮质 T 淋巴母细胞淋巴瘤脑膜和皮肤复发。

参考文献

1 Moorman, A.V., Harrison, C.J., Buck, G.A. *et al.* (2007) Karyotype is an independent prognostic factor in adult acute lymphoblastic leukemia (ALL): analysis of cytogenetic data from patients treated on the Medical Research Council (MRC) UKALLXII/Eastern Cooperative Oncology Group (ECOG) 2993 trial. *Blood*, **109** (**8**), 3189–3197. PubMed PMID: 17170120.

2 Graux, C., Cools, J., Michaux, L., Vandenberghe, P. & Hagemeijer, A. (2006) Cytogenetics and molecular genetics of T-cell acute lymphoblastic leukemia: from thymocyte to lymphoblast. *Leukemia: Official Journal of the Leukemia Society of America, Leukemia Research Fund, UK*, **20** (**9**), 1496–1510. PubMed PMID: 16826225.

3 Cave, H., Suciu, S., Preudhomme, C. *et al.* (2004) Clinical significance of HOX11L2 expression linked to t(5;14)(q35;q32), of HOX11 expression, and of SIL-TAL fusion in childhood T-cell malignancies: results of EORTC studies 58881 and 58951. *Blood*, **103** (**2**), 442–450. PubMed PMID: 14504110.

病例 71

患者,女,19 岁,因"进行性乏力数月"就诊。既往有献血史。月经量无增多,无其他出血史,无常规服药史和其他既往病史。未见其他特殊症状,体检发现皮肤呈柠檬黄色。

实验室检查

血常规:血红蛋白 70g/L,平均红细胞体积 102fl,白细胞 4×10⁹/L(中性粒细胞 2×10⁹/L,淋巴细胞 1.5×10⁹/L,单核细胞 0.38×10⁹/L),血小板 87×10⁹/L。

血清铁蛋白 8ng/ml,血清叶酸 4ng/ml,血清维生素 B₁₂ 300pg/ml。

网织红细胞 120×10⁹/L。直接抗球蛋白试验为阴性。

肾功能、电解质和骨代谢:正常。

肝功能:谷草转氨酶 85U/L,胆红素 50μmol/L,其余指标正常。乳酸脱氢酶:630U/L。

血涂片

外周血可见嗜多色性红细胞以及中度增多的不均一性异形红细胞,包括大红细胞、泪滴形红细胞和铅笔状红细胞,未见球形红细胞(图 71.1 和图 71.2)。由于血涂片较薄,少数红细胞缺乏中心淡染区,而血涂片较薄是由显著的贫血引起的;同样的,血涂片尾部出现球形红细胞增多这一假象。所以观察到的涂片特征是相对非特异的,但嗜多色性红细胞和网织红细胞增多提示因贫血而造成的骨髓代偿。血清铁蛋白提示铁缺乏,但很显然这不是唯一的诊断。有许多特征都提示存在溶血性疾病。对于这种严重程度的贫血,网织红细胞计数增加却并不明显,可能是由于骨髓铁缺乏所造成的。

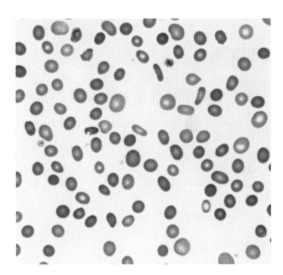

图 71.1　MGG,×500

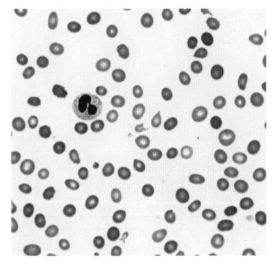

图 71.2　MGG,×500

骨髓穿刺及活检

骨髓涂片显示红系增生伴轻度发育异常,常见于应激性骨髓象(图 71.3 和图 71.4)。未见异常细胞浸润,髓系细胞和巨核细胞形态大致正常。

236

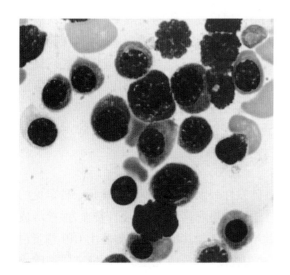

图 71.3　MGG,×500

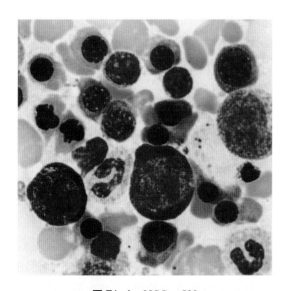

图 71.4　MGG,×500

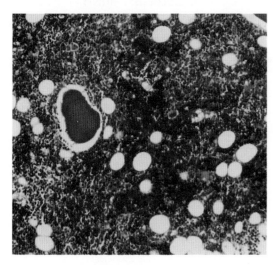

图 71.5　HE,×100

可染铁缺乏。类似地,由于红系明显增生,骨髓活检切片显示骨髓增生活跃(图 71.5 和图 71.6)。可见明显的核周淡染区,虽然它们是人工制片过程中核收缩造成的假象,但有助于区分有核红细胞和淋巴细胞(图 71.6)。

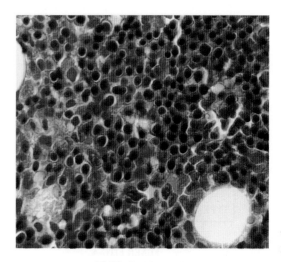

图 71.6　HE,×400

因此,该病可能为获得性非免疫性溶血性贫血,由于合并铁缺乏致不完全性代偿。考虑其诊断为阵发性睡眠性血红蛋白尿症(PNH)。

流式细胞术(外周血)

使用荧光标记抗体 CD24、CD66 和 FLAER(荧光标记的嗜水气单胞菌溶素变异体)检测外周血粒细胞。CD24 和 CD66 是连接于细胞膜表面糖化磷脂酰肌醇(GPI)锚上的抗原,而 FLAER

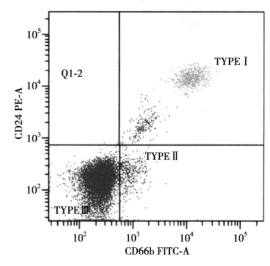

图 71.7　CD24/CD66b

直接与 GPI 锚蛋白本身结合。该患者超过 90% 的中性粒细胞呈 Ⅲ 型 PNH 克隆(红色),还可见少量 Ⅱ 型克隆(蓝色)(图 71.7 和图 71.8),残留的正常(Ⅰ 型)细胞显示为绿色。这些检查结果,加上大量的 Ⅲ 型 PNH 克隆,解释了溶血现象。

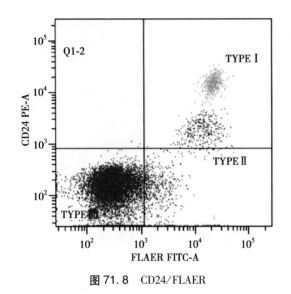

图 71.8 CD24/FLAER

尿含铁血黄素

使用普鲁士蓝对新鲜尿标本沉渣进行铁染色(图 71.9)。结果显示尿铁明显增多(亮蓝色);在血红蛋白尿反复发作的情况下,一部分铁被尿路上皮细胞(核复染红色)重吸收,并转化为含铁血黄素,当细胞脱落时出现在尿液中。这一试验在筛查慢性溶血性疾病中很有用,在血管内溶血急性发作后一段时间内仍可检测出异常。

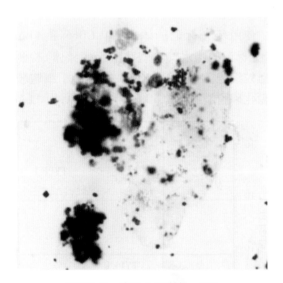

图 71.9 普鲁士蓝染色,×500

讨论

阵发性睡眠性血红蛋白尿症是一种罕见的获得性干细胞疾病,可导致溶血性贫血,血栓形成和骨髓增生减低。其特点是细胞膜上 GPI 锚蛋白缺失:缺失程度(部分或完全)可通过流式细胞术定量分析连接在 GPI 上的抗原进行评估。其中的一些抗原如 CD55(衰变加速因子,DAF)和 CD59(反应性溶血膜抑制物,MIRL),可保护红细胞免受补体异常激活,它们的缺失可导致血管内溶血。其他锚连抗原的功能尚不太清楚,但肯定与 PNH 的临床表现有一定程度的联系。具有大量的 PNH 克隆的患者其典型特征为溶血性贫血,同时也有较高的形成静脉血栓的风险,静脉血栓的死亡率高,因为血栓形成可能会影响到内脏血管和脑静脉窦,后果严重。

该患者计划使用依库珠(eculizumab)单抗进行治疗,尽管规范应用该药并使用肝素进行抗凝,该患者仍表现出进行性头痛。MRI 检查显示右侧乙状窦和后矢状窦有血栓形成。随后立即使用肝素、华法林和依库珠单抗进行治疗,阻止严重后遗症的产生。系统地抗凝治疗和依库珠单抗治疗需要长期进行。

最终诊断

1. 阵发性睡眠性血红蛋白尿症(由大量的 Ⅲ 型克隆引起)。

2. 铁缺乏(尿铁丢失所致)。

病例 72

患者,男,32 岁,因"左肩和胸部感到不适"就诊。既往体健。查体发现右侧少量胸腔积液和小体积颈部淋巴结肿大。

实验室检查

血常规:血红蛋白 168g/L,白细胞 $12×10^9$/L(中性粒细胞 $3.15×10^9$/L,淋巴细胞 $5.25×10^9$/L,单核细胞 $3.56×10^9$/L),血小板 $365×10^9$/L。

肾功能、电解质、肝功能和骨代谢:正常。血清乳酸脱氢酶:350U/L。

血涂片

血涂片可见一群原始细胞,胞核较大,一些细胞细胞质含有颗粒,符合髓细胞特征(图 72.1~图 72.3)。可见残留的中性粒细胞,形态未见明显异常(图 72.3 和图 72.4)。

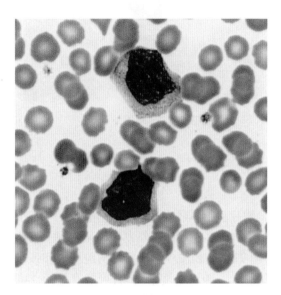

图 72.2 MGG,×1 000

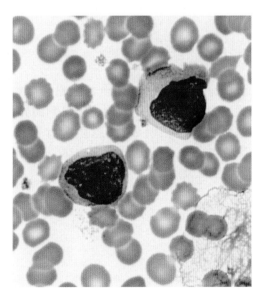

图 72.1 MGG,×1 000

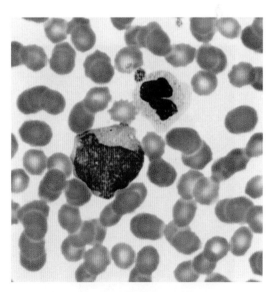

图 72.3 MGG,×1 000

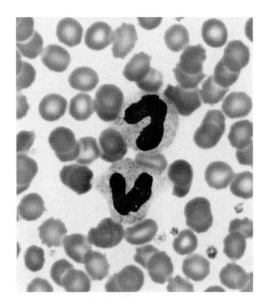

图 72.4　MGG,×1 000

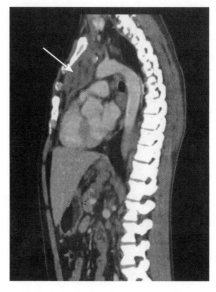

图 72.6　CT

影像学

　　胸片显示纵隔变宽,右肋膈角变钝。采用 CT 进行更详细的评估,意外发现纵隔肿块(箭头所示,图 72.5~图 72.7),伴右侧胸腔积液和颈部淋巴结肿大。肿块密度不均匀,可能有坏死。心包膜或大血管未累及。从影像学角度来看,最可能的诊断是高级别淋巴瘤,因此进行了经皮锁骨上淋巴结活检。

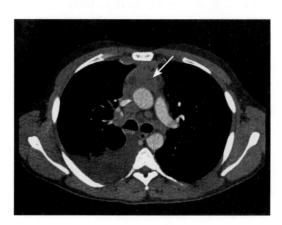

图 72.7　CT

骨髓穿刺

　　骨髓涂片可见大量(占全部细胞的 66%)原始细胞浸润骨髓,类似于外周血中见到的异常细胞。这些细胞核仁明显,细胞质含有颗粒(图 72.8 和图 72.9),部分细胞还含有 Auer 小体(箭头所示,图 72.9)。

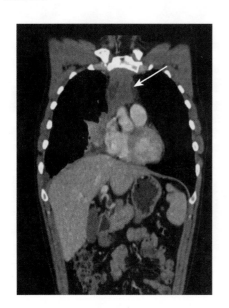

图 72.5　CT

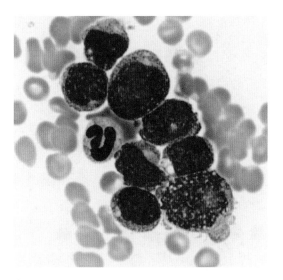

图 72.8　MGG,×1 000

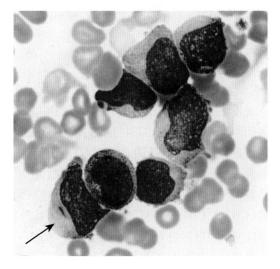

图 72.9　MGG,×1 000

流式细胞术（外周血和骨髓穿刺液）

目前该疾病的诊断处于进退两难的困境,因为在形态学上考虑可能为急性髓细胞性白血病,而 CT 显示纵隔肿块及淋巴结肿大,提示淋巴瘤。而 Auer 小体仅见于髓细胞肿瘤。

流式细胞术显示原始细胞表型为 CD34$^+$、CD38$^+$、CD117$^+$、CD15^{dim}、CD33$^+$、CD7$^+$、CD13$^+$、HLA-DR$^+$、MPO$^+$ 和 CD19$^+$,不表达 CD14、CD64、CD20、CD10、cCD3、cCD79a 和核内 TdT。因此,该病例为急性髓细胞性白血病（AML）伴 CD7 和 CD19 异常表达,而不是混合表型急性白血病（MPAL）如 B 细胞/髓细胞或 T 细胞/髓细胞,因为未检测到细胞质 CD3,CD19 的表达本身不能满足 WHO 对 MPAL 的诊断标准;必须有 CD79a（细胞质抗原）、cCD22 或 CD10 的表达,如果 CD19 弱表达,则至少要同时表达这些抗原中的两种。淋巴结活检和细胞遗传学检测对统一诊断至关重要。我们确实考虑了 AML 伴 t(8;21)(q22;q22) 伴纵隔髓细胞肉瘤,特别是当我们发现髓细胞原始细胞异常表达 CD19 时（这在这种类型 AML 中相当常见）。然而根据我们的经验,对于 AML 伴 t(8;21),CD7 异常表达并不常见。另一个考虑是 8p11 综合征。这是一种罕见的干细胞白血病/淋巴瘤综合征,是一种与染色体易位相关的侵袭性肿瘤,涉及位于 8p11.23-11.22 上的成纤维细胞生长因子受体 1（FGFR1）酪氨酸激酶基因。这些患者可以同时存在骨髓增殖性肿瘤或 AML 和淋巴母细胞性白血病/淋巴瘤。FGFR1 存在多个伴侣基因。

组织病理学

淋巴结活检可见原始细胞浸润,其核不规则、细胞质呈嗜酸性。肿瘤细胞 CD45（弱）、CD43、CD34 和 CD117 为阳性,CD3、CD5、CD10、CD8、CD79a 和 CD20 为阴性。符合急性髓细胞性白血病累及淋巴结,推测这也是出现纵隔肿块的原因。

细胞遗传学

未发现 t(8;21),也没有涉及 8p11 的易位。但发现了 t(10;11)(p13;q21) 易位（箭头所示,图 72.10）。

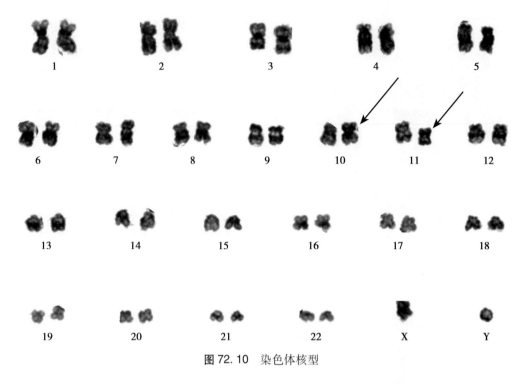

图 72.10 染色体核型

讨论

急性髓细胞性白血病伴 t(10;11)(p13;q21) 是一种罕见的疾病。该染色体易位形成 *PICALM-MLL10* 融合基因,该疾病的特征为 AML 伴异常表达 T 细胞和 B 细胞抗原,发病年龄轻并且有纵隔肿块[1]。该患者具有上述所有特征。一些患者也可见到中枢神经系统的浸润。

该类白血病通常是难治性的,难以达到缓解,或者易早期复发[2]。初诊时,选择的几幅骨髓原始细胞流式分析图如图 72.11a 所示。诱导化疗后仅有部分原始细胞被清除(诱导一疗程后

CD34+细胞占骨髓细胞的 17%,图 72.11b),纵隔肿块缓慢消失。在第二疗程化疗后形态学上达到缓解(诱导两疗程后 CD34+ 细胞占骨髓细胞的 1.5%,图 72.11c),但是通过 CD34/CD19/CD7 抗体组合分析,仍可发现少量异常原始细胞,这可以帮助我们把肿瘤细胞与正常恢复期的骨髓原始粒细胞(CD34+、CD19−、CD7−)和祖 B 细胞(紫色,图 72.11c 中的 H)区分开来。

虽然已报道的病例数很少,但目前的证据表明这种白血病预后不良。此外,骨髓和纵隔肿块对治疗反应缓慢,持续存在少量残存病变细胞(由流式细胞术测定)提示复发风险高。已匹配到同胞供体,为患者安排环磷酰胺/TBI 预处理移植方案。

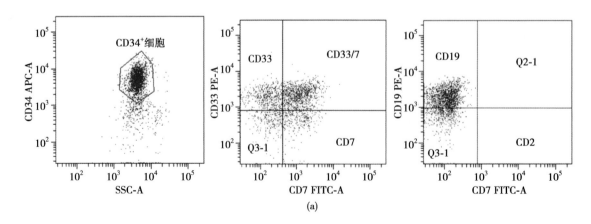

(a)

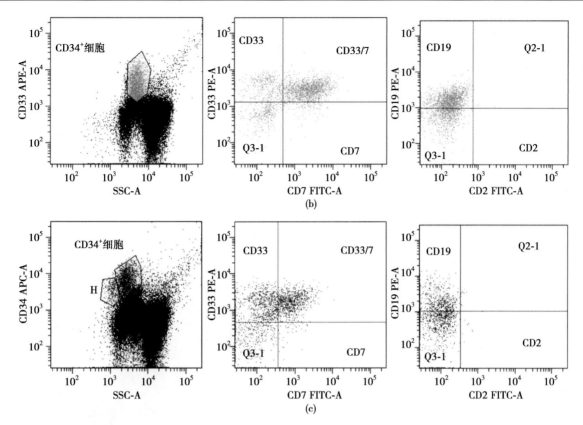

图 72.11　(a)治疗前,CD34/SSC、CD33/CD7 和 CD19/CD2。(b)1 个疗程后,CD34/SSC、CD33/CD7 和 CD19/CD2。(c)2 个疗程后,CD34/SSC、CD33/CD7 和 CD19/CD2

最终诊断

　　急性髓细胞性白血病伴 t（10；11）（p13；q21）,伴 CD19 和 CD7 异常表达,伴淋巴结肿大和纵隔肿块。

参考文献

1 Savage, N.M., Kota, V., Manaloor, E.J. *et al.* (2010) Acute leukemia with PICALM-MLLT10 fusion gene: diagnostic and treatment struggle. *Cancer Genetics and Cytogenetics*, **202** (**2**), 129–132. PubMed PMID: 20875875.

2 Borel, C., Dastugue, N., Cances-Lauwers, V. *et al.* (2012) PICALM-MLLT10 acute myeloid leukemia: a French cohort of 18 patients. *Leukemia Research*, **36** (**11**), 1365–1369. PubMed PMID: 22871473.

病例 73

患者,女,82 岁,患多发性骨髓瘤,采用环磷酰胺/沙利度胺/地塞米松(CTD)方案治疗,因"呼吸困难进行性加重"入院。临床检查发现左侧胸腔积液,通过 CXR 得到证实。

实验室检查

血常规:血红蛋白 106g/L,平均红细胞体积 106fl,白细胞 $11.6×10^9$/L(中性粒细胞 $8.9×10^9$/L,淋巴细胞 $1.8×10^9$/L,单核细胞 $0.8×10^9$/L,嗜酸性粒细胞 $0.1×10^9$/L),血小板 $118×10^9$/L。

肾功能、电解质:钠 150mmol/L,钾 4.2mmol/L,尿素 14.1mmol/L,肌酐 128μmol/L。

骨代谢:正常。肝功能:白蛋白 28g/L,余正常。

血涂片

未见明显异常。

流式细胞术(胸腔积液)

进行诊断性胸腔穿刺,胸腔积液细胞计数为 $0.42×10^9$/L,总蛋白 42g/L,乳酸脱氢酶 5 800U/L。

胸腔积液离心涂片可见大量未分化的多形性细胞,其核扭曲、细胞质呈嗜碱性。未见明显浆细胞群,亦未见明显的反应性淋巴细胞(图 73.1~图 73.4)。

使用流式细胞术,以 CD45/SSC 设门分析(图 73.5),可见一大群 CD45⁻细胞,提示为非造血肿瘤,但 EpCAM(上皮细胞黏附分子)为阴性(图 73.6)。该群细胞不表达 CD138、CD38 和 CD56,可排除浆细胞。

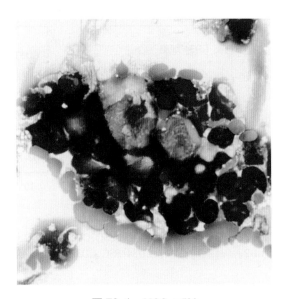

图 73.1　MGG,×500

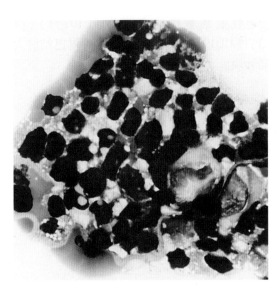

图 73.2　MGG,×500

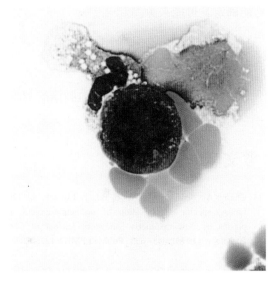

图 73.3   MGG,×1 000

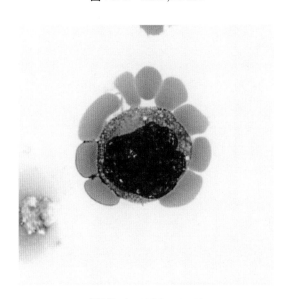

图 73.4   MGG,×1 000

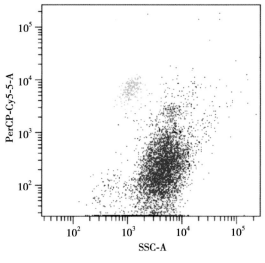

图 73.5   CD45/SSC

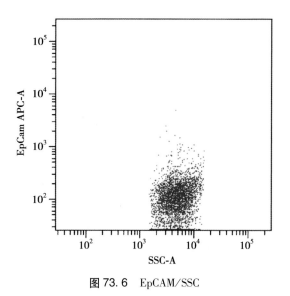

图 73.6   EpCAM/SSC

细胞形态学

细胞形态学检查发现一群大的非典型性未分化细胞,部分具有原始细胞样特征,位于一群炎症细胞周围。没有特征可确定肿瘤的起源,也没有足够的样本可用于免疫细胞化学检测。

临床病程

由于该患者患有骨髓瘤,身体已经相当虚弱,并且其病情不断恶化,因此未使用 CT 进行更详细的影像学检查。综合细胞学和流式细胞学检查结果,且几乎没有用于累及胸膜的非造血肿瘤的有意义的治疗,因此认为支持性治疗是最合适的。该患者肿瘤的确切来源尚不清楚,但是最有可能为肺鳞癌。

讨论

组织病理学检查以及广泛的免疫组化组合是公认的诊断实体瘤的金标准。流式细胞术在非造血肿瘤的准确识别中作用相对较小,主要是因为这种细胞通常不存在于悬浮液中,而且合适的荧光标记抗体尚未市售。但是结合细胞学分析时,它确实有一定的作用,这两种方法得到的结果可以互相印证。流式细胞术确实有一些优势。免疫表型分型可以对悬浮液中的细胞进行快速分析,非常适合分析胸腔积液、腹水或脑脊液中的细胞,并适用于分析细针穿刺淋巴结所得的细胞悬浮液。结果在几小时后即可获得,可用于指导后续检查。它适合检测细胞成分较少的标本,以及检出混于反应性细胞中的少量肿瘤细胞,例如混于大量反应性 T 细胞中的少量癌细胞。流式细胞术在定义抗原表达强度上比免疫组化更有优势,它可以明确单个细胞上共表达的抗原。

EpCAM 可结合于多种上皮起源的肿瘤细胞,特别是那些起源于乳腺、肺、结肠和前列腺的肿瘤。然而,鳞状细胞癌通常为阴性,所以这是该患者的可能诊断。考虑到患者的临床表现和既往肿瘤史,在 CD45⁻肿瘤中,除 EpCAM 外,使用抗体组合(如抗 CD99,抗肌细胞生成素和抗 CD56),往往可能确定其可能来源[1]。

最终诊断

多发性骨髓瘤患者发生非造血肿瘤的胸膜转移。

参考文献

1 Chang, A., Benda, P.M., Wood, B.L. & Kussick, S.J. (2003) Lineage-specific identification of nonhematopoietic neoplasms by flow cytometry. *American Journal of Clinical Pathology*, **119** (5), 643–655.. PubMed PMID: 12760282.

病例 74

患者,男,34 岁,因"近来出现右耳痛、听力下降和面部无力"就诊于耳鼻喉科。患者有右侧局部性面神经麻痹,右侧出现明显的感觉神经性听力下降。鼻腔,咽部和喉部检查无明显异常。虽未发现典型的乳突红斑、压痛和发热,但是暂时诊断为乳突炎。

实验室检查

血常规:血红蛋白 89g/L,白细胞 $2.6×10^9$/L(中性粒细胞 $0.69×10^9$/L,淋巴细胞 $1.6×10^9$/L,单核细胞 $0.34×10^9$/L),血小板 $237×10^9$/L。

凝血检查:正常。

肾功能、电解质、肝功能和骨代谢:正常。血清乳酸脱氢酶为 220U/L,C 反应蛋白 15mg/L。

血涂片

血涂片显示中性粒细胞减少,但无其他典型特征,也无幼粒和幼红细胞增多。

影像学

CT 检查发现一肿块,累及右咽旁和右颈动脉间隙,位于颈动脉周围并压迫颈内静脉(图 74.1,箭头所示),伴有乳突气房浑浊(图 74.2,箭头所示)。可见肿块延伸至颅底部(图 74.3,箭头所示),造成这一现象的原因尚不清楚,但认为可能是肿瘤性疾病。

鉴于诊断的不确定性,通过手术探查肿块,并进行多次活检。活检淋巴结的冰冻切片报告仅显示反应性特征。

鉴于不明原因的贫血和中性粒细胞减少,进行了骨髓穿刺。

骨髓穿刺

可见髓系原始细胞浸润,其细胞质含有颗粒、

核仁明显。粒细胞分化受到抑制,红系轻度发育不良(图 74.4~图 74.6)。可见巨核细胞。

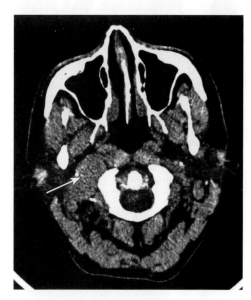

图 74.1　CT

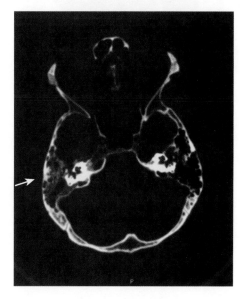

图 74.2　CT(骨窗)

247

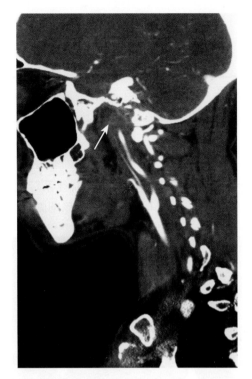

图 74.3　CT

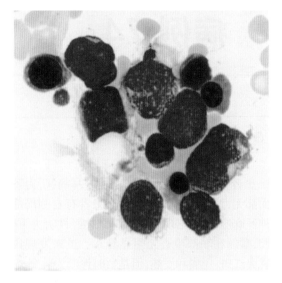

图 74.5　MGG,×1 000

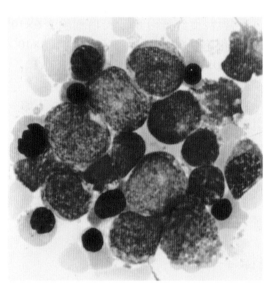

图 74.6　MGG,×1 000

流式细胞术

　　骨髓穿刺发现一大群原始细胞(占所有细胞的 43%),表达 CD34、CD117、CD15、HLA-DR、MPO,部分表达 CD13、CD33、CD19(图 74.7~图 74.10)。细胞质 CD79a 和 CD3 均不表达。

　　免疫分型提示该疾病可能为急性髓细胞性白血病伴 CD19 异常表达。注意在原始细胞中出现 CD117 和 CD15 非同期抗原共表达;以我们的经验,这是 FAB 分型的 AML-M2 伴髓细胞成熟障碍的一个常见特征(可用于监测微小残留病)。细

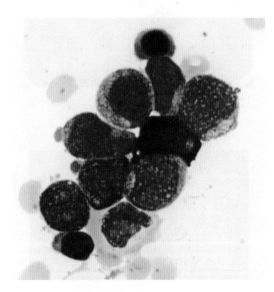

图 74.4　MGG,×1 000

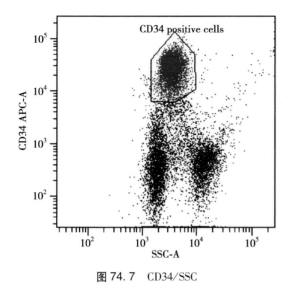

图 74.7　CD34/SSC

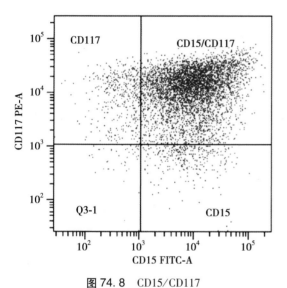

图 74.8　CD15/CD117

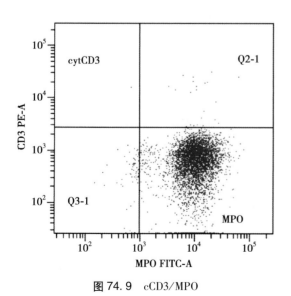

图 74.9　cCD3/MPO

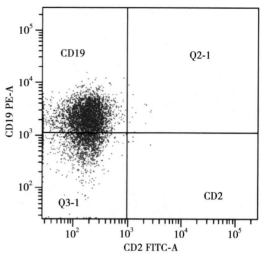

图 74.10　CD2/CD19

胞质 CD3 和 CD79a、CD22 和 CD10 的缺失分别排除了 T 细胞/髓细胞和 B 细胞/髓细胞混合表型白血病的可能性。

组织病理学

对颈动脉旁肿块行石蜡包埋切片检查,发现几个反应性淋巴结,与最初冰冻切片的检查结果一致。然而,在淋巴结旁的脂肪组织中,未成熟有核仁的原始细胞和有颗粒的髓细胞细胞呈弥漫性浸润,由于存在早期坏死,一些特征出现丢失(图 74.11)。免疫组织化学显示该群细胞 CD34(弱阳性)、CD117+(图 74.12)、MPO+ 和 CD15+(图 74.13),而 CD79a、CD20、CD3、CD43、CD68 和 TdT

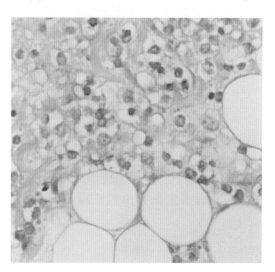

图 74.11　HE,×400

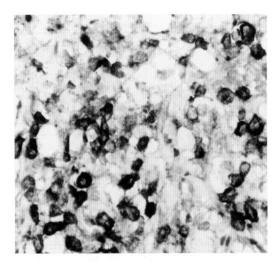

图 74.12　CD117，×400

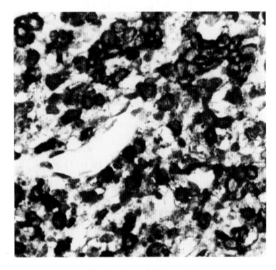

图 74.13　CD15，×400

阴性。增殖指数为 40%。这些特征符合髓细胞肿瘤，而临床表现符合髓细胞肉瘤的诊断。

细胞遗传学（骨髓穿刺液）

t(8;21)(q22;q22)[18/20]。

讨论

　　髓细胞肉瘤，也称为粒细胞肉瘤和绿色瘤，世界卫生组织分类定义为由髓系原始细胞（伴或不伴成熟）组成的肿块，发生在骨髓以外的解剖部位。此外，该类肿瘤一定有肿块，其原有组织结构消失。它可以是原发的，或与 AML 同时存在或在其之前发生，或者由骨髓增生异常综合征或骨髓增殖性肿瘤发生急性白血病性转化而来。它也可能是具有 AML 治疗史的患者复发的孤立表现。该疾病几乎可以累及任何组织，根据部位的不同会导致不同程度的诊断困难。累及脑、硬脑膜和马尾的患者均有记载。在髓细胞肉瘤中也发现与急性髓细胞性白血病和其他髓细胞肿瘤相似的各种细胞遗传学异常。根据我们和其他人[1]的经验，t(8;21)(q22;q22) 常被累及。应当注意的是，异常表达 CD19 是该类 AML 亚型公认的特征。

　　只要及时发现，髓细胞肉瘤不一定预后较差。其预后与相关细胞遗传学异常有关，也受它是否是由原有血液疾病转化而来的影响。伴 t(8;21) 的髓细胞肉瘤/AML 患者通常对治疗反应良好，可获得持久缓解。单独发生髓细胞肉瘤的患者需要按 AML 方案进行治疗[2]。任何局部切除或放射治疗的尝试都可能导致失败，因为随后发展为 AML 是不可避免的。

　　该患者接受四个周期的 AML 治疗，并在第一个疗程后获得骨髓缓解。颈部肿块快速消退，4 年后，表现良好，无脑神经受损后遗症。

最终诊断

　　髓细胞肉瘤，表现为急性髓细胞性白血病伴 t(8;21)(q22;q22)。

参考文献

1 Tallman, M.S., Hakimian, D., Shaw, J.M., Lissner, G.S., Russell, E.J. & Variakojis, D. (1993) Granulocytic sarcoma is associated with the 8;21 translocation in acute myeloid leukemia. *Journal of Clinical Oncology*, **11** (4), 690–697. PubMed PMID: 8478662.

2 Bakst, R.L., Tallman, M.S., Douer, D. & Yahalom, J. (2011) How I treat extramedullary acute myeloid leukemia. *Blood*, **118** (14), 3785–3793. PubMed PMID: 21795742.

病例 75

患者,女,50 岁,加勒比黑人。"出现皮肤瘙痒、乏力、恶心和便秘"。查体:发现凸起的皮肤红斑丘疹,小体积淋巴结肿大,脾脏可触及。

实验室检查

血常规:血红蛋白 103g/L,白细胞 $13.3\times10^9/$L(中性粒细胞 $2.5\times10^9/$L,淋巴细胞 $9.9\times10^9/$L,单核细胞 $0.5\times10^9/$L),血小板 $173\times10^9/$L。

肾功能、电解质:钠 136mmol/l,钾 4.0mmol/L,尿素 8mmol/L,肌酐 120μmol/L。

骨代谢:钙 2.9mmol/L,磷酸盐 1.5mmol/L,碱性磷酸酶 350U/L。

肝功能:白蛋白 30g/L,余正常。

乳酸脱氢酶:650U/L。

血涂片

可见大量小至中等大小的异常淋巴细胞,有多个明显的核裂隙。大多数细胞中可见到花瓣样核(图 75.1~图 75.3)。另外,还存在一定程度的红细胞皱缩和红细胞碎片但嗜多色性红细胞极少。

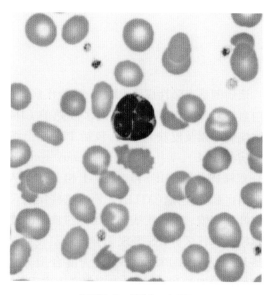

图 75.2 MGG,×1 000

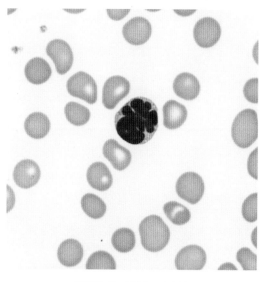

图 75.3 MGG,×1 000

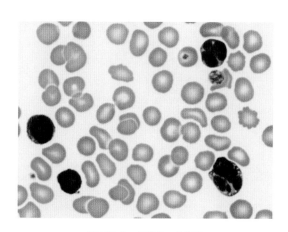

图 75.1 MGG,×1 000

流式细胞术（外周血）

在 FSC/SSC 散点图中采用淋巴细胞门获取并分析异常细胞。异常细胞为 CD4⁺ T 细胞（CD4/CD8 比值为 15∶1），表达 CD2、CD3^dim、CD5 和 CD25，不表达 CD7、CD26 和 CD56。这些结果提示可能为 CD4⁺ T 细胞克隆性增殖，CD7 丢失，但表达 CD25。CD26 丢失也提示可能为克隆性增殖。

讨论

该病例是克隆性成熟 CD4⁺ T 细胞疾病，同时有白血病和淋巴瘤的表现。许多成熟的 CD4⁺ T 细胞疾病可累及皮肤和血液，包括 T 幼淋巴细胞白血病（T-PLL），塞扎里综合征（Sézary syndrome，SS），蕈样肉芽肿（MF）和 HTLV-1 相关的成人 T 细胞白血病/淋巴瘤（ATLL）。所有这些疾病可具有多叶核细胞。这些疾病部分可通过典型的皮肤受累模式进行区分，SS 表现为弥漫性红皮病，MF 为斑块和结节，T-PLL 和 ATLL 为混合型。应该注意的是，ATLL 和 SS 可以表现出亲表皮现象。

这些疾病通常可以通过免疫分型来区分，T-PLL 通常无抗原丢失且均一性表达 CD26；SS 和 MF 经常可见 CD7 和 CD26 缺失，不表达 CD25；

ATLL 显示 CD7 和 CD26 缺失，但 CD25 一贯阳性。结合该病例的临床表现、形态学特征和免疫表型强烈提示其可能为 ATLL，同时该患者人类嗜 T 淋巴细胞病毒 1 型（HTLV-1）血清学阳性。该疾病的另一个常见特征是存在高钙血症。

成人 T 细胞白血病/淋巴瘤是一种罕见的由 HTLV-1 感染引起的 T 淋巴细胞增生性疾病。HTLV-1 是一类通过血液、精液和母乳接触传播的病毒，但可能大多数情况下都为垂直传播，在宫内或出生时从母体获得。该疾病大多数出现在该病毒流行的地区，以及来自这些地区的人们，特别是加勒比海盆地、美国东南部、南美洲、中非部分地区、伊朗、中亚和日本西南部。宿主易感性或随机的遗传事件，在 ATLL 的发病机制中起重要作用，因为只有一部分潜伏感染者最终可发展成肿瘤。肿瘤可能来源于 CD4⁺CD25⁺FOXP3⁺ 调节性 T 细胞，该细胞通常在控制自身免疫反应方面发挥重要作用。目前这种疾病尚无有效的治疗方法，虽然干扰素加齐多夫定有一定的疗效，但多数情况下预后差。除该疾病的表现外，HTLV-1 感染患者也存在免疫缺陷相关的机会性感染和 HTLV-1 相关性脊髓病的高风险。

最终诊断

HTLV-1 相关的成人 T 细胞白血病/淋巴瘤。

病例 76

患者,男,61 岁,既往体健,"4 周前出现身体不适、体重减轻、发热和骨痛",遂就诊于全科医生。进行血常规检查。

实验室检查

血常规:血红蛋白 127g/L,白细胞 4.5×10⁹/L(中性粒细胞 2.2×10⁹/L),血小板 26×10⁹/L。

凝血筛查:凝血酶原时间 12s,活化部分凝血活酶时间 25s,纤维蛋白原 1.41g/L,D-二聚体 32 764ng/ml。

肾功能、电解质、骨代谢、肝功能:白蛋白 29g/L,余正常。

血清乳酸脱氢酶:453U/L。

血涂片

外周血偶见原始细胞(<全部细胞的 10%);

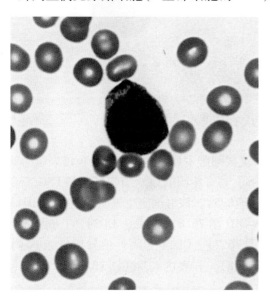

图 76.1 MGG,×1 000

这些细胞核仁明显,细胞质含有颗粒,核边缘不规则(图 76.1)。未见 Auer 小体。易见有核红细胞和中幼粒细胞(未显示),形成幼红、幼粒细胞增多的血象。

骨髓穿刺

可见大的多颗粒原始细胞广泛浸润骨髓,偶见双叶核和含空泡的异常细胞(未显示)。

流式细胞术(外周血和骨髓穿刺液)

外周血和骨髓的流式细胞术(未显示)发现明显的原始细胞群,表型如下:

CD34⁻、CD117⁻、HLA-DR^dim、CD13^dim、CD33⁺、MPO⁺、CD64⁺、CD56^bright。

细胞遗传学

对培养的骨髓细胞进行染色体分析,所检测 10 个细胞中有 8 个细胞具有复杂的异常核型,存在 Y 染色体丢失及多个染色体结构异常。

45,X,−Y,inv(2)(p? 13q? 23),t(6;22)(p? 12.2;p? 11.2),del(11)(p? 11.2p? 13),del(13)(q? 14q? 21)[8]/46XY[2]。

这种复杂核型没有特异性的诊断信息,但是细胞遗传学或 FISH 分析未检测到 t(15;17),RT-PCR 也未检测到 PML-RARA 融合基因。

临床病程

鉴于涂片上所观察到的原始细胞的形态以及

存在 DIC 的证据,最初给予全反式维 A 酸进行治疗。然而,其免疫表型不符合典型的 APL 特征(HLA-DR^{dim}、CD56^{bright}),FISH 分析不存在 17 号染色体易位的证据。于是开始对该患者进行强化 AML 诱导化疗,共进行 4 个周期的化疗,1 周期后达到完全缓解。但是在第 1 周期后,患者仍然存在严重的全身不适,如低白蛋白血症、腹水、DIC 和发热。初步化疗后需要进行积极的支持性治疗。

化疗结束后四个月,患者院外状况良好。随后因持续性头痛再次入院。CT 和 MRI 扫描未见明显异常(未显示)。遂进行腰椎穿刺。

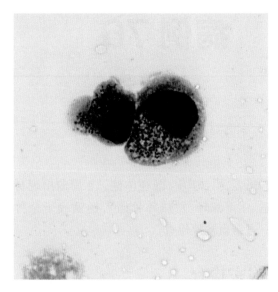

图 76.3　MGG,×1 000

脑脊液分析

脑脊液白细胞计数明显升高(0.81×10^9/L)。大多数细胞为多颗粒的原始细胞,与初诊时的原始细胞形态相同(图 76.2~图 76.4)。

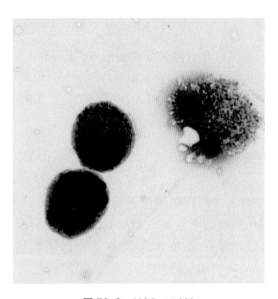

图 76.2　MGG,×1 000

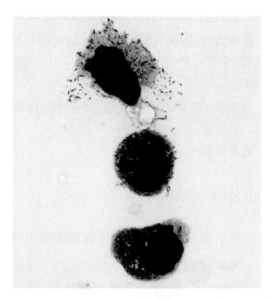

图 76.4　MGG,×1 000

流式细胞术(脑脊液)

流式细胞术显示这些细胞的免疫表型与初诊时相同,具有相同的原始细胞形态和 FSC/SSC 特征(图 76.5)。该群细胞也异质性地表达 CD13 和 HLA-DR(图 76.6),不表达 CD34(直方图分析显示,图 76.7)。CD14 为阴性但异质性表达 CD64(图 76.8)。强表达 CD56(图 76.9)。

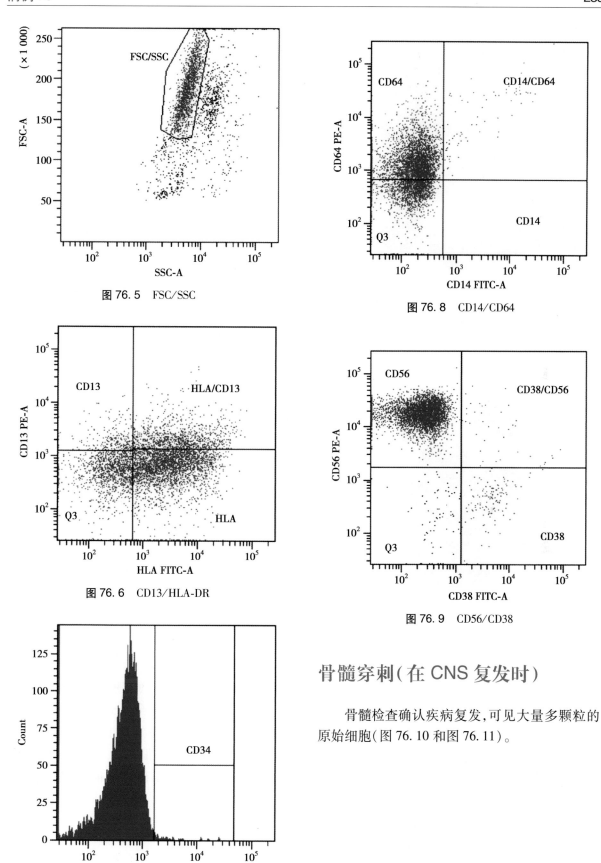

图 76.5　FSC/SSC

图 76.6　CD13/HLA-DR

图 76.7　CD34 直方图

图 76.8　CD14/CD64

图 76.9　CD56/CD38

骨髓穿刺(在 CNS 复发时)

骨髓检查确认疾病复发,可见大量多颗粒的原始细胞(图 76.10 和图 76.11)。

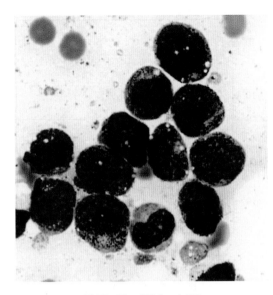

图 76.10　MGG, ×1 000

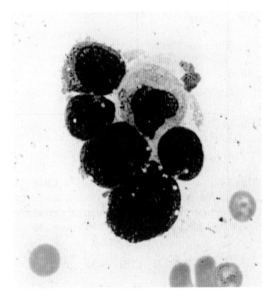

图 76.11　MGG, ×1 000

讨论

该病例的诊断存在一些问题, 尤其是'APL 样'形态和存在 DIC, 导致在明确诊断前早期使用全反式维 A 酸治疗。大量的遗传学检查排除了 t(15;17) 或涉及 *RARA* 相关的易位。患者最初极度不适, 有明显的消耗性疾病和 DIC 证据。这种情况在 AML 中不常见, 但也未发现感染性病因。

该病例异常强表达 CD56, 提示 NK 细胞/髓细胞型急性白血病的可能性。这是一种罕见的白血病, 起源于一种共同的 NK 细胞/髓系前体细胞。文献中已经报道了两种不同的 NK 细胞/髓细胞疾病, 但较混乱。这一术语最初被用来描述一种类似 APL 变异型的急性白血病, 表型为 CD34^{dim}、HLA-DR$^-$、CD56$^+$、CD33$^+$、CD13^{dim}、CD15$^+$、CD16$^-$、MPO$^+$[1]。第二种为'M0'型急性白血病, 表型为 CD34$^+$、HLA-DR$^+$、CD56$^+$、CD7$^+$、CD33$^+$、CD16$^-$、MPO$^-$[2,3]。虽然这两种疾病都不存在重现性细胞遗传学或分子生物学异常, 但这两种白血病显然是不同的; 目前在 WHO 分类中尚未承认。本病例所描述的情况非常类似于前者, 具有'APL 样'形态、免疫表型和相应的 DIC。此外, 该病例表达 CD64, 这是 APL 的另一个常见特征。作者曾遇到一系列具有这种类似的形态和表型的病例, 尤其是 CD34 普遍阴性, 且异质性表达 CD13 和 HLA-DR, 并表达 CD56、CD64、CD33 和 MPO。除了原来的报道和我们未发表的系列之外, 这种白血病也已被其他人报道[4,5]。

急性白血病的脑膜复发只能通过脑脊液细胞形态学和流式细胞术检测才能确诊。目前公认的 MRI 对中枢神经系统疾病检出的敏感性较低(关于这一问题更全面的讨论, 见病例 47)。化疗结束后 4 个月发生脑膜和骨髓复发, 这给后续治疗带来了严峻挑战。首次行鞘内注射阿糖胞苷后, 其症状很快得到改善, 但第 2 天, 其意识快速消失。CT 成像显示颅内大量出血, 未抢救成功。

应当注意的是, 在尚未明确诊断之前, 对 APL 样 AML 患者进行全反式维 A 酸治疗是重要的, 以便使确实为 APL 的患者能够得到及时治疗。APL 仍有很高的早期死亡率, 因此, 在特异性检查结果出来之前, 应进行先驱治疗。

最终诊断

急性髓细胞性白血病伴成熟型(NK 细胞/髓细胞型)(参见病例 47, 讨论)。

参考文献

1 Scott, A.A., Head, D.R., Kopecky, K.J. *et al.* (1994) HLA-DR-, CD33+, CD56+, CD16- myeloid/natural killer cell acute leukemia: a previously unrecognized form of acute leukemia potentially misdiagnosed as French-American-British acute myeloid leukemia-M3. *Blood*, **84** (**1**), 244–255. PubMed PMID: 7517211.

2 Suzuki, R. & Nakamura, S. (1999) Malignancies of natural killer (NK) cell precursor: myeloid/NK cell precursor acute leukemia and blastic NK cell lymphoma/leukemia. *Leukemia*

Research, **23** (**7**), 615–624. PubMed PMID: 10400182.

3 Inaba, T., Shimazaki, C., Sumikuma, T. *et al.* (2001) Clinico-pathological features of myeloid/natural killer (NK) cell pre-cursor acute leukemia. *Leukemia Research*, **25** (**2**), 109–113. PubMed PMID: 11166825.

4 Chen, B., Xu, X., Ji, M. & Lin, G. (2009) Myeloid/NK cell acute leukemia. *International Journal of Hematology*, **89** (**3**), 365–367. PubMed PMID: 19326059.

5 Tang, G., Truong, F., Fadare, O., Woda, B. & Wang, S.A. (2008) Diagnostic challenges related to myeloid/natural killer cells, a variant of myeloblasts. *International Journal of Clinical and Experimental Pathology*, **1** (**6**), 544–549. PubMed PMID: 18787634.

病例 77

患者,男,70 岁,既往有慢性淋巴细胞白血病(CLL)病史,4 年前用氟达拉滨和环磷酰胺治疗。因"右锁骨上窝出现迅速增大的淋巴结肿块及近期出现夜间盗汗"就诊。

实验室检查

血常规:血红蛋白 109g/L,白细胞 4.5×10⁹/L(淋巴细胞 0.9×10⁹/L),血小板 220×10⁹/L。

肾功能、电解质和骨代谢:正常。肝功能轻度受损(谷草转氨酶 77U/L)。乳酸脱氢酶升至 656U/L。

影像学

CT 扫描显示颈部、胸部、腹部和骨盆广泛淋巴结肿大,右锁骨上窝淋巴结肿块最大(有症状)。右肺下叶萎陷伴有较多的胸腔积液。

细胞形态学(胸腔积液)

胸腔积液呈淡黄色。总蛋白含量为 48g/L,白蛋白为 22g/L(血清白蛋白 28g/L)。葡萄糖为 1.3mmol/L,LDH 为 1 838U/L。显微镜下可见中等至较大体积的、多形性、含有空泡的淋巴细胞,偶见巨噬细胞和中性粒细胞。低葡萄糖水平和高乳酸脱氢酶符合恶性积液的特征,但这些参数并不完全特异。形态学提示可能为恶性淋巴性积液(图 77.1~图 77.3)。

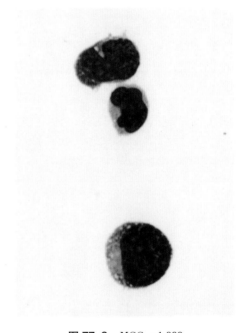

图 77.2　MGG,×1 000

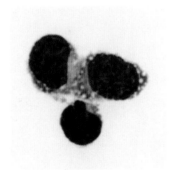

图 77.1　MGG,×1 000

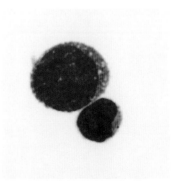

图 77.3　MGG,×1 000

流式细胞术(胸腔积液)

胸腔积液白细胞计数为 13.9×10⁹/L。T 淋巴细胞和 B 淋巴细胞比值相同,提示 B 淋巴细胞比值明显增高。对 B 淋巴细胞设门分析,证实为 λ^{bright}、CD20$^+$、CD10$^+$、部分 FMC7^{dim}、CD38$^+$、部分 CD5^{dim}、CD23$^-$ 的 B 细胞疾病(图 77.4~图 77.6)。T 淋巴细胞本质上是反应性细胞。

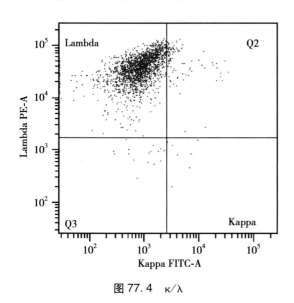

图 77.4　κ/λ

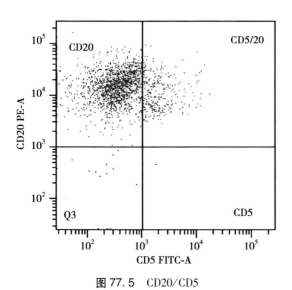

图 77.5　CD20/CD5

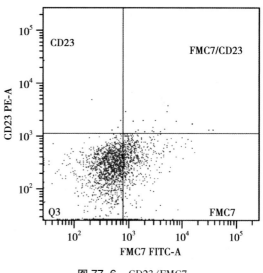

图 77.6　CD23/FMC7

组织病理学

右锁骨上窝淋巴结肿块穿刺活检显示中等大小淋巴细胞呈弥漫性浸润,伴大量凋亡细胞。免疫组化显示浸润细胞 CD20、BCL2、BCL6、CD10 和 MUM1 呈阳性,CD5、CD23、cyclin D1、TdT 和 EBV LMP 呈阴性。增殖指数高达 95%。形态学和免疫表型符合弥漫性大 B 细胞淋巴瘤(DLBCL),生发中心型。

讨论

流式细胞术和淋巴结穿刺活检显示该病例为具有生发中心表型的高级别成熟 B 细胞肿瘤。在任何迅速出现的局部淋巴结肿大或结外肿块、B 症状或临床情况快速恶化的 CLL 患者,考虑到 DLBCL 的诊断是非常必要的。在某些病例中,转化部位明显,但 PET/CT 成像可区分出转化疾病与原发 CLL 同位素摄取强度的差异。这样的影像学结果有助于指导组织活检[1]。

CLL 中可见到三种主要的 DLBCL 转化类型。第一种是 CLL 克隆直接转化(Richter 转化)而来,该类型具有侵袭性表现,临床情况快速恶化,血清乳酸脱氢酶非常高,较难治。一些病例具有与 CLL 细胞来源相关的表型,转化的发生可能与继发性获得性 CDKN2A 缺失、TP53 中断、MYC 激活或 NOTCH1 突变有关[2]。第二种是与免疫抑制相关的 DLBCL，可能由 EBV 驱动，可继发于先前的治疗使用 T 细胞耗竭剂（如氟达拉滨和阿仑单抗）。第三种是原发性 DLBCL，可显示生发中心表型（GCB），正如该病例，而前两种情况常见活化 B 细胞表型（ABC）。第三种可能与 CLL 无关。这个亚型往往对治疗有更好的反应，因此在任何情况下，确定肿瘤可能的起源有助于决定治疗强度和策略[3]。

最终诊断

弥漫性大 B 细胞淋巴瘤，发生于具有慢性淋巴细胞白血病治疗史的患者。两种疾病可能无关。

参考文献

1 Papajik, T., Myslivecek, M., Urbanova, R. *et al.* (2014) 2-[18F]fluoro-2-deoxy-D-glucose positron emission tomography/computed tomography examination in patients with chronic lymphocytic leukemia may reveal Richter transformation. *Leukemia & Lymphoma*, **55** (**2**), 314–319. PubMed PMID: 23656196.

2 Chigrinova, E., Rinaldi, A., Kwee, I. *et al.* (2013) Two main genetic pathways lead to the transformation of chronic lymphocytic leukemia to Richter syndrome. *Blood*, **122** (**15**), 2673–2682. PubMed PMID: 24004666.

3 Parikh, S.A., Kay, N.E. & Shanafelt, T.D. (2014) How we treat Richter syndrome. *Blood*, **123** (**11**), 1647–1657. PubMed PMID: 24421328.

病例 78

患者,男,74岁,华裔。因"短期内头昏、乏力"入院。查体无脏器肿大。既往病史包括:高血压、糖尿病、慢性肾功能损害和α-珠蛋白生成障碍性贫血。

实验室检查

血常规:血红蛋白79g/L(平均红细胞体积78fl,平均血红蛋白量24.7pg),白细胞14.1×10⁹/L(中性粒细胞7.2×10⁹/L),血小板267×10⁹/L。

肾功能、电解质:钠135mmol/L,钾4.3mmol/L,尿素13.1mmol/L,肌酐181mmol/L。骨代谢:正常。肝功能:白蛋白29g/L,余正常。

血涂片

血涂片可见中性粒细胞明显发育异常,核分叶异常,颗粒减少,易见假佩尔格(pseudo-Pelger)异常,还可见到少量的原始细胞(占全部细胞的11%)(图78.1~图78.5)。偶见巨多分叶核白细

胞,如图78.6所示是双核。红细胞呈小细胞性,有时呈低色素性,符合已知的α-珠蛋白生成障碍性贫血特征。未见泪滴形红细胞,易见棘形红细胞被认为是潜在肾功能不全的表现。

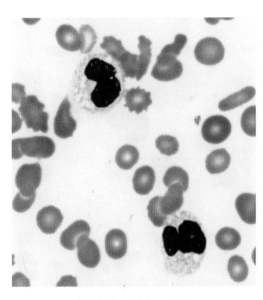

图78.2　MGG,×1 000

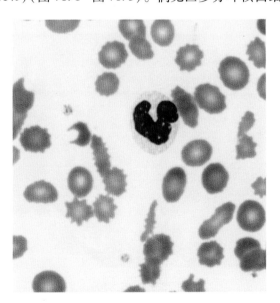

图78.1　MGG,×1 000

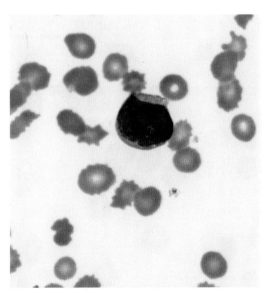

图78.3　MGG,×1 000

261

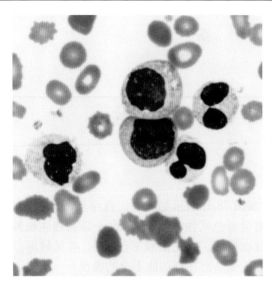

图 78.4   MGG,×1 000

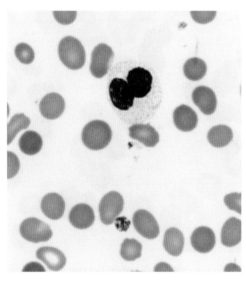

图 78.5   MGG,×1 000

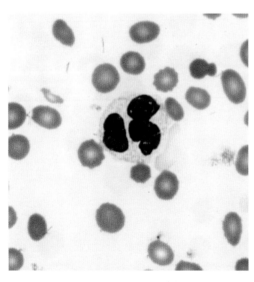

图 78.6   MGG,×1 000

骨髓穿刺

骨髓干抽,可用于分析的细胞很少。原始细胞占 21%,髓细胞和红系明显发育异常。

流式细胞术(骨髓穿刺液)

流式细胞术发现一群 CD34$^+$ 细胞,占全部细胞的 18%;这些细胞共表达 HLA-DR、CD13、CD56 和 CD7。

组织病理学

活检切片显示增生极度活跃(99%)(图 78.7 和图 78.8)。最显著的异常是巨核细胞明显增多,聚集分布(图 78.8 和图 78.9)且定位存在异常。髓系前体细胞呈明显的不均匀性增加(图 78.10),伴小梁旁髓层明显增厚(图 78.7)。网硬蛋白增加至 2 级,病灶区为 3 级(图 78.11)。CD34 免疫组化突出显示局灶性原始细胞聚集的区域(占全部细胞的 20%~30%,图 78.12),血管明显增加(内皮染色,图 78.13)。CD42b 突出显示许多非典型巨核细胞(包括小巨核细胞)(图 78.14,注意小单核细胞和血小板也会被染色)。血型糖蛋白免疫组化(未显示)突出显示红系前体细胞簇,包括较大的不成熟阶段细胞。

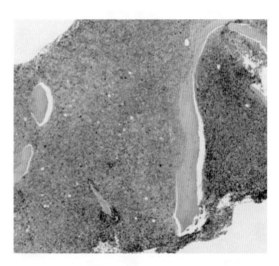

图 78.7   HE,×100

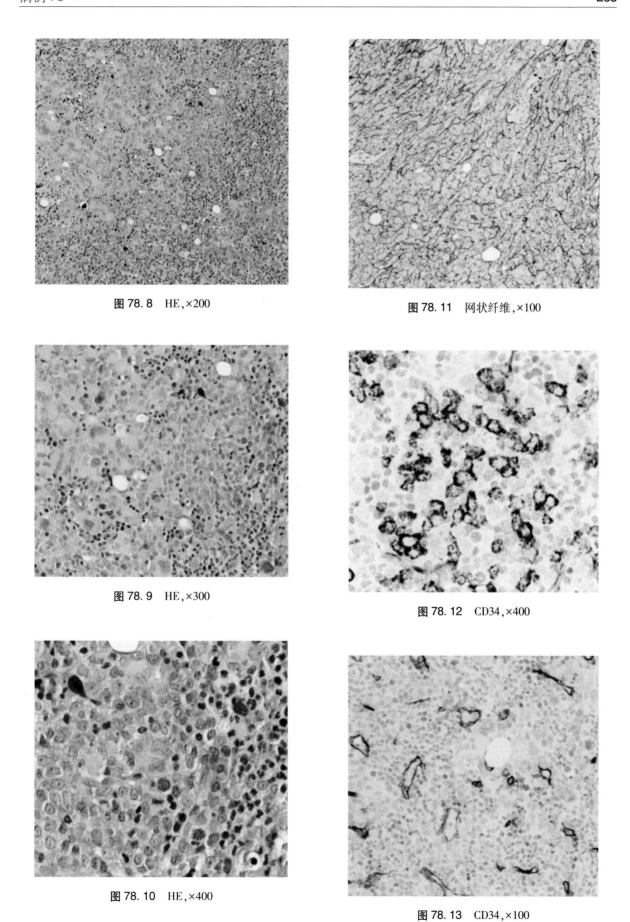

图 78.8　HE,×200

图 78.11　网状纤维,×100

图 78.9　HE,×300

图 78.12　CD34,×400

图 78.10　HE,×400

图 78.13　CD34,×100

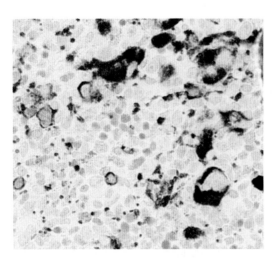

图 78. 14   CD42b, ×400

细胞遗传学

　　有丝分裂中期细胞的细胞遗传学检测显示为复杂核型: 45, XY, del (2) (q32; q33), del (3) (q21; q26), del (5) (q23; q31), -7, -12, -20, -22, +mar1, +mar2, +mar3 [10/10]。

讨论

　　该病例表现出复杂的病理学和细胞遗传学异常。鉴别诊断包括转化性骨髓纤维化或 MDS/MPN, 急性全髓增殖症伴骨髓纤维化 (AML 的一种亚型), 高级别 MDS 或 AML 伴 MDS 相关改变。鉴于缺乏脾肿大、泪滴形红细胞和幼稚白细胞及有核红细胞增多, 以及发病前期血象异常不明显, 转化性骨髓纤维化的可能性不大。后者也不符合先前存在 MDS/MPN。单独的形态学可能支持急性全髓增殖症, 其特征是所有的骨髓髓系细胞增加 (包括红系、粒系和巨核细胞成分)、髓细胞发育不良, 20% ~ 25% 的原始粒细胞以及网状纤维化。然而, 在确定病例分类时, 必须考虑到该病例存在复杂的 MDS 相关的细胞遗传学异常, 并结合骨髓原始细胞百分比: 最佳分类为 AML 伴 MDS 相关改变。注意单体 7 和 5q 缺失, 是 MDS 最常见的染色体异常。在细胞遗传学图谱中, 前缀 ' mar ' 是指标记染色体, 提示存在尚未能鉴定的结构异常染色体。应该注意的是, 在判断是否满足 AML 的标准而不是高级别 MDS 时, 必须考虑形态学上的原始细胞计数 (该患者骨髓中为 21%), 而不是 CD34 阳性细胞的百分比 (该患者骨髓中为 18%)。此外, 与活检切片的比较提示网状纤维化可能导致骨髓穿刺涂片中的原始细胞不能充分代表实际情况。CD13 是流式细胞术检测到的唯一髓细胞标记物, 然而活检标本中严重的粒细胞发育异常和巨核细胞发育异常, 以及特异性的细胞遗传学异常毫无疑问地表明该病例的原始细胞是髓细胞。

　　有多种方式可 ' 达到 ' AML 伴 MDS 相关改变的定义: 先前有 MDS 病史, MDS 的形态学特征或 MDS 相关的细胞遗传学异常 (任何或所有这些特征)。鉴于此, 世界卫生组织建议应说明是基于何种标准达成的诊断[1]。毋庸置疑, 该疾病完全缓解率低, 预后差。

　　该病例网状纤维化明显, 这往往会使缺乏经验的人做出原发性骨髓纤维化的草率诊断, 但是仍需与多种疾病进行鉴别诊断 (包括 MPN, MDS/MPN, 急性全髓增殖症, MDS 伴继发性纤维化, 急性巨核细胞白血病, 系统性肥大细胞增多症, 毛细胞白血病和霍奇金淋巴瘤)。非血液肿瘤的骨髓扩散, HIV 感染和自身免疫疾病 (如 SLE) 也可能与纤维化改变有关。因此, 在诊断中全面考虑这些潜在的病因是非常重要的。

　　在了解到该细胞遗传学异常相关的不良预后后, 患者选择保守治疗, 在 6 周后死亡。

最终诊断

　　AML 伴 MDS 相关改变 (MDS 相关的细胞遗传学异常和多系发育异常)。

参考文献

1　Arber, D.A., Brunning, R.D., Orazi, A. *et al.* (2008) Acute myeloid leukaemia with myelodysplasia-related changes. In: Swerdlow, S.H., Campo, E., Harris, N.L., Jaffe, E.S., Pileri, S.A., Stein, H., Thiele, J. & Vardiman, J.W. (eds), *World Health Organization Classification of Tumours of Haematopoietic and Lymphoid Tissues.* IARC Press, Lyon, pp. 124–126.

病例 79

患者,男,70岁,因"视觉障碍和复视"就诊。体格检查发现第六对脑神经双侧局部麻痹。

9个月前患者出现全血细胞减少,小体积淋巴结肿大,以及套细胞淋巴瘤(MCL)广泛浸润骨髓。当时的免疫组化显示为典型的MCL(CD20$^+$、CD79a$^+$、BCL2$^+$、CD5$^+$和cyclin D1$^+$)。此外,肿瘤细胞还表达CD10并且形态学具有多形性,增殖指数较高(60%),符合母细胞变异型。患者经过4周期的利妥昔单抗和高剂量阿糖胞苷治疗后达到完全缓解。

实验室检查

血常规:正常。

肾功能、电解质、肝功能、骨代谢和乳酸脱氢酶:正常。

影像学

脑MRI扫描显示多发非特异性白质改变,意义不明。无占位性病变,脑膜正常。

脑脊液分析

脑脊液蛋白升高至1.6g/L,葡萄糖降低至1.2mmol/L。细胞计数为0.046×10^9/L。脑脊液涂片可见两群淋巴细胞。第一群为小细胞,细胞质量很少,符合反应性T细胞,而第二群细胞胞体较大,细胞质量中等,胞核存在裂隙和分叶,核仁明显(图79.1和图79.2)。

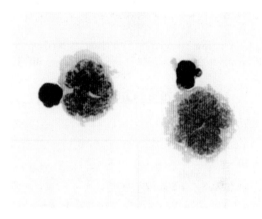

图79.1　MGG,×1 000

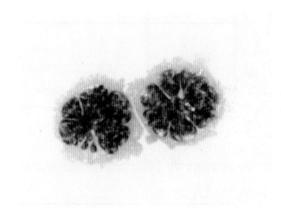

图79.2　MGG,×1 000

流式细胞术(脑脊液)

CD19$^+$细胞仅占所有白细胞的5%,其余为反应性T淋巴细胞(图79.3)和细胞碎片。这些细胞λ轻链呈限制性表达(图79.4),共表达CD5、CD20、HLA-DR、CD10(图79.5)、CD79b和CD22。

对患者9个月前初次进行免疫分型时制备的血涂片进行复检,可见大体积、多形性的套细胞,与本次脑脊液涂片中所见的那些细胞一致(图79.6和图79.7)。

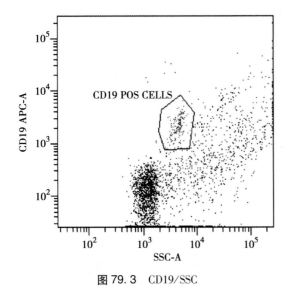

图 79.3　CD19/SSC

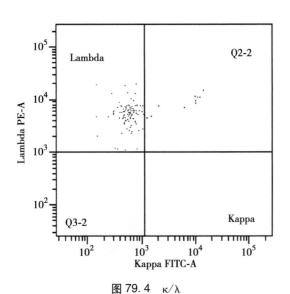

图 79.4　κ/λ

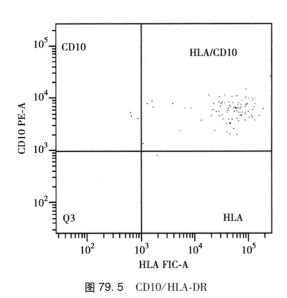

图 79.5　CD10/HLA-DR

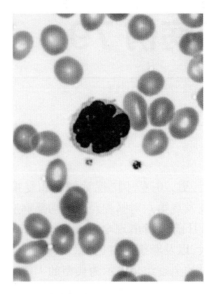

图 79.6　MGG,×1 000

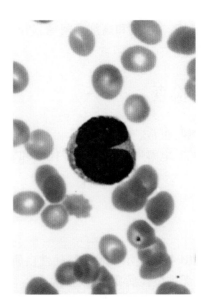

图 79.7　MGG,×1 000

讨论

　　母细胞变异型套细胞淋巴瘤是一种侵袭性疾病,与疾病晚期、结外浸润和 B 症状相关。检查结果提示这一疾病具有 MCL 的所有典型标志,表达泛-B 表型,并异常表达细胞周期蛋白 D1(因存在 t(11;14)(q32;q11))。此外,该疾病表达 CD5,增殖指数通常较高,可能表达 CD10,也可见到其他的细胞遗传学异常,有时是复杂的并涉及 8q24 位点的 *MYC* 基因。

母细胞变异型 MCL 浸润中枢神经系统较为罕见,但有据可查,并且预后不良。当 MRI 成像不能确定时,脑脊液的流式细胞术分析能够鉴别出病变细胞。在任何出现脑神经麻痹并怀疑可能为淋巴瘤性脑膜炎的患者,均应对 CSF 进行流式细胞术分析。不要因为脑 MRI 正常而忽略这种检测方法。

最终诊断

母细胞变异型套细胞淋巴瘤脑膜复发。

病例 80

患者,男,55岁,既往体健。因"疲乏、身体不适3个月"就诊于全科医生。此外,在过去的4周里,患者有明显的夜间盗汗和体重减轻(5kg)。查体:脾脏可触及,左肋下缘3cm。

实验室检查

血常规:血红蛋白54g/L,白细胞18.3×10⁹/L(中性粒细胞13.5×10⁹/L,嗜碱性粒细胞0.4×10⁹/L),血小板245×10⁹/L。

肾功能、电解质、肝功能和骨代谢:正常。血清乳酸脱氢酶:350U/L。

血涂片

血涂片显示粒系核左移,中性粒细胞增多(图80.1),偶见无颗粒的中等大小原始细胞(图80.2和图80.3)。嗜碱性粒细胞增多。血小板数量正常,偶见大血小板(图80.4)。

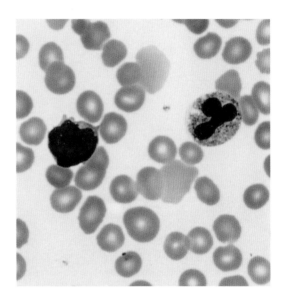

图80.2 MGG,×1 000

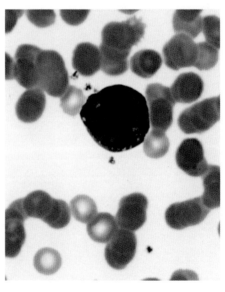

图80.3 MGG,×1 000

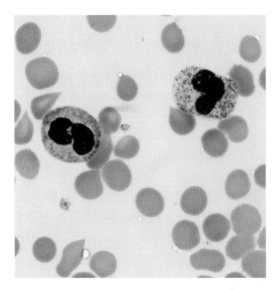

图80.1 MGG,×1 000

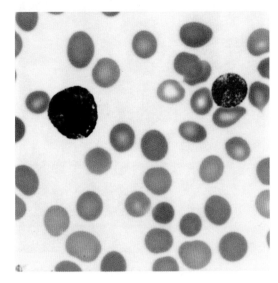

图 80.4　MGG,×1 000

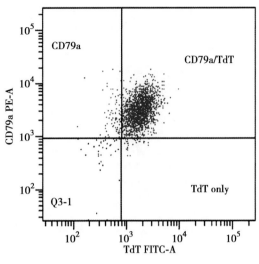

图 80.6　CD79a/TdT

骨髓穿刺

骨髓穿刺困难,但少量无骨髓小粒的标本可用于流式细胞术分析。骨髓活检显示存在中等至大的无颗粒原始细胞(未显示)。

流式细胞术(骨髓穿刺液)

采用 CD34$^+$ 设门(图 80.5),原始淋巴细胞占全部细胞的 35%,免疫表型为 CD34$^+$、CD79a$^+$、CD20$^+$(异质性)、CD10$^+$ 和 TdT$^+$(图 80.6 和图 80.7)。

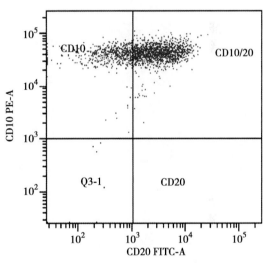

图 80.7　CD10/CD20

骨髓活检

标本取材良好,长 1.5cm,骨髓增生度>90%(图 80.8 和图 80.9),可见单一的小原始淋巴细胞浸润。所有其他系细胞均可见到,易见成熟中性粒细胞。网状纤维增加至 2 级(图 80.10)。免疫组化显示原始细胞的免疫表型,与流式细胞术所见相同(图 80.11~图 80.14)。

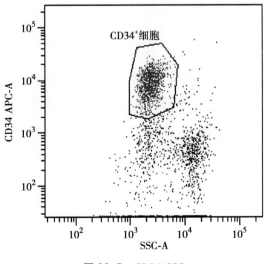

图 80.5　CD34/SSC

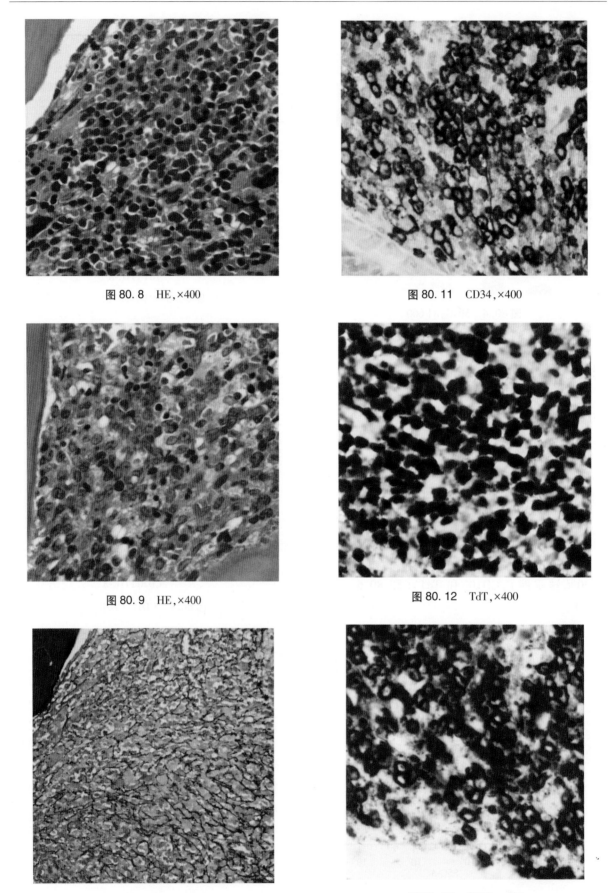

图 80.8　HE,×400

图 80.11　CD34,×400

图 80.9　HE,×400

图 80.12　TdT,×400

图 80.10　网状纤维,×200

图 80.13　CD10,×400

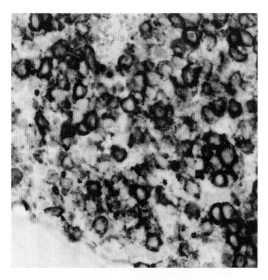

图 80.14　CD20,×400

细胞遗传学

46,XY,inv(3)(p? 24q? 23),t(9;22)(q34;q11)[7]/45,idem,dic(7;9)del,del(11)(q23)[2]/46,XY[1]

这些结果显示为男性核型,存在两种相关的异常细胞系。一种为 t(9;22)伴 inv(3),与慢性髓细胞性白血病(CML)的转化相关,符合 CML 的克隆演变;此外还存在一种更小的克隆,提示进一步的细胞遗传学演变。FISH 检测证实存在 11q(包括 11q23.3 位点的 MLL 基因)的丢失(4/7 分裂中期细胞)和涉及 M-BCR(主要的断裂点簇集区)的 BCR-ABL1 重排,这在慢性髓细胞性白血病更常见。有趣的是,尽管 inv(3)与髓细胞性白血病相关,但 dic(7;9)(P11-13;p11)与急性淋巴母细胞白血病相关,且在此之前已在 4 位患者中确认其与 t(9;22)(p190BCR-ABL1 转录)相关[1]。

分子生物学

RT-PCR 检出 BCR-ABL1,p210 型。

其他检查

颈部/胸部/腹部/胸腔 CT 扫描显示脾肿大(长轴 16cm),未见其他明显异常,尤其是无淋巴结肿大。

讨论

该病例阐述了血液恶性肿瘤中一个公认的诊断困境,即在患者初次就诊时如何区分新发的费城染色体阳性(Ph+)的 ALL 和未确诊的 CML 的急淋变期(BP)。尽管最终的治疗策略趋于一致(最佳治疗为来自合适供体的同种异体移植),但最初的化疗方案可能不同,因为需要满足特定临床试验的条件。许多特征支持该病例归类于可能的 CML-BP,即:

1. 临床症状持续几个月而不是几周,符合慢性而非急性病程的症状。

2. 诊断时有明显脾肿大。

3. 血涂片显示粒系核左移和中性粒细胞增多,血小板计数正常。

4. 外周血嗜碱性粒细胞增多。

5. 骨髓中除可见到大量的原始淋巴细胞外,还可见髓细胞增殖。

6. 存在两种相关的异常细胞系细胞遗传学克隆演变的证据。

7. 存在 p210 BCR-ABL1 转录,而不是 p190(后者通常与 Ph+ALL 相关)。

8. 请注意,这些特征都不能明确诊断 CML-BP。细胞遗传学异常提示先前存在的慢性期 CML 发生了进一步的恶化,且在原始淋巴细胞增多的背景下,其他的异常变得明显。

患者每天服用 140mg 达沙替尼,同时使用长春新碱和泼尼松。在同种异体干细胞移植前,单次使用"FLAG"化疗进行巩固。进行排斥反应较弱的同胞异基因移植,8 个月后患者状态良好,并且达到分子学完全缓解(RQ-PCR 检测骨髓中 BCR-ABL1)。

最终诊断

慢性髓细胞性白血病急淋变期。

参考文献

1 Pan, J., Xue, Y., Wu, Y., Wang, Y. & Shen, J. (2006) Dicentric (7;9)(p11;p11) is a rare but recurrent abnormality in acute lymphoblastic leukemia: a study of 7 cases. *Cancer Genetics and Cytogenetics*, **169**, 159–163.

病例 81

患者,男,55 岁,有"弥漫性大 B 细胞淋巴瘤 IVB 期"病史,完成"R-CHOP"方案化疗后 8 个月就诊。最初的临床表现为骨髓侵犯和结外病变,这两者均为中枢神经系统复发的危险因素。关于如何预防隐匿性 CNS 疾病复发仍是讨论的热门话题。该患者此次以"下肢进行性无力伴行走困难"为主诉入院,无明显膀胱和肠道功能障碍。

查体无明显异常,未发现可触及的淋巴结肿大和器官肿大。最值得注意的是,该患者下肢轻度瘫痪,感觉障碍,没有清晰的感觉水平,其腿部肌肉群萎缩伴下肢力量受损,因为有长春花生物碱治疗史,该药的周围神经毒性可能使这种评估结果不太可靠。患者自诉无明显的下肢疼痛。

实验室检查

血常规和外周血涂片检查:未见异常。

肾功能、电解质、肝功能、骨代谢、LDH 和 C 反应蛋白检测结果:均正常。

骨髓穿刺(初诊病灶处):未发现异常淋巴细胞群或其他明显异常。

影像学

怀疑患者存在脊髓下段病变。MRI 影像显示病变位于脊髓下段和脊髓圆锥(箭头,图81.1)。这可以解释患者的临床表现,尽管其膀胱和肠道功能存在一些异常。胸部,腹部和骨盆 CT 未见明显异常。PET/CT 显示脊髓末段同位素摄取率增高,该区域与 MRI 中观察到的异常区域一致(箭头,图81.2),其他区域未见明显的摄取异常。

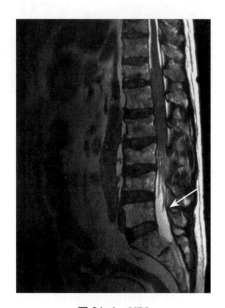

图 81.1　MRI

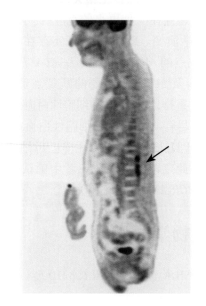

图 81.2　PET/CT

流式细胞术

鉴于可能的疾病复发部位,以及在考虑了该

患者出现的神经系统功能障碍症状后,我们采取影像引导下腰椎 L5 穿刺获取脑脊液标本。没有其他组织可用于明确诊断。脑脊液涂片可见一群多形性大细胞,伴少量反应性淋巴细胞。采用 CD2/CD19 设门策略分析目的细胞群,重点分析大细胞群,可见 B 细胞显著增加。总的细胞计数为 $0.16×10^9$/L。

异常 B 细胞群膜表面 κ 轻链呈限制性表达,表型成熟:表达 CD19、CD20、FMC7、CD22 和 CD79b。细胞形态符合淋巴瘤细胞(图 81.3~图 81.6)。

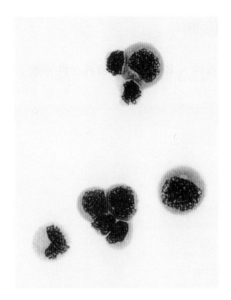

图 81.5　MGG,×1 000

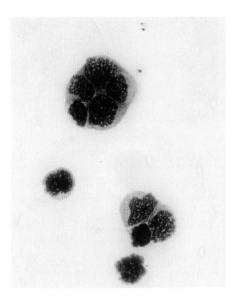

图 81.3　MGG,×1 000

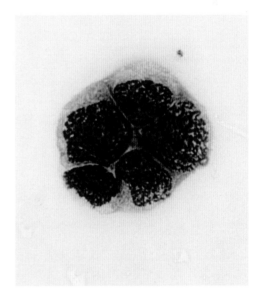

图 81.6　MGG,×1 000

讨论

这是一例罕见且预后不良的弥漫性大 B 细胞淋巴瘤中枢神经系统(CNS)复发病例。更加特殊的是该病例复发病灶位于脊髓末段。尽管很不寻常,但鉴于患者的既往病史,新发的神经系统症状及影像学检查,仍然考虑复发。脑脊液形态学及流式细胞术分析证实了复发并为后续治疗方案的制订提供了依据。

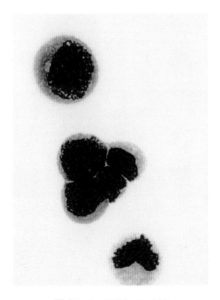

图 81.4　MGG,×1 000

最终诊断

弥漫性大 B 细胞淋巴瘤孤立性脊髓下段和 CNS 复发。

病例 82

患者,女,50岁,以"不明原因发热、盗汗,腰痛6周"入院。CT显示散在的肾脏浸润,但肾穿活检不成功。有长期轻度银屑病性关节炎病史。日益恶化的全血细胞减少提示需要做血细胞涂片及骨髓检查。

实验室检查

血常规:血红蛋白106g/L,白细胞 $3.5×10^9$/L,血小板 $72×10^9$/L。

肾功能、电解质、肝功能和骨代谢检查:正常。血乳酸脱氢酶:2 050U/L。

血涂片

外周血涂片发现20%的原始细胞及粒系前体细胞(图82.1~图82.3)。原始细胞小至中等大小,细胞质内不含颗粒,核质比极高,细胞核边缘不规则,髓系细胞存在明显的核左移(图82.2),可见有核红细胞(未显示)。

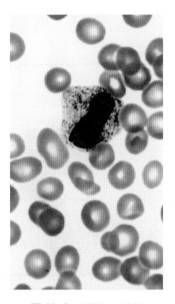

图82.2 MGG,×1 000

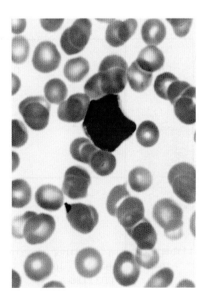

图82.3 MGG,×1 000

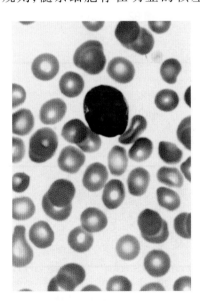

图82.1 MGG,×1 000

骨髓穿刺

骨髓干抽。

流式细胞术(外周血)

原始细胞门位于 CD45^{dim}/阴性区域(图 82.4),这群细胞表达 CD19、CD10、CD79a、TDT,部分表达 MPO(图 82.5~图 82.8),不表达 CD34、cCD3(图 82.8),部分弱表达 CD20 (图 82.6)。

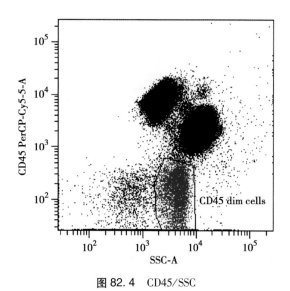

图 82.4 CD45/SSC

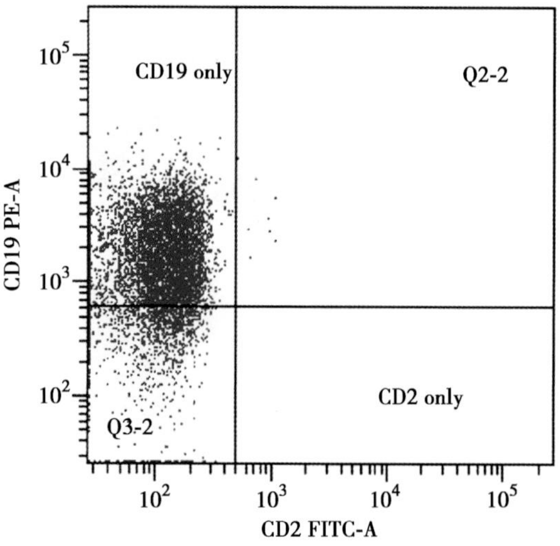

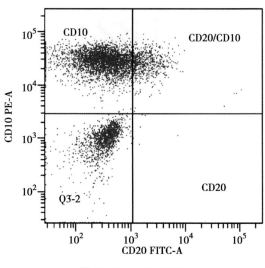

图 82.6 CD10/CD20

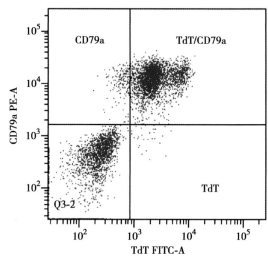

图 82.7 TdT/CD79a

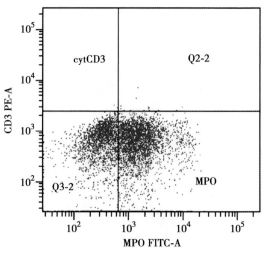

图 82.8 cCD3/MPO

图 82.5 CD19/CD2

骨髓活检

　　广泛的骨髓坏死(图 82.9),在无定形粉红色背景下偶见成簇的淋巴细胞,部分淋巴细胞退化(图 82.10)。可见小的活细胞岛,主要由弥散分布的原始细胞构成,这些原始细胞核呈多形性,核仁小,细胞质无分化特征(图 82.11 和图 82.12)。可见少量残存正常造血组织,浏览整个样本可见斑片状骨硬化。

　　免疫组化显示浸润细胞 CD79a、PAX5、CD10、CD20、TdT 和 MPO 阳性(图 82.13 ~ 图 82.18)。在大约 50% 的原始细胞中 MPO 呈颗粒状阳性(图 82.18)。注意对比 MPO 染色模式与强而均一的细胞核 TDT 染色模式(图 82.17)。

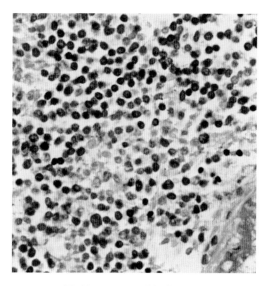

图 82.11　HE 活细胞,×100

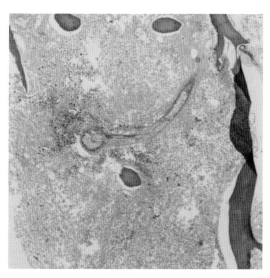

图 82.9　HE 坏死,×40

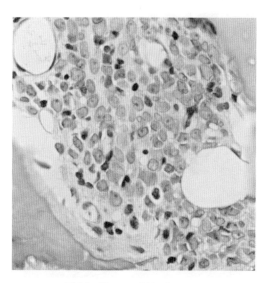

图 82.12　HE 活细胞,×400

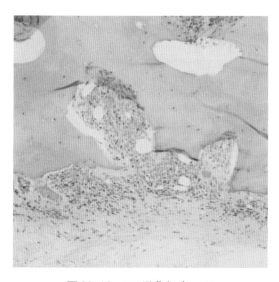

图 82.10　HE 退化细胞,×40

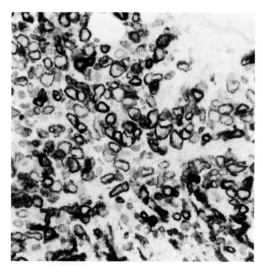

图 82.13　CD79a,×400

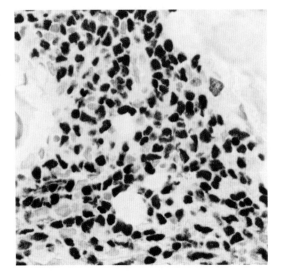

图 82. 14　PAX5,×400

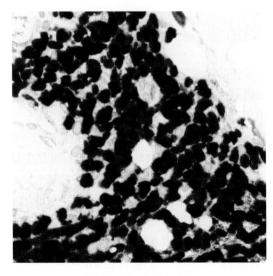

图 82. 17　TdT,×400

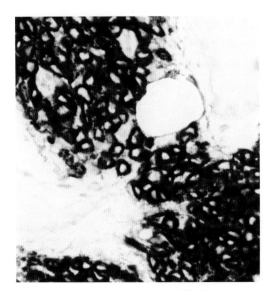

图 82. 15　CD10,×400

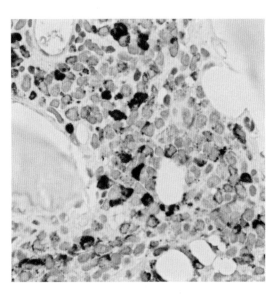

图 82. 18　MPO,×400

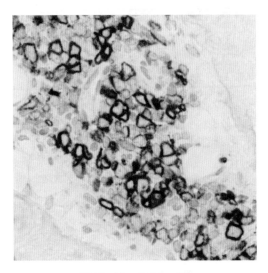

图 82. 16　CD20,×400

细胞遗传学

用 *BCR-ABL1*、*MLL* 和 *ETV6-RUNX1* 特异性探针对培养的骨髓样品进行 FISH 检测,分析 200 个细胞,显示为正常信号模式。然而在 65% 的细胞中检测到存在 *ABL1* 单拷贝丢失,表明涉及 9q34 位点 *ABL1* 基因的 9 号染色体的一个拷贝丢失或 9 号染色体长臂缺失。遗憾的是,完整的中期染色体分析失败,所以这个信号缺失的确切机制尚未阐明。

讨论

该病例的诊断陷入了困境,在疾病早期外周血中未见原始细胞,最初怀疑可能为播散性实体瘤或高级别淋巴瘤。然而日益恶化的全血细胞减少提示存在进展性的骨髓异常。作者的经验表明骨痛在成人急性白血病中最常见于 ALL,常严重到需要阿片类镇痛剂止痛。如本病例所示,骨髓干抽并不少见,因此常需要骨髓活检进行诊断。如果外周血中没有原始细胞,则不利于细胞遗传学和分子生物学检测;作者本人在实践中用活检标本进行细胞培养,通常能够成功制备中期分裂象和提取核酸[1]。

骨髓坏死罕见,常见于镰状细胞疾病和原发性或转移性骨髓恶性肿瘤,其发生机制并不明确,可能是由于高度增殖的肿瘤细胞迅速取代骨髓组织导致骨髓血管和血窦变形、闭塞。骨髓坏死在活检标本上非常容易鉴别(有时制片过程中的人为因素或创伤可能会被误认为坏死),若活细胞较少则显著妨碍诊断[2]。相比急性髓细胞性白血病,这种情况更常见于急性淋巴细胞白血病,通常伴有发热,骨痛,外周血幼稚白细胞、有核红细胞增多,骨髓干抽,如该病例所示。

淋系和髓细胞相关抗原共表达在急性白血病中常见,应该注意的是不应把原始细胞群归到错误的谱系(可能会导致严重的治疗相关性后果)。例如在 B-ALL 中可伴有 CD13、CD33、CD15 异常表达或者在 AML 中可伴有 CD7、CD19 异常表达,这些异常表达模式已被详尽描述,不应引起混淆。然而表达髓细胞特异性抗原 MPO 同时强表达泛 B 标志(特别是 cCD79a 和 CD19,此外该病例免疫组化检测显示 PAX5 阳性)提示可能是混合表型急性白血病,按 WHO 标准被归为混合表型急性白血病,B 细胞/髓细胞。该病例中流式细胞术和免疫组化均显示表达 MPO。当严格遵循 WHO 诊断标准时,这种白血病相当罕见,这限制了对该类疾病进行准确的特征描述,且不利于制订有针对性的治疗方案。该类疾病与明显的细胞遗传学或分子生物学多样性相关,通常预后很差。排除 BCR-ABL1 或 MLL 易位非常重要,它们在这类疾病中出现频率较高,WHO 已将其单独归类[3]。尽管最近发表的综述表明针对该病,基于 ALL 的治疗方案比基于 AML 的治疗方案有更高的完全缓解率[4,5],但是目前对混合表型急性白血病的最佳治疗方案仍缺乏共识。同种异体干细胞移植是目前报道的唯一可诱导长期缓解的治疗方案。该例患者接受 ALL 诱导化疗,但未达到 CR。经过两个周期的"FLAG-IDA"化疗后达到良好的 CR,随后患者进行了同种异体造血干细胞移植。

最终诊断

混合表型急性白血病,B 细胞/髓细胞。

参考文献

1 Fyfe, A.J., Morris, A. & Drummond, M.W. (2009) Successful routine cytogenetic analysis from trephine biopsy specimens following failure to aspirate bone marrow. *British Journal of Haematology*, **146** (5), 573. doi:10.1111/j.1365-2141.2009.07788.x-2141.2009.07788.x. Epub 2009 June, 29.

2 Invernizzi, R., D'Alessio, A., Iannone, A.M., Pecci, A., Bernuzzi, S. & Castello, A. (1995) Bone marrow necrosis in acute lymphoblastic leukemia. *Haematologica*, **80** (6), 572–573.

3 Swerdlow, S.H., Campo, E., Harris, N.L. et al. (2008) *WHO Classification of Tumours of Haematopoietic and Lymphoid Tissues*, 4th edn. IARC Press, Lyon, France.

4 Zheng, C., Wu, J., Liu, X., Ding, K., Cai, X. & Zhu, W. (2009) What is the optimal treatment for biphenotypic acute leukemia? *Haematologica*, **94** (12), 1778–1780; author reply 1780.

5 Heesch, S., Neumann, M., Schwartz, S. et al. (2013) Acute leukemias of ambiguous lineage in adults: molecular and clinical characterization. *Annals of Hematology*, **92** (6), 747–758.

病例 83

患者,女,81 岁,既往体健。以"近期出现重度乏力、厌食、体重减轻,发热及夜间盗汗"入院。查体:右腹股沟可触及一个小淋巴结,可触及脾尖。未见其他异常。

实验室检查

血常规:血红蛋白 102g/L,平均红细胞体积 93fl,白细胞 $1.1×10^9$/L(中性粒细胞 $0.5×10^9$/L),血小板 $52×10^9$/L。

肾功能、电解质、肝功能和骨代谢:正常。

血清乳酸脱氢酶:482U/L。

血涂片

可见大量原始细胞样淋巴细胞,这些细胞核浆比高,部分可见清晰的核仁。

影像学

胸部、腹部和骨盆的 CT 增强扫描显示纵隔、肝门、肠系膜、腹主动脉旁和右腹股沟区域可见广泛的中等大小的淋巴结肿大,脾脏增大至 15cm。

骨髓穿刺

可见大的原始细胞轻度浸润,这些细胞核浆比高,核扭曲,染色质疏松,细胞质深蓝色(图 83.1~图 83.3)。易见噬血现象。根据临床表现,最可能的诊断是 T 淋巴母细胞淋巴瘤骨髓侵犯。然而,噬血现象在前体 T 细胞肿瘤中并不常见,因此也应考虑外周 T 细胞淋巴瘤。

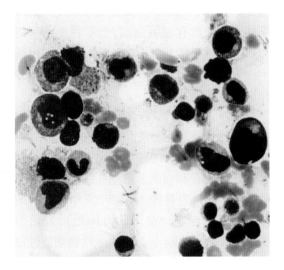

图 83.1　MGG,×500

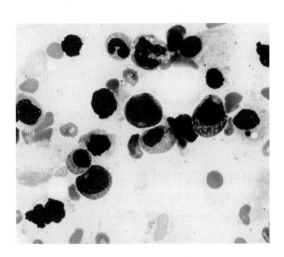

图 83.2　MGG,×500

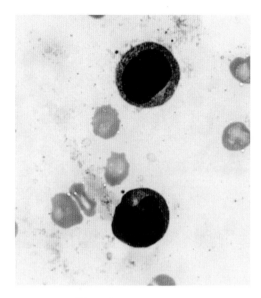

图 83.3　MGG,×1 000

流式细胞术(骨髓穿刺液)

在 FSC/SSC 图上,用 Blast 门圈出异常 T 细胞群。这群细胞表达 CD2、CD3 和 HLA-DR(图83.4)。丢失 T 细胞抗原 CD5 和 CD7。不表达CD4、CD8(图 83.5)、CD30、CD56、TDT 和 CD1a。CD26 表达异常,呈均一阴性(图 83.6)。CD7 丢失不支持 T-ALL 的诊断,因为 T-ALL 中 CD7 普遍表达。CD7 是 T 细胞膜表面最早表达的抗原。HLA-DR 阳性通常提示为反应性 T 细胞,但也会在一些淋巴增殖性肿瘤中表达,特别是蕈样肉芽肿,部分外周 T 细胞淋巴瘤,但很少在 T-ALL 中表达(通常是在前体 T-ALL 中表达)。

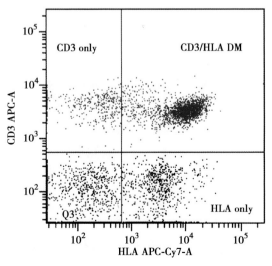

图 83.4　CD3/HLA-DR

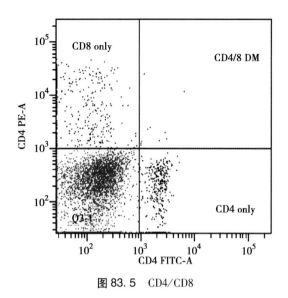

图 83.5　CD4/CD8

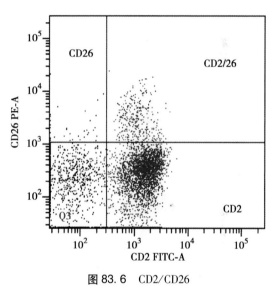

图 83.6　CD2/CD26

骨髓活检

获取到 1.2cm 的骨髓标本,增生不均一(5%~40%)。除了正常的造血组织,还可见少量淋巴小结,由不典型的、较大的多形性细胞构成(图 83.7)。高倍镜下这些细胞核不规则,体积中等至较大(图 83.8)。

免疫组化染色,这些细胞表达 CD2、CD3(图83.9 和图 83.10)、CD5 和 CD7 丢失(图 83.11 和图 83.12)。CD5 和 CD7 阳性的细胞、考虑其为反应性 T 细胞。异常 T 细胞群不表达 CD4、CD8、CD30、TDT、ALK1、颗粒酶 B、TIA、CD56、CD20 或CD34。因此用免疫组化测得的异常 T 淋巴细胞群的表型与上述流式细胞术所测得的表型一致。

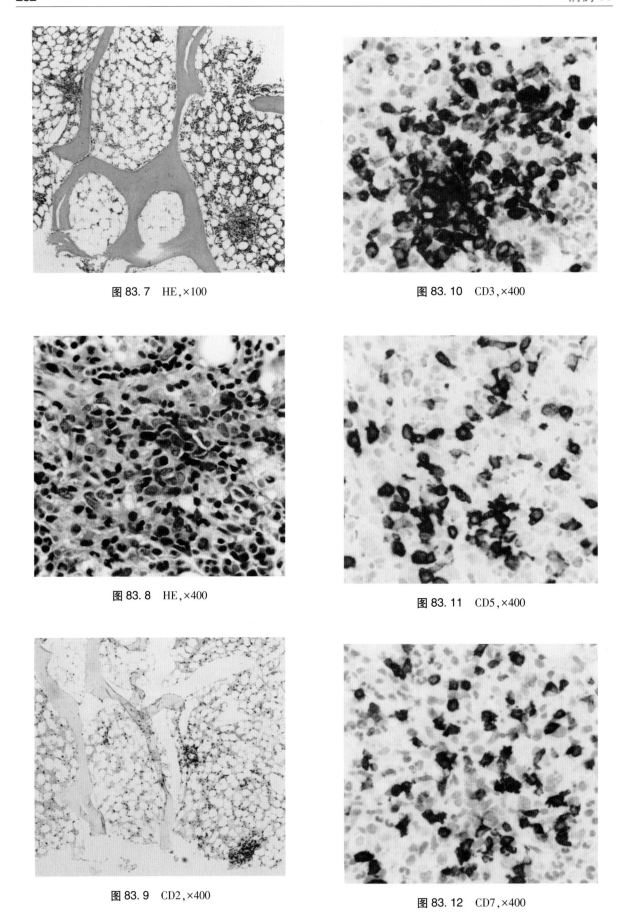

图 83.7　HE,×100

图 83.10　CD3,×400

图 83.8　HE,×400

图 83.11　CD5,×400

图 83.9　CD2,×400

图 83.12　CD7,×400

淋巴结活检

取一小块 1cm 左右的腹股沟淋巴结组织进行活检。一些区域由小细胞和中等大小细胞混合浸润，呈模糊的结节状区域。高倍镜下可见一群中等至大体积细胞，与活检中观察到的细胞类似，显示为高增殖活性。该活检标本所见疑似非霍奇金淋巴瘤浸润，但是没有足够的标本继续做免疫组化进行证实。

讨论

该病例临床表现和血涂片支持侵袭性疾病诊断，首先考虑急性白血病或高级别淋巴瘤伴外周血侵犯，明显的噬血现象更支持后一诊断，非霍奇金淋巴瘤通常通过淋巴结组织活检明确诊断。这一病例用流式细胞术及组织活检检测骨髓样本，鉴定出肿瘤性 T 细胞群。淋巴结组织活检因取材量不足导致无法单独凭此作出诊断，在这种情况下若结外组织受到疾病侵犯则可作出明确诊断。

骨髓检查结果支持外周 T 细胞淋巴瘤侵犯的诊断。支持淋巴瘤的诊断而非 T-ALL 是因为该病例存在广泛的淋巴结肿大及脾肿大，局灶性低水平骨髓浸润，TdT 和 CD34 阴性及部分抗原表达缺失，特别是 CD7 表达缺失。未见其他抗原表达，例如 CD30、CD10 和 CD56，这些抗原分别在间变大细胞淋巴瘤，血管免疫母细胞 T 细胞淋巴瘤和 NK/T 细胞淋巴瘤中可见。通过排除性诊断，该病例被诊断为外周 T 细胞淋巴瘤，非特指型（PTCL-NOS）。

外周 T 细胞淋巴瘤，非特指型是最常见的成熟 T 细胞淋巴瘤亚型，几乎占所有 T 细胞淋巴瘤的 25%～30%。通常见于老年患者，表现为全身不适，全身性疾病及骨髓侵犯。髓内噬血现象可引起这些 T 细胞淋巴瘤患者外周血血细胞减少。治疗通常采取以蒽环类药物为主的联合化疗，如"CHOP"方案，但与相似年龄的弥漫性大 B 细胞淋巴瘤老年患者相比，治疗反应欠佳，预后不良。

最终诊断

外周 T 细胞淋巴瘤，非特指型，伴淋巴结、外周血及骨髓侵犯。

病例 84

患者,男,45 岁,因"脾肿大和血小板减少"就诊。7 年前因投保人寿保险进行常规体检,发现轻度脾肿大。几个月前感到左侧季肋部不适。查体:未发现明显的淋巴结肿大,但脾脏触及肿大(肋缘下 4~5 指宽)。

实验室检查

血常规:血红蛋白 130g/L,白细胞 15×10^9/L(中性粒细胞 4×10^9/L,淋巴细胞 9×10^9/L),血小板 256×10^9/L。

肾功能、电解质、肝功能和乳酸脱氢酶:均正常。

免疫球蛋白降低,无副蛋白。

影像学

CT 检查显示脾脏明显肿大,脾脏长轴为 27cm,未发现淋巴结肿大。

血涂片

该病例外周血血细胞形态很有意思。可见一群细胞,其胞核不规则,核仁小而模糊,细胞质呈嗜碱性,有些含有空泡,边缘有绒毛样凸起(图 84.1~图 84.4)。依据外周血血细胞形态及临床表现,最有可能的诊断是脾边缘区淋巴瘤(SMZl),但毛细胞白血病变异型也应考虑。

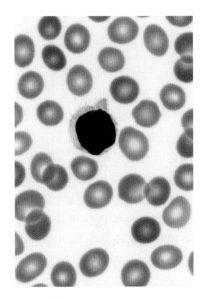

图 84.1　MGG,×1 000

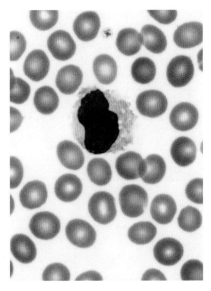

图 84.2　MGG,×1 000

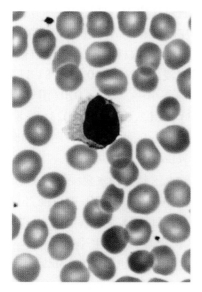

图 84.3　MGG,×1 000

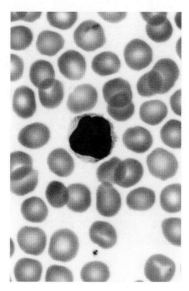

图 84.4　MGG,×1 000

流式细胞术(外周血)

　　发现一群 κ^{bright} 呈限制性表达的成熟 B 淋巴细胞,这群细胞表达 CD20^{bright}、CD5^{dim}、CD38、FMC7$^{dim\ to\ mod}$、CD23、CD79b 和 HLA-DR(图 84.5～图 84.7),不表达 CD10、CD11c、CD25、CD103 和 CD123。CLL 积分为 2/5,因此不太可能为 CLL。同时 CD20 表达强度也不支持 CLL 的诊断,按照我们实验室的经验,大部分典型的 CLL 患者 CD20 表达强度在 10^4 左右。因此从形态学及免疫表型分析,倾向于伴外周血侵犯的 CD5$^+$CD23$^+$ 脾边缘区淋巴瘤的诊断。

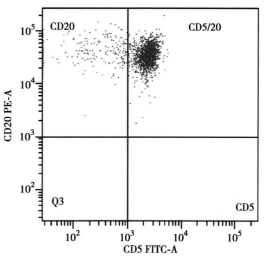

图 84.5　CD5/CD20

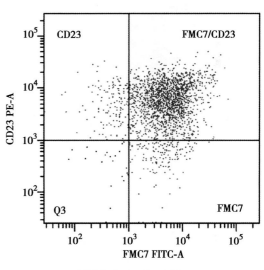

图 84.6　FMC7/CD23

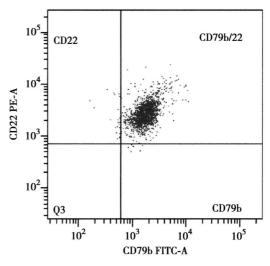

图 84.7　CD79b/CD22

组织病理学

骨髓活检:骨髓增生度 30%~40%,在正常参考区间内。可见一个结节状的淋巴细胞浸润区(非骨小梁旁区),由小细胞构成。血窦内未见浸润。这些细胞 CD20⁺(图 84.8)、CD5⁺、CD23^{dim}(图 84.9)。不表达 CD10、BCL6、cyclin D1 或 CD72(DBA44)。

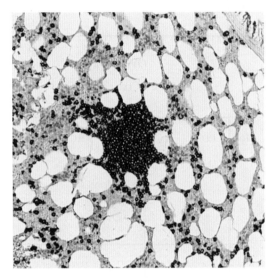

图 84.8　CD20,×100

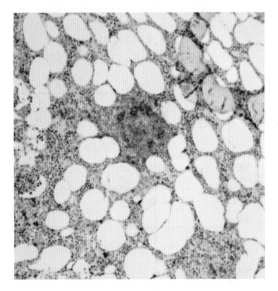

图 84.9　CD23,×100

没有浆细胞分化的证据。骨髓活检结果符合 CLL/SLL 伴骨髓侵犯。这一发现与 SMZL 的诊断相左。由于没有肿大淋巴结可用于活检,且考虑

到明确诊断对这位 45 岁男性患者的治疗意义,我们采用经皮脾脏穿刺活检进一步明确诊断。

脾组织活检:取材良好,白髓和红髓可见明显的淋巴细胞浸润(图 84.10 和图 84.11),异常细胞小而且形态单一,表达 CD20(图 84.12)、CD5(图 84.13)、BCL2、CD43 和 CD23(图 84.14),不表达 CD3(背景 T 细胞阳性)(图 84.15)、CD10、BCL6 或 cyclin D1。

形态学上这是一种主要浸润白髓的低级别淋巴瘤。尽管存在 CD5⁺ SMZL 的可能,但免疫组化结果更符合 CLL/SLL。尽管 CD5 可以在边缘区淋巴瘤中表达,但其发生率低于 5%。CD43 在 CLL 中表达,但有时也可以在 SMZL 中表达。

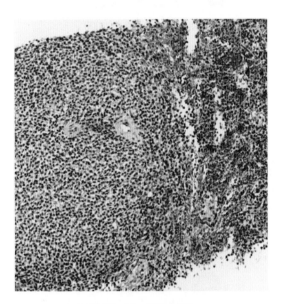

图 84.10　HE,×100

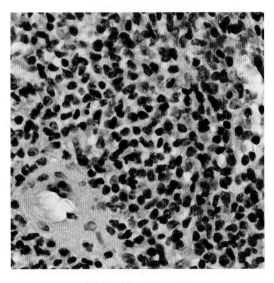

图 84.11　HE,×400

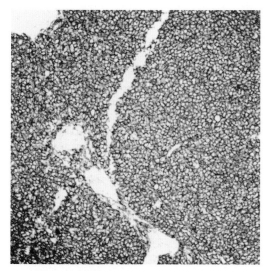

图 84.12 CD20,×100

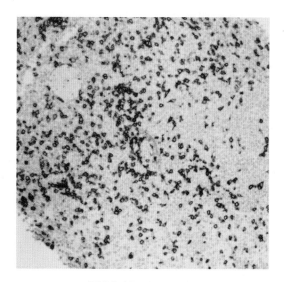

图 84.15 CD3,×100

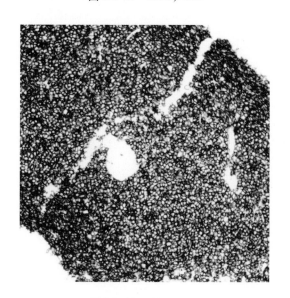

图 84.13 CD5,×100

分子生物学

外周血 FISH 检测显示大约有 25% 的细胞为 12 三体。无 17p 或 11q 缺失,未发现 t(11;14)。

讨论

该病例的诊断存在困难。患者的临床表现、外周血血细胞形态及免疫分型结果提示诊断为脾边缘区淋巴瘤。骨髓内可见结节性浸润不伴有血窦内浸润,脾脏红髓和白髓浸润以及免疫组化符合 SLL/CLL 表型特征,提示诊断为 SLL/CLL。该病例体现了联合使用多种技术诊断的价值。外周血血细胞遗传学分析发现 12 三体,这具有重要意义。12 三体性 CLL 通常伴有不典型的形态特征,循环幼淋巴细胞增多及低的 CLL 免疫表型积分(由于表达 CD79b、FMC7 和 sIg$^{mod/strong}$);这一类 CLL 被定义为变异型 CLL[1]。这类疾病预后较差,特别是伴有相关 NOTCH1 突变的病例[2]。

结合疾病的特点,患者较年轻及强表达 CD20,单用利妥昔单抗进行治疗。治疗后脾脏肿大程度明显减轻,循环肿瘤细胞被清除,症状完全缓解。单用利妥昔单抗并非 CLL 的常规治疗方案,但是在这一病例中,肿瘤细胞的免疫表型不典型且伴有 CD20 强表达,适合使用这一方案。这一病例很好地阐释了如何使用流式细胞术和免疫组化评估抗原表达强度,同时结合细胞遗传学检

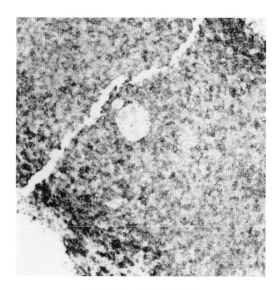

图 84.14 CD23,×100

测,不仅能够明确诊断,同时也可指导治疗。

最终诊断

慢性淋巴细胞白血病,伴不典型形态特征及低 CLL 积分,12 三体。

参考文献

1 Cro, L., Ferrario, A., Lionetti, M. *et al.* (2010) The clinical and biological features of a series of immunophenotypic variant of B-CLL. *European Journal of Haematology*, **85** (2), 120–129. PubMed PMID: 20408870.

2 Balatti, V., Bottoni, A., Palamarchuk, A. *et al.* (2012) NOTCH1 mutations in CLL associated with trisomy 12. *Blood*, **119** (2), 329–331. PubMed PMID: 22086416.

病例 85

患者,女,53 岁,大约 3 年前出现上腔静脉阻塞的症状和体征,CT 发现一个大的前纵隔肿块,组织活检确诊"T 淋巴母细胞淋巴瘤"(通过流式细胞术及免疫组化检测 TdT$^+$、CD1a$^+$、CD2$^+$、CD3$^+$、CD4$^+$、CD5$^+$、CD7$^+$、CD8^{dim}、CD10$^+$、CD99$^+$)。骨髓检查未见异常。以强化 ALL 方案开始治疗(包括类固醇、长春新碱、柔红霉素、环磷酰胺、甲氨蝶呤、阿糖胞苷、依托泊苷和天冬酰胺酶,以及延长的维持治疗,包括巯基嘌呤、甲氨蝶呤加脉冲式类固醇/长春新碱)。患者达到缓解(基于连续的胸腺肿块影像监测)并完成维持治疗。6 个月后复查血常规发现明显的全血细胞减少。

实验室检查

血常规:血红蛋白 105×10^9/L,平均红细胞体积 97.1,白细胞 2.54×10^9/L(中性粒细胞 0.88×10^9/L),血小板 27×10^9/L。

血涂片

血涂片可见中等至大体积不规则原始细胞,细胞质呈嗜碱性,缺乏颗粒(图 85.1 和图 85.2)。残存的中性粒细胞发育异常,核分叶异常(图 85.3 和图 85.4),血小板颗粒减少(图 85.2)。

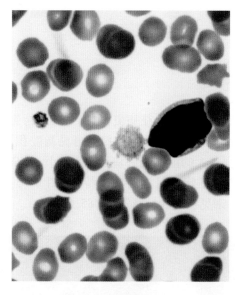

图 85.2　MGG,×1 000

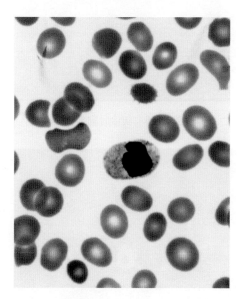

图 85.3　MGG,×1 000

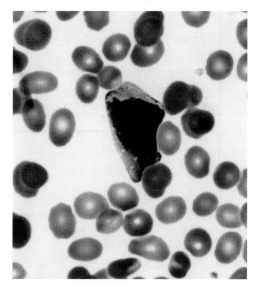

图 85.1　MGG,×1 000

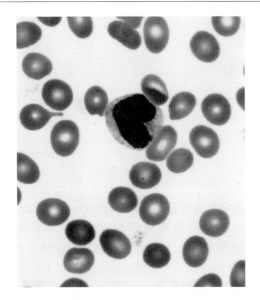

图 85.4 MGG,×1 000

影像学

鉴于患者的既往病史,再次对其进行影像学检查。该患者初诊时 CT 扫描可见胸腔积液,此外还存在大的前纵隔肿块围绕大血管,是皮质型 T 淋巴母细胞淋巴瘤的典型特征(图 85.5)。复查 CT 未见纵隔肿块复发(图 85.6)。

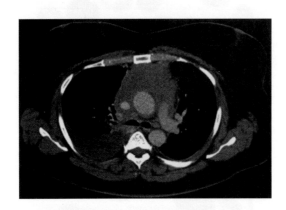

图 85.5 初诊时胸部 CT

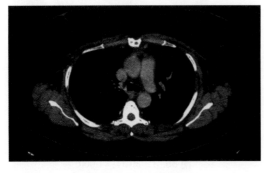

图 85.6 复查时胸部 CT

骨髓穿刺

发现 25% 的髓细胞原始细胞及三系发育异常改变。

流式细胞术(骨髓穿刺液)

发现 22% 的 CD34⁺ 细胞(图 85.7),该群细胞还表达 CD117、CD13、CD56(图 85.8)和 HLA-DR,不表达 TDT。一些原始细胞虽有颗粒但 MPO 阴性,也不表达单核系、巨核系、红系或淋系标志。

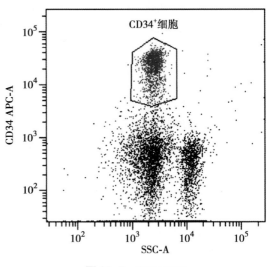

图 85.7 CD34/SSC

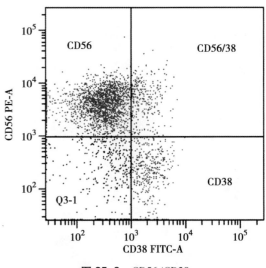

图 85.8 CD56/CD38

细胞遗传学及荧光原位杂交

分析 10 个有丝分裂中期细胞均检测到 del (7q)。FISH 证实在 78% 的细胞中存在 7q22 和 7q36 缺失。

讨论

该病例阐释了全身化疗相对罕见但已被公认的晚期后果,特别是含有烷化剂的化疗方案。单体 5/deldel 和单体 7/deldel 是治疗相关 MDS/AML(t-MDS/t-AML)最常见的细胞遗传学异常,与烷化剂治疗史及预后不良有很强的相关性。典型的烷化剂相关 t-MDS/t-AML 发病较晚(初次治疗后 5~10 年),且常与初期 MDS 阶段和遗传物质不平衡缺失(最常涉及 5 和 7 号染色体)有关。较早发病的患者(治疗后 1~5 年)通常伴有平衡染色体异常,与使用拓扑异构酶 Ⅱ 抑制剂(如依托泊苷和多柔比星)相关,通常表现为 AML 而跳过早期的 MDS 阶段[1]。依据我们多个病例的经验,该病例并不完全符合上述两种经典情况的任何一种,因为其发病较早,但其细胞遗传学异常更多地提示为烷化剂相关疾病而不是拓扑异构酶 Ⅱ 抑制剂相关的 t-AML。

t-MDS/t-AML 没有特异的免疫表型特征,尽管有很多报道显示其常表达 CD34、CD7 和/或 CD56。少数 AML 病例中 MPO 为阴性,特别是在 AML 微分化型,急性单核细胞白血病(MPO 从幼稚单核细胞阶段开始表达),急性红细胞白血病,急性巨核细胞白血病和急性嗜碱性粒细胞白血病。因此,尽管 MPO 是髓细胞分化的标志,但其缺失也不能排除 AML 的诊断,在这个病例中 MPO 阴性表明原始细胞处于微分化阶段。

该病例有个有趣的细胞形态特征,原始细胞被周围的红细胞挤压变形,这种现象更常见于反应性淋巴细胞,如传染性单核细胞增多症,但也可见于 ALL 和 AML,因此缺乏诊断特异性。

这种病例预后一般较差,对诱导化疗耐药比较常见,异基因移植是获得长期生存的唯一希望。我们这例患者经过强化 AML 化疗未能缓解,并且未能通过临床药物试验进一步诱导化疗,患者于就诊后 4 个月死亡。

最终诊断

治疗相关的急性髓细胞性白血病。

参考文献

1 Brunning, R.D., Matutes, E., Harris, N.L. *et al.* (2001) Acute myeloid leukaemia: introduction. In: Jaffe, E.S., Harris, N.L., Stein, H. & Vardiman, J.W. (eds), *World Health Organization Classification of Tumours: Pathology and Genetics of Tumours of Haematopoietic and Lymphoid Tissues*. pp. 77–80, IARC Press, Lyon.

病例 86

患者,男,54 岁,患"骨髓增生异常综合征伴 7 号染色体单体",接受了减低预处理强度的无关供者外周血造血干细胞移植。两个月后出现发热、盗汗、颈部疼痛,广泛周围淋巴结肿大及外周血 EBV 载量增加。

实验室检查

血常规:血红蛋白 93g/L,白细胞 $5.7×10^9$/L(中性粒细胞 $3.5×10^9$/L,淋巴细胞 $1.26×10^9$/L),血小板 $118×10^9$/L。

肾功能、电解质和肝功能:正常。乳酸脱氢酶:479U/L。

EBV PCR:log5.42 拷贝/ml。如此大量的外周血 EBV 载量可见于原发性 EBV 感染或 EBV 驱动的淋巴瘤增殖。

血涂片

可见少量多形性大淋巴细胞,细胞质嗜碱性,部分可见核仁(图 86.1 ~ 图 86.3)。未见其他明显异常。

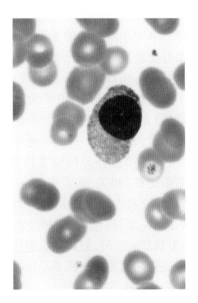

图 86.2　MGG,×1 000

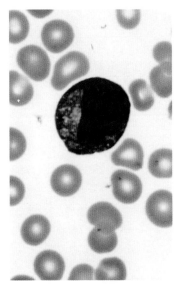

图 86.1　MGG,×1 000

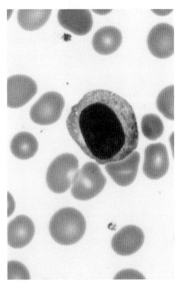

图 86.3　MGG,×1 000

流式细胞术（外周血）

CD19/CD2 散点图提示 T 细胞和 B 细胞比例正常。尽管 B 细胞并没有增多，仅占白细胞的 6%，但是结合患者病史，我们重点分析了 B 淋巴细胞。B 细胞表达 CD20、CD38、FMC7、CD79b 和 HLA-DR，膜表面 κ 轻链呈限制性表达；一部分细胞也表达 CD10。

组织病理学

活检切片显示骨髓移植后重建良好，各区域增生不均一，部分区域可达 60%。红系、粒系和巨核细胞系发育及成熟正常，未见原始细胞增多及异常淋巴细胞浸润。

影像学

颈部、胸部、腹部和骨盆 CT 扫描显示胸部和腹部有广泛小体积淋巴结肿大。

讨论

患者的临床症状（发热和盗汗）及实验室特征符合移植后淋巴增殖性疾病（PTLD）。这种情况发生于受者接受实体器官、骨髓或其他干细胞同种异体移植后，是免疫抑制的结果。增殖的细胞为淋巴细胞，通常是 B 细胞或浆细胞，可能为多克隆或单克隆增殖。大多数与 EBV 感染相关。单形性 PTLD 包括 B 细胞淋巴瘤（通常是弥漫性大 B 细胞淋巴瘤，DLBCL）或伯基特淋巴瘤以及 T/NK 细胞淋巴瘤。该病例是一例 B 细胞 PTLD，可能是 DLBCL 亚型，不同寻常的是该病例累及外周血。未进行淋巴结活检，因为已有足够的证据支持该诊断。外周血中发现的异常 B 细胞，推测可能来源于被浸润的淋巴结。患者减少免疫抑制剂治疗并接受 5 周的利妥昔单抗注射。治疗后患者临床症状消失，淋巴结肿大消失，1 年后随访患者状态良好。

最终诊断

移植后单形性 B 淋巴细胞增生性疾病，累及外周血。

病例 87

患者,男,5 岁,因"疲劳、盗汗、面色苍白"就诊。无既往史,发育正常。患者从另一医学中心转诊至本市儿童医院。临床检查发现明显肝脾肿大,转诊时的初步诊断是急性髓细胞性白血病。

实验室检查

血常规:血红蛋白 45g/L,平均红细胞体积 101fl,白细胞 154×10⁹/L,血小板 21×10⁹/L。

肾功能、电解质:钠 132mmol/L,钾 3.6mmol/L,尿素 3.1mmol/L,肌酐 68μmol/L。

肝功能和骨代谢检查:胆红素 13μmol/L,谷草转氨酶 71U/L,谷丙转氨酶 13U/L,碱性磷酸酶 123U/L,钙 2.24mmol/L,磷 0.97mmol/L,白蛋白 26g/L。

血清乳酸脱氢酶:3 783U/L,尿酸盐:0.61mmol/L。

凝血筛查:正常。

影像学

胸部 X 线检查发现一个明显的纵隔肿块(图 87.1)。CT 证实存在前纵隔肿块,肝脾肿大和广泛淋巴结肿大。

血涂片

血涂片明显异常,白细胞明显增多,贫血和血小板减少(图 87.2)。可见一群多形性淋巴样细胞,核分叶,细胞质含有空泡,同时伴髓细胞明显增生,可见明显的异常嗜碱性粒细胞、嗜酸性粒细胞及可疑的肥大细胞(图 87.3~图 87.6)。一些具有高度分叶状核的多形性原始细胞,细胞质内含有颗粒,提示其可能来源于髓系(图 87.4~图 87.6)。

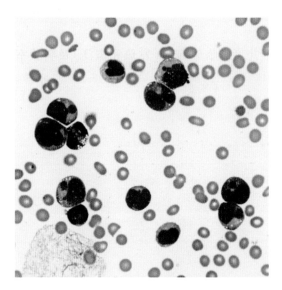

图 87.2　MGG,×500

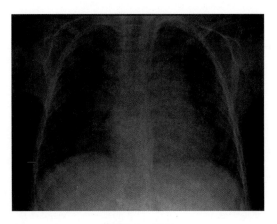

图 87.1　CXR

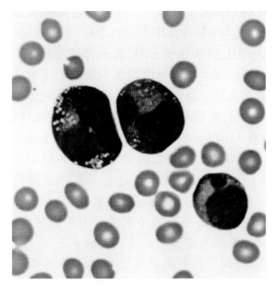

图 87.3　MGG,×1 000

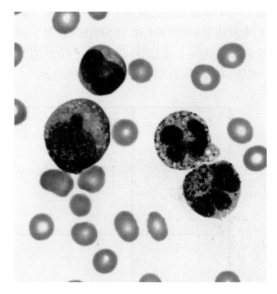

图 87.6　MGG,×1 000

骨髓穿刺

　　骨髓被上述多形性原始细胞广泛浸润,伴异常髓细胞细胞群。其形态与外周血中所见完全一致。

流式细胞术(骨髓穿刺液)

　　该病例中,当形态学诊断遇到困难时,流式细胞术能提供非常有价值的信息。用 CD34/SSC 设门,发现一群 CD34$^+$、TdT$^-$、CD117$^+$、CD56$^+$、CD38$^+$、CD33$^+$、HLA-DR$^-$、MPO$^-$、cCD3$^+$、cCD79a$^-$、CD7$^+$、CD5^{dim}、CD2$^+$、CD1a$^-$、CD3$^-$、CD4$^-$、CD8$^-$ 异常细胞。依据 WHO 关于谱系特异性的标准,CD34、CD38、CD56、CD117 和 CD33 的表达不一定表明为髓细胞来源。这群原始细胞不表达 MPO 也不表达单核细胞分化标志(CD15、CD14 和 CD64 阴性)。表达细胞质 CD3 提示 T 系来源,因此髓细胞抗原表达应归类为异常表达。

　　然而形态学可观察到少量带颗粒的原始细胞,伴显著的嗜酸性粒细胞,嗜碱性粒细胞,可疑的肥大细胞和奇怪的来源不明的未成熟颗粒细胞,因此不排除这可能是一例混合表型急性白血病(MPAL)。

　　接下来对流式细胞术数据进行再次分析。因大多数细胞表达 CD34,所以适合选用 CD34/SSC 进行设门。我们特别注意到在流式细胞分析的散

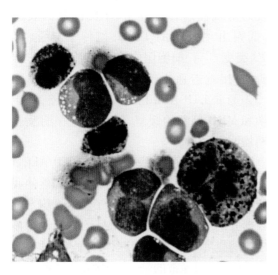

图 87.4　MGG,×1 000

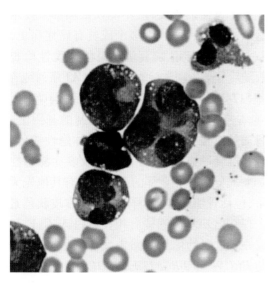

图 87.5　MGG,×1 000

点图上可见原始细胞的亚群(占 34%),该亚群实际上共表达细胞质 CD3 和 MPO(图 87.7)。流式报告错误地遗漏了该亚群,而报告了仅表达 MPO (不表达 cCD3)阳性细胞比例,其比例为 0。

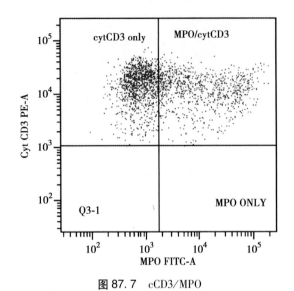

图 87.7 cCD3/MPO

仅表达 MPO 而不表达 cCD3 的细胞为成熟中的髓系细胞,这群细胞当然不会落入 CD34⁺门内。这一事件说明遇到疑难病例尤其是当共表达抗原对诊断具有重大影响的情况下,分析流式细胞仪数据库中的原始数据的重要性。

细胞遗传学

46, XY, add(1)(p12), add(2)(q33),? inv (2)(p13;q21), +4, dic(4;6)(q11;q12), del(5) (q11.2), del(7)(p11.2), del(9)(p13), add(9) (q3? 2),? inv(15)(q11.2;q24), der(16) add (16)(p11.2) add(16)(q2? 2), del(18)(q11.2; q21), add(19)(p13)[10]。

分子生物学

未检测到 *FLT3 ITD* 突变。

讨论

该病例的诊断非常具有挑战性,不管从形态学上还是免疫分型上来说。最初我们考虑为 T

系疾病(细胞质 CD3⁺)。此外这群细胞表达早期抗原,如 CD34、CD117 和 CD38,弱表达 CD5,表达 CD2,不表达膜 CD3,提示为早期前体 T 细胞肿瘤。非系列特异性髓细胞抗原表达被认为是异常表达。异常髓细胞抗原表达可见于部分 B-ALL 病例,特别是在 B-ALL 伴 t(9;22),t(12; 21)和 11q23 易位的患者中;在 T-ALL 中并不常见,但在现在新定义的早期前体 T-ALL(ETP ALL)病例中可以见到。这是一类侵袭性前体 T/干细胞肿瘤,具有特征性免疫表型,最初由美国田纳西州孟菲斯的圣犹大研究医院的 Coustan-Smith 等人定义[1]。这一肿瘤主要见于儿科患者,不同于其他典型的 T-ALL 病例,该类病例显示为原始的前体 T 细胞表型,表达多个早期髓细胞抗原,复杂的细胞遗传学异常但无规律出现的重现性遗传学异常,不同的基因表达特征,低频出现公认的 T-ALL 遗传学异常,存在 *FLT3* 突变[2-4]。细胞阻滞在 T 细胞分化非常早期阶段,接近造血干细胞阶段及髓系祖细胞阶段[3]。与非 ETP-ALL 相比,其预后较差,基于形态学和 MRD 判断的缓解率,无病生存期及总生存期均明显降低。

我们最初怀疑,该病例确实为 ETP ALL。然而外周血和骨髓中明显的髓细胞特征仍然使我们感到疑惑。因此我们重新评估了流式细胞术的原始数据并最终修正诊断为 MPAL。我们认为该病例白血病克隆起源于早期前体 T 细胞,具有双系分化潜能,不同寻常的是,该病例发生了髓细胞分化。这个病例说明了形态学的基础作用及考虑到病例各个方面的重要性,不能仅依赖单一技术进行诊断。该患者家族中多个成员有癌症病史,其叔叔在幼年死于骨髓衰竭。染色体脆性检查阳性。随后分子生物学检查发现 *BRCA2* 序列纯合变异 c.517-2A>G。*BRCA2* 现在被认为与 *FANCD1* 相同,是参与范科尼贫血发病机制的基因之一。范科尼贫血是一种罕见的常染色体隐性遗传病,与进行性骨髓衰竭,急性白血病及癌症易感性相关。大部分但并非全部的患者还具有其他先天性异常,包括骨骼异常,身材矮小及异常皮肤色素沉着。现在已知范科尼贫血相关蛋白 A、C、E、F 和 G 在一个重要的信号通路中发挥作用,该信号通路与 *BRCA1* 和 *BRCA2*(*FANCD1*)相互作用调控正常细胞的 DNA 修复[5]。该信号通路中的基因突变导致染色体不稳定,药物和辐射敏感性及恶性肿瘤易感性。因此,该患者最终的诊断是儿童混合表型急性白血病伴范科尼贫血。这一诊断非常重要,因为这种患者最终只能寻求异基因造血干细胞移植。另外,这类患者的正常组织对化疗及骨髓移植预处理的毒性反应更敏感,因此所有的治疗方案都应该小心谨慎。患者需要仔细监测治疗的晚期效应,并终身监测是否发生其他肿瘤。

另请参阅病例 42。

最终诊断

1. 混合表型急性白血病,T 细胞/髓细胞。
2. *BRCA2* 基因纯合突变引起的范科尼贫血。

参考文献

1 Coustan-Smith, E., Mullighan, C.G., Onciu, M. *et al.* (2009) Early T-cell precursor leukaemia: a subtype of very high-risk acute lymphoblastic leukaemia. *The Lancet Oncology*, **10** (2), 147–156. PubMed PMID: 19147408.

2 Haydu, J.E. & Ferrando, A.A. (2013) Early T-cell precursor acute lymphoblastic leukaemia. *Current Opinion in Hematology*, **20** (4), 369–373. PubMed PMID: 23695450.

3 Zhang, J., Ding, L., Holmfeldt, L. *et al.* (2012) The genetic basis of early T-cell precursor acute lymphoblastic leukaemia. *Nature*, **481** (7380), 157–163. PubMed PMID: 22237106.

4 Neumann, M., Heesch, S., Gokbuget, N. *et al.* (2012) Clinical and molecular characterization of early T-cell precursor leukemia: a high-risk subgroup in adult T-ALL with a high frequency of FLT3 mutations. *Blood Cancer Journal*, **2** (1), e55. PubMed PMID: 22829239.

5 D'Andrea, A.D. & Grompe, M. (2003) The Fanconi anaemia/BRCA pathway. *Nature Reviews Cancer*, **3** (1), 23–34. Pubmed PMID: 12509764.

病例 88

患者,女,42岁,患有普通型 B-ALL,处于维持治疗阶段,定期门诊监测。因"近期出现干咳,呼吸困难及低热"就诊(较预期就诊时间早)。胸部 X 线检查未发现明显异常,但是血常规检查发现异常。

实验室检查

血常规:血红蛋白 102g/L,白细胞 11.54×10^9/L(中性粒细胞 1.78×10^9/L,淋巴细胞 7.16×10^9/L,单核细胞 2.32×10^9/L),血小板 162×10^9/L。

肾功能、电解质、骨代谢及肝功能检查:谷草转氨酶 50U/L,谷丙转氨酶 65U/L,其余指标正常。

血清乳酸脱氢酶:190U/L。

血涂片

最初考虑患者可能是疾病复发并伴有免疫抑制相关的感染,仔细观察患者外周血涂片,发现一群大的多形性淋巴细胞,其胞核扭曲,细胞质深染(图 88.1~图 88.4)。全血细胞计数仪将部分此类异常细胞分类为单核细胞。虽然没有骨髓衰竭

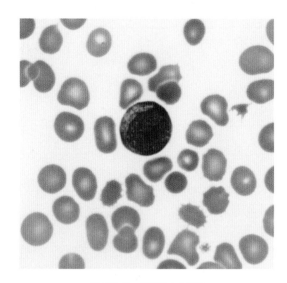

图 88.2　MGG,×1 000

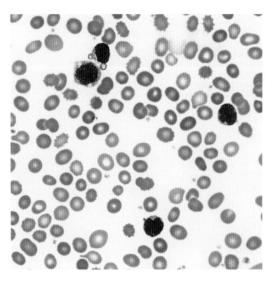

图 88.1　MGG,×500

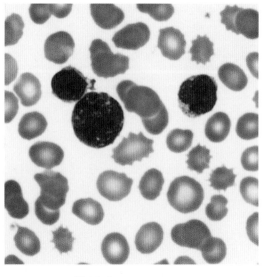

图 88.3　MGG,×1 000

298

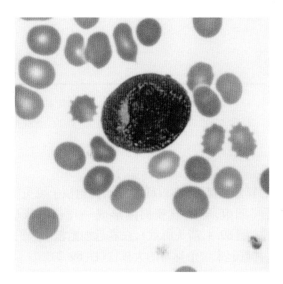

图 88.4   MGG,×1 000

的明显特征(中度血细胞减少在治疗良好的维持化疗患者中很常见),但仍需注意此外周血异常可能提示骨髓复发,因此进一步做了免疫分型。

流式细胞术(外周血)

使用原始细胞设门方法,重点关注血涂片中见到的大体积淋巴细胞。这群细胞主要为 CD8$^+$T细胞,表达 CD2、CD3、CD5、HLA-DR 和 CD7,CD26 表达正常。B 细胞未见增多,呈成熟多克隆表型。以上免疫表型表达模式显示 T 细胞激活(HLA-DR$^+$),提示这可能是反应性现象,这在病毒感染患者中尤其常见。

其他检查

对漱口液样本进行 PCR 检查,所有常见的上呼吸道病毒病原体检测均为阴性。考虑到患者咳嗽并伴有一定程度喘鸣(或哮鸣音),临床血液学家确信该病例是百日咳杆菌引起的百日咳。对漱口液样本进行特异性 PCR 检测,B. 百日咳杆菌和 B. 副百日咳杆菌均为阴性,但是随后的血清学检测阳性,证明该患者存在 B. 百日咳杆菌的近期感染。

讨论

该患者外周血中的大体积多形性淋巴细胞引起了我们的注意。反应性 T 细胞,其形态可呈显著多形性,但对经验丰富的临床血液学家来说这种变异性恰恰提示这是 T 细胞反应性变化而不是先前的肿瘤复发。细胞质呈强嗜碱性是反应性细胞的特定特征,是病毒诱导的 T 淋巴细胞增多症的常见特点。但是如果初诊病理显示类似的细胞形态,那么其他可能的诊断也应该考虑到。对症治疗后患者的症状随之缓解,证明该患者原发疾病仍处于缓解状态。

最终诊断

普通型 B-ALL 维持治疗期间,百日咳继发反应性 T 淋巴细胞增多症。

病例 89

患者,女,72 岁,因"紫癜性皮疹和乏力进行性加重"就诊。查体:腹部和下肢紫癜,无器官肿大或淋巴结肿大。无其他的临床症状并能清晰地自述病史。

实验室检查

血常规:血红蛋白 92g/L,白细胞 71×10^9/L,血小板 17×10^9/L。

凝血检查:PT 18s,APTT 35s,TT 15s,纤维蛋白原 3.0g/L,D 二聚体 15 000ng/ml。

肾功能、电解质、肝功能和骨代谢检查:正常。血清乳酸脱氢酶:500U/L。

血涂片

发现相当数量的中等大小原始细胞,部分细胞含有大的细胞质包含体,即所谓的 pseudo-Chédiak-Higashi 颗粒(图 89.1),偶见更细小的颗粒。最显著的异常是存在"杯口样"细胞,其胞核上可见"杯口样"凹痕,导致核膜周围形成一片苍白区(图 89.2~图 89.4,箭头所示),在靠近细胞核中央的位置,其看起来像个异常的大核仁(图 89.2)。

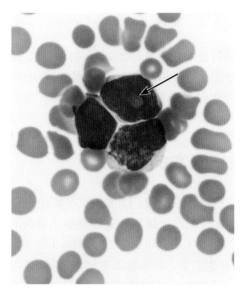

图 89.2　MGG,×1 000

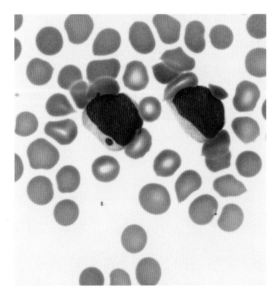

图 89.1　MGG,×1 000

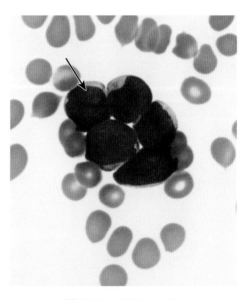

图 89.3　MGG,×1 000

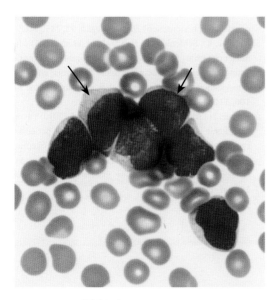

图 89.4　MGG,×1 000

骨髓穿刺

可见大量原始细胞(超过有核细胞的 90%)浸润,但是"杯口样"细胞形态不如血涂片中易识别(未显示)。

流式细胞术

发现一群原始细胞,其表型为 CD34[-]、CD56[+]、CD117[+]、CD33[+]、CD13[+]、HLA-DR[-] 和 MPO[+]。

组织病理学

骨髓穿刺样本细胞较多,因此未行骨髓活检。

细胞遗传学

正常女性染色体核型(46,XX)[20/20]。

分子生物学

FLT3 ITD 和 NPM1 突变同时存在。

讨论

AML 伴"杯口样"形态目前已成为一种公认

的病理性疾病,具有典型的(和高度一致的)形态学、免疫表型和细胞遗传学特征。其发病率报道差别显著:根据最近的两个研究,其分别占到新发 AML 病例的 1% 和 21%[1,2]。对"杯口样"形态的定义不同可能是发病率如此悬殊的原因。D 二聚体显著升高似乎也是这一疾病的特征,需要强调的是这一特征并不等同于 APL(虽然常如此假定)。事实上我们科室最近的研究表明 APL 和非 APL-AML 的 D-二聚体水平并没有显著统计学差异(未发表);然而与其他 AML 病例相比,APL 具有较低的纤维蛋白原水平且有统计学意义。

"杯口样"AML 最初的形态学评估可能考虑为 APL 或单核系 AML,因为核凹痕会呈现出核分叶或凹陷的外观。考虑 APL 可进一步结合流式结果,后者证实原始细胞免疫表型为 CD34[-] 和 HLA-DR[-]。在一个包含 800 例初诊 AML 的大型研究中,有 15% 的病例为 HLA-DR[-][3],几乎一半的 HLA-DR[-]病例被证实为 APL,其余的病例中超过 80% 为 CD34[-]、NPM1[+],超过 35% 有"杯口样"原始细胞及 FLT3 ITD 阳性。染色体核型一般正常。后续的研究表明几乎 80% 的"杯口样"AML 存在 FLT3 ITD 和 NPM1 突变,并且通常存在 HLA-DR[-]、CD34[-]表型[1]。通过形态学和流式检测识别出这一疾病,可促进对其进行合适的遗传学检测,尤其是有报道称"杯口样"形态与 FLT3 ITD 突变相关而不伴 NPM1 突变[4],而这两种分子生物学异常具有不同的预后意义。对于 AML 来说,NPM1 突变在所有年龄组患者中均预后良好,但在年轻患者中主要是 FLT3 ITD 阴性患者预后良好[5],而在老年患者尤其是年龄大于 70 岁的患者 NPM1 突变是一个独立的预后良好因素[6]。

最终诊断

AML 不成熟型,伴杯口样形态,NPM1 和 FLT3 ITD 同时突变。

参考文献

1 Chen, W., Konoplev, S., Medeiros, L.J. et al. (2009) Cuplike nuclei (prominent nuclear invaginations) in acute myeloid

leukemia are highly associated with FLT3 internal tandem duplication and NPM1 mutation. *Cancer*, **115**, 5481–5489.

2 Park, B.G., Chi, H.S., Jang, S. *et al.* (2013) Association of cup-like nuclei in blasts with FLT3 and NPM1 mutations in acute myeloid leukemia. *Annals of Hematology*, **92**, 451–457.

3 Oelschlaegel, U., Mohr, B., Schaich, M. *et al.* (2009) HLA-DRneg patients without acute promyelocytic leukemia show distinct immunophenotypic, genetic, molecular, and cytomorphologic characteristics compared to acute promye-locytic leukemia. *Cytometry Part B: Clinical Cytometry*, **76**, 321–327.

4 Kroschinsky, F.P., Schäkel, U., Fischer, R. *et al.* (2008) On behalf of the DSIL (Deutsche Studieninitiative Leukämie)

Study Group. Cup-like acute myeloid leukemia: new disease or artificial phenomenon? *Haematologica*, **93**, 283–286.

5 Dohner, K., Schlenk, R.F., Habdank, M. *et al.* (2005) Mutant nucleophosmin (NPM1) predicts favorable prognosis in younger adults with acute myeloid leukemia and normal cytogenetics: interaction with other gene mutations. *Blood*, **106**, 3740–3746.

6 Becker, H., Marcucci, G., Maharry, K. *et al.* (2010) Favorable prognostic impact of NPM1 mutations in older patients with cytogenetically normal de novo acute myeloid leukemia and associated gene- and microRNA-expression signatures: a Cancer and Leukemia Group B study. *Journal of Clinical Oncology*, **28**, 596–604.

病例 90

患者,男,48岁,确诊CLL,过去4年中接受了一系列不同的治疗,已表现出氟达拉滨耐药,由于反复的病毒和细菌感染使病情更为复杂。其白血病细胞没有11q22和17p13缺失,但考虑到存在氟达拉滨耐药仍将其归为预后不良组。其治疗方案考虑异基因造血干细胞移植,已经完成两个周期的利妥昔单抗和高剂量甲泼尼龙治疗,巨大淋巴结和异常血象已经得到明显改善。因其左下颌和腮腺区出现一个快速进展的肿块,患者早于预期时间就诊。检查发现该区域有一个大的热结节肿块。其他先前肿大的淋巴结都已经消退,未出现盗汗或全身症状,无明显感染灶。

实验室检查

血常规:血红蛋白105g/L,白细胞2.5×10^9/L(中性粒细胞1.0×10^9/L,淋巴细胞1.1×10^9/L,单核细胞9.8×10^9/L),Plt 80×10^9/L。

肾功能、电解质、肝功能和骨代谢检查:正常。C反应蛋白12mg/L,乳酸脱氢酶:300U/L。

血涂片

CLL细胞体积大,细胞质量中等,除此之外未见其他明显异常。这解释了为什么全血细胞计数仪显示单核细胞明显增多。

流式细胞术

初诊时的流式细胞术检测表现为典型的CLL免疫表型特征,CLL积分5/5。

骨髓穿刺及活检显示CLL细胞广泛弥漫性浸润,正常造血被明显抑制,未发现其他异常浸润。

影像学

CT扫描显示先前肿大的淋巴结区域均有明显改善,但是在左腮腺区域出现一个新发肿块,为5.5cm×6cm。没有坏死的放射性证据,遂进行超声引导下肿块穿刺活检。

做PET/CT以全面评估可能的Richter转化分布,以指导治疗决策。结果显示存在两种结节摄取模式,在左颈部有一大群强的FDG摄取结节,而在其他结节区域则显示低的摄取水平。左颈(长箭头)和右颈及两侧腋窝(短箭头)的信号强度对比非常明显(图90.1)(注意观察心脏,肝脏和肠道的正常摄取率)。

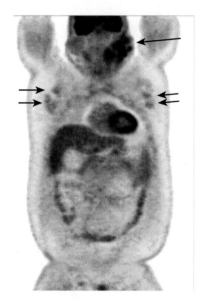

图90.1　PET/CT

组织病理学

两块20mm的组织样本活检显示正常的淋巴结结构消失(图90.2),呈多形性浸润,包括淋巴

303

细胞,嗜酸性粒细胞,浆细胞和大的非典型细胞（图 90.3 和图 90.4）。部分大的非典型细胞具有里-施细胞（RS）典型的双核形态,这类细胞 CD30（图 90.5）和 CD15 阳性（图 90.6）。表达 MUM1,EBV（EBER）（图 90.7）和 PAX5（图 90.8,大细胞阳性同时 CLL 细胞也阳性）,但不表达 CD45 和 CD20。背景中有些区域小 B 细胞呈弥漫性浸润,这些小 B 细胞表达 CD20、PAX5、CD23、CD5（图 90.9）和 BCL6,符合 CLL,另外还有反应性 T 细胞（图 90.10）。注意在图 90.9 中 CD5 染色阴性区域是 HRS,在图 90.10 中 T 细胞花环围绕着 CD3 染色阴性区域即 HRS。这些特征支持 CLL 伴霍奇金淋巴瘤（HL）的诊断。

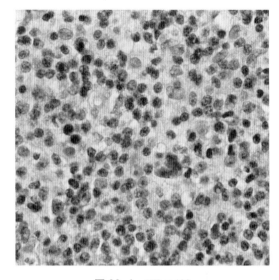

图 90.4　HE,×400

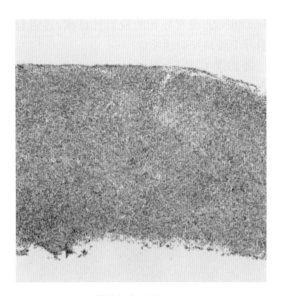

图 90.2　HE,×40

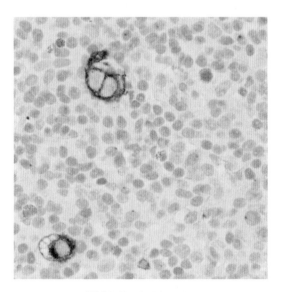

图 90.5　CD30,×400

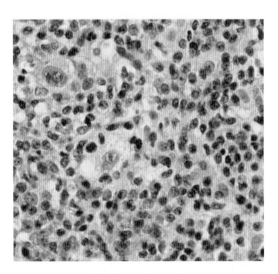

图 90.3　HE,×400

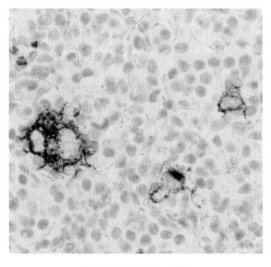

图 90.6　CD15,×400

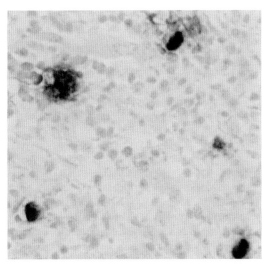

图 90.7　EBV(EBER)，×400

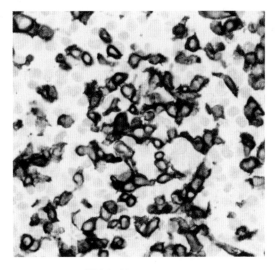

图 90.10　CD3，×400

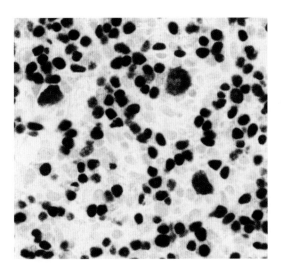

图 90.8　PAX5，×400

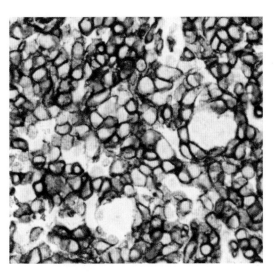

图 90.9　CD5，×400

讨论

5%~10% 的 CLL 患者会转化为高级别 B 细胞淋巴瘤。这些淋巴瘤具有多种遗传学和分子学特征，可直接来源于 CLL 克隆或来源于残留的非克隆性 B 细胞，可能是免疫抑制治疗导致 T 细胞耗竭的结果。在后一种情况下，尽管常规用"转化"来描述，但严格意义上并不准确。Richter 综合征涵盖了这两种类型，Richter 综合征的霍奇金转化虽然罕见但已经逐渐被认识[1]，其发生概率可能比高级别 B 细胞淋巴瘤低 10 倍。这类疾病通常有 HL 典型的形态学和免疫表型特征，且 EBV 通常阳性，推测可能的原因是 T 细胞耗竭，特别是氟达拉滨治疗后，以及 EBV 感染细胞发生转化。这类疾病预后一般较差，因为对标准疗法的反应不如原发性 HL 有效。另外，CLL 的持续治疗与机体免疫缺陷状态一起对治疗构成重大挑战。

这个病例说明在患者对治疗有应答的情况下，出现新发肿块，考虑第二肿瘤的重要性。该病例中新的结节肿块临床特征明显且容易取材活检。任何迅速出现淋巴结肿大或结外肿块的 CLL 患者均应考虑是否发生 Richter 转化。流式细胞术在 CLL 的初始诊断中非常重要，但对于评估是否发生 Richter 转化意义不大。在这种情况下我们依赖组织病理学评估和免疫组化。HRS 可以用流式细胞术进行确定[2]，但是由于它们体积大，与 T 细胞黏附以及将它们从诱导的成纤维反应基质中分离出来较困难,使得流式检测存在困难。因此,这类疾病在大多数流式诊断实验室并不作为常规检测。

PET/CT 扫描提供的图像显示 CLL 和 HL 结节存在不同的 FDG 摄取率。这一成像技术对于评估 CLL 伴可能的转化或其他相关的高级别肿瘤时很有价值[3]。由于这种疾病的治疗存在很大困难,HL 转化的局灶性特征使得患者可能获益于适时的放射治疗,特别是对化疗的早期反应不完全时。

最终诊断

CLL 氟达拉滨治疗后霍奇金淋巴瘤 Richter 转化/Richter 综合征。

参考文献

1 Bockorny, B., Codreanu, I. & Dasanu, C.A. (2012) Hodgkin lymphoma as Richter transformation in chronic lymphocytic leukaemia: a retrospective analysis of world literature. *British Journal of Haematology*, **156** (**1**), 50–66. PubMed PMID: 22017478.

2 Fromm, J.R. & Wood, B.L. (2014) A six-color flow cytometry assay for immunophenotyping classical Hodgkin lymphoma in lymph nodes. *American Journal of Clinical Pathology*, **141** (**3**), 388–396. PubMed PMID: 24515767.

3 Papajik, T., Myslivecek, M., Urbanova, R. *et al.* (2014) 2-[18F]fluoro-2-deoxy-D-glucose positron emission tomography/computed tomography examination in patients with chronic lymphocytic leukemia may reveal Richter transformation. *Leukemia & Lymphoma*, **55** (**2**), 314–319. PubMed PMID: 23656196.

病例 91

患者,男,42岁,因"4周来体重减轻和瘀伤"就诊。查体发现广泛的表面瘀伤和口腔血疱。遂进行血常规及血涂片检查。

实验室检查

血常规:血红蛋白138g/L,白细胞19.9×10⁹/L,血小板23×10⁹/L。

凝血功能筛查(包括纤维蛋白原):正常。

肾功能、电解质、肝功能及骨代谢:正常。血清乳酸脱氢酶:550U/L。

血涂片

可见原始粒细胞(图91.1和图91.2),部分细胞内含细小的Auer小体。余阶段髓系细胞可见明显发育异常,中性粒细胞颗粒减少,可见假Pelger核(图91.1)

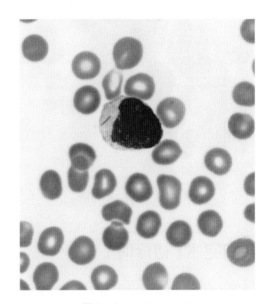

图91.2 MGG,×1 000

骨髓穿刺

易见原始粒细胞,大部分伴成熟迹象,细胞质

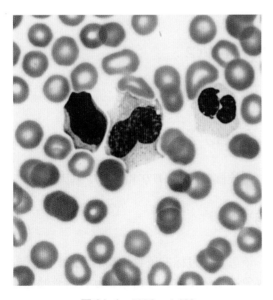

图91.1 MGG,×1 000

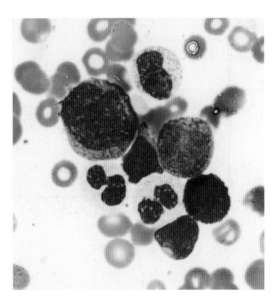

图91.3 MGG,×1 000

内可见颗粒(即 2 型原始细胞);同时易见颗粒减少的分叶核粒细胞(图 91.3 和图 91.4)。红系及巨核细胞未见明显异常。

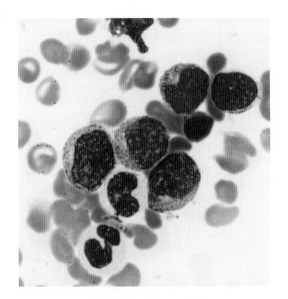

图 91.4 MGG,×1 000

流式细胞术(初诊时)

几乎所有的 CD34$^+$ 原始细胞表达 CD117 和不同步共表达 CD15(图 91.5 和图 91.6),同时异常表达 CD7(图 91.7)。此外 CD13$^+$、HLA-DR$^+$、MPO$^+$,不表达 T 及 B 系标志。

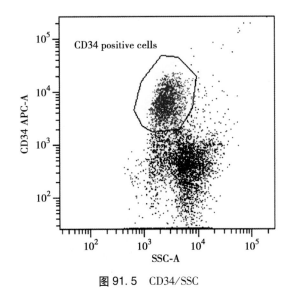

图 91.5 CD34/SSC

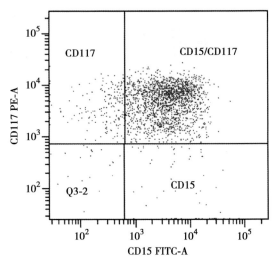

图 91.6 CD15/CD117

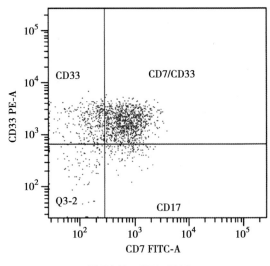

图 91.7 CD7/CD33

细胞遗传学

正常男性核型。

分子生物学

未检测到 *FLT3 ITD* 和 *NPM1* 基因突变。

治疗

该患者经过标准诱导化疗后,在第 28 天时外周血象即恢复正常。骨髓穿刺复查示骨髓处于缓解状态。形态学示各系恢复良好,原始细胞被清除(未显示)。流式细胞术在鉴别异常原始细胞

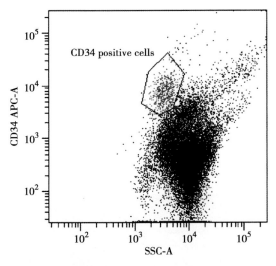

图 91.8　CD34/SSC 诱导后

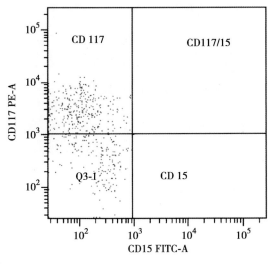

图 91.9　CD15/CD117 诱导后

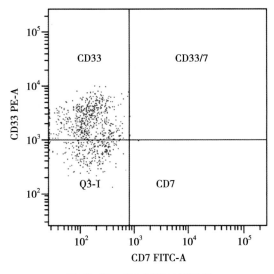

图 91.10　CD33/CD7 诱导后

表型中起重要作用。一期诱导化疗后流式结果如图 91.8~图 91.10 所示,为正常髓细胞前体表型(占有核细胞的 1%),即 CD34$^+$、CD117$^{+/-}$,未见 CD15 不同步表达或 CD7 异常表达。

讨论

大多数 AML 病例表达前体细胞标志,60%~70% 表达 CD34,70%~90% 表达 CD117。不同步共表达 CD15(髓细胞成熟标志)或异常表达 CD7(T 系相关标志)在 AML 中也较为常见。这有助于在诊断时鉴别肿瘤细胞,并有利于在治疗后利用流式细胞术对骨髓中微量残留白血病细胞进行监测。白血病相关表型鉴定(LAP)对于大多数患者来说都是可行的,但追踪微量残留白血病细胞的技术性困难方面是多变的。在诊断 AML 时,白血病细胞可能会由异质性细胞群体组成(如 AML-M4Eo,包含原始粒细胞,嗜酸性粒细胞和单核细胞组分),这意味着任何单一群体都不能充分代表该疾病。此外,LAP 在复发时可能发生改变,故不能认为初始抗原表达模式是一成不变的。尽管面临这些挑战,使用流式细胞术监测 AML 仍是一种有力的技术,追踪具有 LAP 的细胞可准确评估微小残留病变(MRD)水平。

该病例中的患者共接受了四个周期的强化化疗,目前处于持续缓解状态。

最终诊断

急性髓细胞性白血病伴成熟型,具有可精确评估 MRD 的白血病相关表型。

患者,女,58 岁,近日从中国东部回来的中国女子,以"近期出现干咳、呼吸困难、发热、体重减轻和盗汗"等症状入院,经传染病科全面检查,未发现病原菌。

实验室检查

血常规:血红蛋白 57g/L,白细胞 8.6×10⁹/L,血小板 175×10⁹/L。网织红细胞高达 101×10⁹/L。直接库姆斯试验(Coombs test)阳性(IgG⁺⁺)。

铁蛋白 1 299ng/ml。

肾功能、电解质及骨代谢:正常。肝功能:谷草转氨酶 120U/L,谷丙转氨酶 70U/L,碱性磷酸酶 110U/L,GGT 60U/L,胆红素 50μmol/L,白蛋白 20g/L。

乳酸脱氢酶高达 1 413U/L。

血涂片及骨髓涂片

初次血常规检查结果显示溶血特征,可见嗜多色性红细胞、球形红细胞和缗钱状排列。未见异常白细胞。初次骨髓象显示细胞减少,但可见显著的巨噬细胞并可见噬血现象。

影像学

为确定感染病灶进行了广泛的影像学检查。CT 扫描显示明显的脾肿大和一定程度的肝大,无淋巴结肿大(图 92.1)。脾脏质地均匀未见异常病灶。

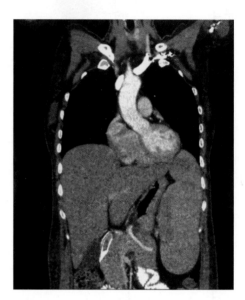

图 92.1 CT

临床病程

在本阶段的诊断是特发性自身免疫性溶血性贫血伴反应性噬血细胞综合征。未检测到病毒或细菌病原体,但广谱血清学筛查显示流行性恙虫病阳性。因怀疑这可能是主要的病原体,故采用多西环素与地塞米松联合治疗,患者症状改善、发烧减退。然而,在停用类固醇后 1 周内其症状又重新出现,患者此次表现为进行性血小板减少和肾损害。此时外周血涂片发现一群大体积淋巴样细胞,其胞核不规则,细胞质呈嗜碱性(图 92.2 和图 92.3)。

这一结果提示可能为肿瘤性疾病,遂采集新鲜外周血标本进行流式细胞术检测。

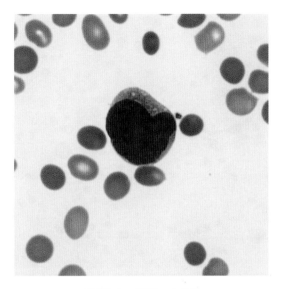

图 92.2　MGG,×1 000

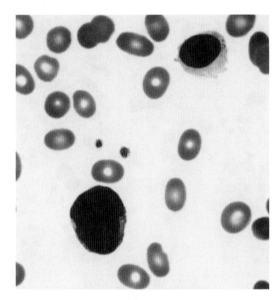

图 92.3　MGG,×1 000

流式细胞术(外周血)

在血涂片中观察到的大体积淋巴样细胞在 FSC/SSC 图形中位于 blast 门上部。该类细胞仅占白细胞的 5.5%,为单克隆 B 细胞,其免疫表型为:CD19⁺、CD20⁺、CD79b⁺、CD22⁺,部分 FMC7⁺,部分 CD5⁺和 CD23⁺,HLA-DR⁺和膜表面 κ^dim,不表达 CD10。该特征符合伴 CD5 部分异常表达的成熟 B 细胞疾病。再次进行骨髓穿刺及活检。骨髓穿刺样本细胞依旧较少,参考意义不大。

骨髓活检

骨髓增生度 60%~70%,各系造血细胞均可见。血窦局部扩张(图 92.4 和图 92.5,长箭头所示),含少量大体积细胞,部分细胞呈纺锤形(图 92.6 和图 92.7,短箭头所示)。

CD20 染色可见一类散在分布的大体积细胞,大部分分布于扩张的血窦内,另一些分布于间质内(图 92.8)。CD20⁺ 细胞同时表达 PAX5、BCL2 和 MUM1,但 CD10、BCL6、CD5、CD30 和 CD56 呈阴性。注意图 92.9 中位于血窦内的 B 细胞呈纺锤形。淋巴瘤细胞在血管内的位置可通过 PAX5 染色很好地显示(图 92.10 和图 92.11,长箭头所示):注意红细胞影也位于这些血管内(短箭头所示)。

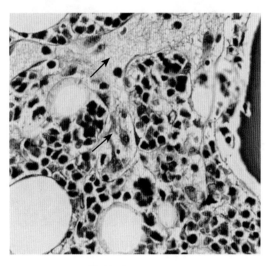

图 92.4　HE,×400

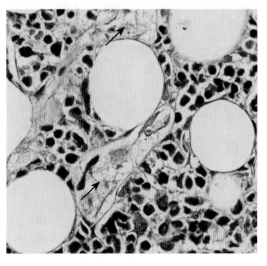

图 92.5　HE,×400

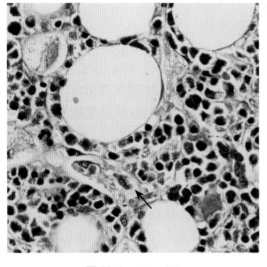

图 92.6　HE,×400

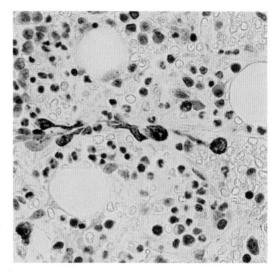

图 92.9　BCL2,×400

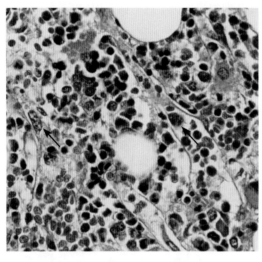

图 92.7　HE,×400

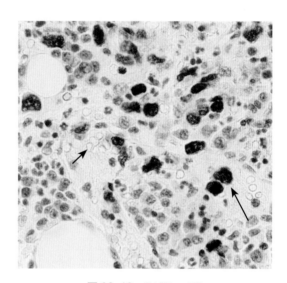

图 92.10　PAX5,×400

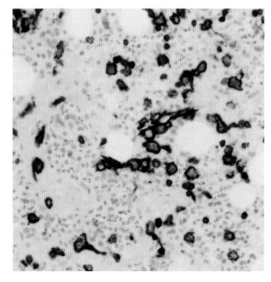

图 92.8　CD20,×200

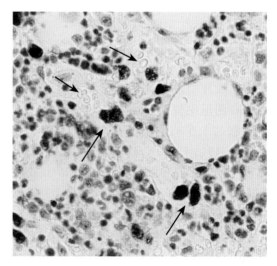

图 92.11　PAX5,×400

讨论

在初步诊断时,该女性所表现的噬血现象被认为是继发于羔虫病(一种由羔虫病东方体感染所引起的疾病,发生于中国)。但其并不完全符合感染相关的噬血细胞综合征的诊断标准,所以需要排除其他潜在相关疾病。通过流式细胞术检测外周血发现一小群异常 B 细胞,骨髓活检证实该群细胞位于血窦内,因此得出了血管内大 B 细胞淋巴瘤(IVL-BCL)的诊断。这是一种罕见的结外大 B 细胞淋巴瘤,可以在各种器官的小血管或中等血管腔内发现恶性肿瘤细胞。该疾病有西方亚型和亚洲亚型两种亚型。该病例为亚洲亚型,患者常表现为发热,全血细胞减少,噬血细胞综合征,肝脾肿大和多器官功能衰竭[1]。肝脏、脾脏、骨髓均可发生血窦侵犯,外周血中也可出现异常细胞。常无淋巴结病变,诊断常被延误且预后较差。甚至骨髓活检也会漏诊,因为活检时如果不使用 B 细胞标志进行免疫组化染色,间质和血窦内的 B 细胞可能不明显。肿瘤细胞常表现为活化 B 细胞表型;MUM1 在 70% 的病例中表达,CD5在 15% 的病例中表达。在该病例中,类固醇的使用掩盖了疾病特征,从而导致诊断延误。随后使用"R-CHOP"方案化疗,患者临床症状迅速改善,并在 6 个化疗周期后达到完全缓解。基于蒽环类药物的化疗在该种情况下是有效的,利妥昔单抗可改善预后[2]。及时诊断及早期化疗是患者能否取得良好预后的关键。

最终诊断

血管内 B 细胞淋巴瘤,亚洲亚型,伴相关 Coombs 阳性溶血性贫血和反应性噬血现象。

可参考病例 48(血管内大 B 细胞淋巴瘤,西方亚型)。

参考文献

1 Saab, J., Nassif, S. & Boulos, F. (2013) Asian-type intravascular large B-cell lymphoma of the spleen and bone marrow with Hodgkin-like morphology and immunophenotype. *British Journal of Haematology*, **163** (3), 294. PubMed PMID: 23961992.

2 Hong, J.Y., Kim, H.J., Ko, Y.H. *et al.* (2014) Clinical features and treatment outcomes of intravascular large B-cell lymphoma: a single-center experience in Korea. *Acta Haematologica*, **131** (1), 18–27. PubMed PMID: 24021554.

病例 93

患者,男,20 岁,因"左侧胫骨上部疼痛 3 个月"就诊。自诉与先前踢足球受伤有关,但疼痛持续加重。查体未见明显异常,但站立时有疼痛,左膝关节下方似乎可见轻微红斑,余未见明显异常。

实验室检查

血常规:血红蛋白 130g/L,白细胞 $7.5×10^9$/L(中性粒细胞 $4.5×10^9$/L,淋巴细胞 $2.1×10^9$/L,单核细胞 $0.8×10^9$/L),血小板 $351×10^9$/L。

肾功能、电解质、肝功能及骨代谢:正常。C反应蛋白 2mg/L,乳酸脱氢:190U/L。

血涂片

未见明显异常。

影像学

X 线平片显示左侧胫骨上部出现骨结构的变化(长箭头所示)伴有相关的骨膜反应(短箭头所示)(图 93.1 和图 93.2)。

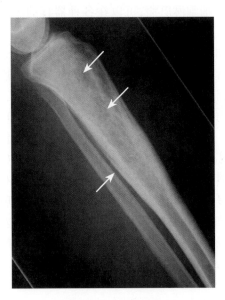

图 93.2　X 线平片

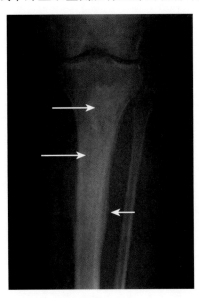

图 93.1　X 线平片

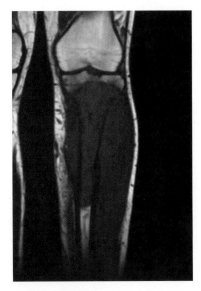

图 93.3　MRI

通过 MRI 进一步评估异常部位,可见左侧胫骨上部被从骨膜延伸至软组织的异常组织代替(图 93.3 和图 93.4)。膝关节未被累及。这是原发性骨肿瘤的典型特点,随后进行了一系列的组织活检。

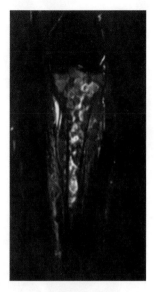

图 93.4　MRI

组织病理学

活检可见组织广泛坏死,未坏死区域可见一类小圆"蓝细胞肿瘤"浸润(图 93.5 和图 93.6),经 PAS 染色可见该类细胞细胞质含有丰富的糖原(图 93.9)。免疫组化显示肿瘤细胞 CD45 阴性(图 93.7),S100、AE1/3、NB84、

SMA、MyoD1 和结蛋白等各种非造血肿瘤标志物也为阴性。膜 CD99(图 93.8)和 CD56 为阳性。考虑到细胞形态学特征,细胞质 PAS 染色阳性(图 93.9)和 CD99 阳性,并结合患者的年龄及发病部位,诊断为尤因肉瘤(Ewing Sarcoma)家族肿瘤(ESFT)。

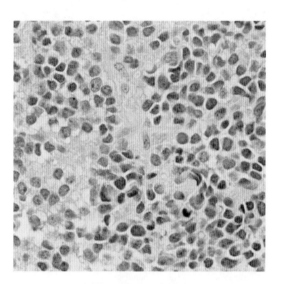

图 93.6　HE,×400

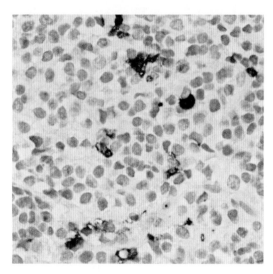

图 93.7　CD45,×400

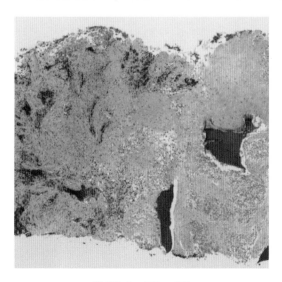

图 93.5　HE,×400

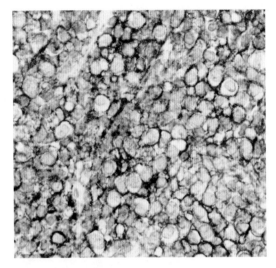

图 93.8　CD99,×400

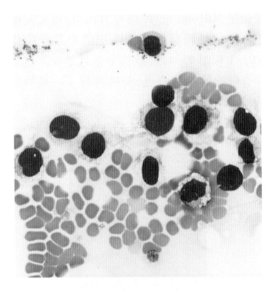

图 93.10　MGG,×500

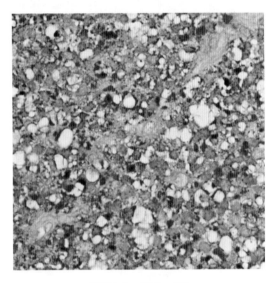

图 93.9　PAS,×400

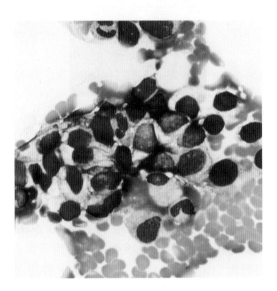

图 93.11　MGG,×500

细胞遗传学

可见 t(11;22)(q24;q12),该异常可导致 *EWSR1-FLI1* 融合基因形成。这一相互易位是 ESFT 的典型特征,证实了组织学诊断。

骨髓穿刺

进行双侧骨髓穿刺以便进行分期。骨髓穿刺显示骨髓增生活跃,造血功能良好,但可见小簇状异常细胞(图 93.10 和图 93.11)。仔细观察,该类细胞核呈圆形或者椭圆形,细胞质呈淡蓝色纤丝状,部分细胞可见核仁(图 93.12 和图 93.13)。

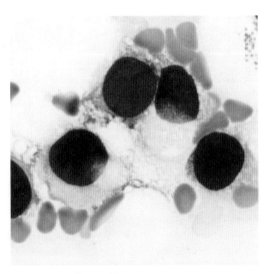

图 93.12　MGG,×1 000

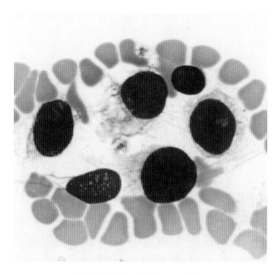

图 93.13　MGG,×1 000

流式细胞术(骨髓穿刺液)

发现一群 CD45⁻、CD56⁺细胞,不表达系别特异性造血系统标志,提示为 CD56⁺的非造血系统肿瘤侵犯骨髓,结合之前的组织病理学检查结果,符合尤因肉瘤的诊断。

骨髓活检

双侧骨髓活检及免疫组化未发现肿瘤细胞浸润骨髓。

讨论

尤因肉瘤(ES),原始神经外胚层肿瘤(PNET)和 Askin 肿瘤是一组发生在儿童、青少年及年轻人骨及软组织中的小圆"蓝细胞肿瘤"。它们一起被称为尤因肉瘤家族肿瘤(ESFT),被认为起源于间充质干细胞[1]。尤因肉瘤和其他 ESFT 的特点是染色体的平衡易位,85%的病例会出现 22 号染色体上的尤因肉瘤基因(EWSR1)和 11号染色体上的 FLI1 基因易位,其余病例可出现涉及 EWSR1 的其他变异易位。这是继骨肉瘤之后排名第二的最常见的原发性骨肿瘤。在原发部位引起疼痛和炎症,呈侵袭性临床病程,表现为局部广泛生长和通过血液向远处组织转移的倾向。骨髓受累并不罕见,在诊断分期时常规进行骨髓活检[3]。该病例不寻常的地方在于骨髓穿刺及流式细胞术均发现肿瘤细胞,但骨髓活检却未见肿瘤细胞浸润,这种情况可能是骨髓局灶性受累所致。相反,在转移性肿瘤中更常见到的是骨髓穿刺涂片正常而骨髓活检可见肿瘤浸润。可在部分 ESFT 中见到 CD56 阳性,尤其是在神经分化更明显的 PNET 变异型中,在该病例中 CD56 可作为流式细胞术检测的一个目标抗原。CD56 对于 ESFT 绝对不特异,但结合临床情况,加上 CD45 阴性,可用作骨髓受累一个相对有力的标志。ESFT 患者骨髓样本流式细胞术检测到 CD56 阳性与复发倾向有关[2]。准确的分期至关重要,因为约 25%的患者从一开始即出现远处扩散,这对预后有显著影响,其生存率明显低于未发生转移的患者,后者 5 年生存率为 70%[3]。治疗方法有新辅助化疗,放疗和手术切除原发病灶。

最终诊断

胫骨尤因肉瘤伴骨髓微转移。

参考文献

1　Riggi, N. & Stamenkovic, I. (2007) The biology of Ewing sarcoma. *Cancer Letters*, **254** (1), 1–10. PubMed PMID: 17250957.

2　Ash, S., Luria, D., Cohen, J. *et al.* (2011) Excellent prognosis in a subset of patients with Ewing sarcoma identified at diagnosis by CD56 using flow cytometry. *Clinical Cancer Research*, **17** (9), 2900–2907.

3　Potratz, J., Dirksen, U., Jurgens, H. & Craft, A. (2012) Ewing sarcoma: clinical state-of-the-art. *Pediatric Hematology and Oncology*, **29** (1), 1–11. PubMed PMID: 22295994.

病例 94

患者,女,1 岁,因其母亲怀疑她生病故前来检查,母亲代诉:易激惹、腹胀、睡眠不稳、饮食习惯发生改变。查体发现患儿脸色苍白,肝脾中度肿大。

实验室检查

血常规:血红蛋白 80g/L,白细胞 14.4×10⁹/L(中性粒细胞 2.9×10⁹/L,淋巴细胞 7×10⁹/L,未定义型大细胞 4×10⁹/L),血小板 100×10⁹/L。

肾功能、电解质、肝功能及骨代谢:正常。乳酸脱氢酶:340U/L。

血涂片

当地医院血涂片检查发现大量大体积原始细胞,怀疑为急性淋巴细胞白血病(ALL)。

骨髓涂片

骨髓涂片可见较多细胞但未见骨髓小粒。可见

一群大体积原始细胞,细胞质呈嗜碱性,核旁有淡染区,类似于异常高尔基区(图 94.1~图 94.3)。细胞质内未见颗粒和 Auer 小体。部分原始细胞可见核裂隙,部分体积极大,直径达到 25μm(图 94.4)。可见一些残留髓系细胞。

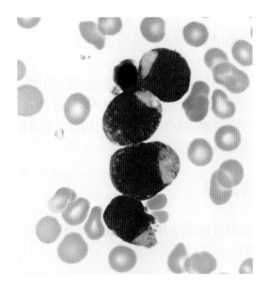

图 94.2 MGG,×1 000

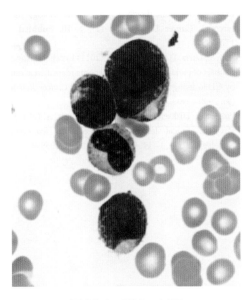

图 94.1 MGG,×1 000

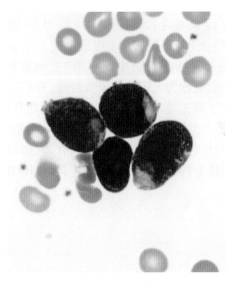

图 94.3 MGG,×1 000

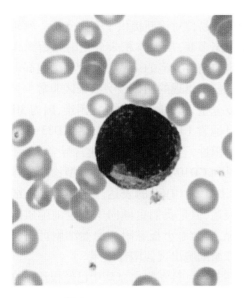

图 94.4　MGG,×1 000

流式细胞术(骨髓穿刺液)

　　FSC/SSC 图形中 blast 门内易见原始细胞(图94.5),这群细胞位于 CD45^{dim} 区域(图 94.6)。其表型为 CD34$^-$、CD117$^-$、CD15$^-$、CD64$^-$ 和 MPO$^-$(图94.7),CD13$^+$、CD33$^+$、CD7$^+$、HLA-DR$^+$、CD10$^+$;另外cCD79a、TdT、CD19 和 cCD3 均为阴性。由于所有的系别特异性标志均为阴性,所以诊断存在困难。表达一些髓细胞标志但不表达 CD34 和 CD117 提示细胞有一定程度的成熟。因 CD14、CD15、CD64均为阴性,排除单核方向分化。

　　形态学不支持红白血病(该病在该年龄组甚为罕见),而巨核方向分化不能排除。细胞质

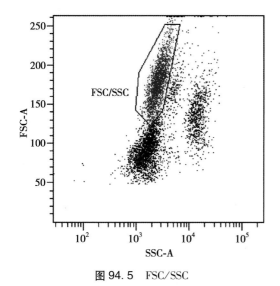

图 94.5　FSC/SSC

CD41、CD61 部分阳性支持该诊断(图 94.8 和图94.9)。因此,在该病例中 CD7 和 CD10 为异常表达。

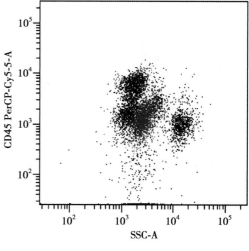

图 94.6　CD45/SSC

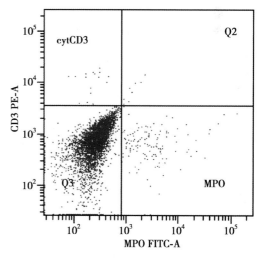

图 94.7　cCD3/MPO

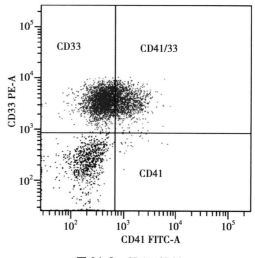

图 94.8　CD41/CD33

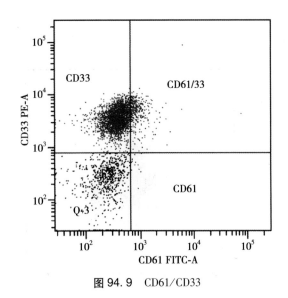

图 94.9　CD61/CD33

组织病理学

活检标本呈小块状,大部分为骨和软骨,不适用于诊断。

细胞遗传学

46,XX,存在 t(1;22)(p13;q13)。未见 21 三体。

讨论

对于成人来说,巨核细胞白血病常由先前已经存在的骨髓增殖性肿瘤转化而来。在儿童中,该种疾病为原发性,常表现为婴儿白血病,尤其易发生于唐氏综合征患儿[1]或非唐氏综合征但伴有 t(1;22)(p13;q13)的儿童中。通过形态学及免疫表型诊断可能存在一些困难,因为髓细胞特异性标志可能为阴性。在该病例中出现的重现性细胞遗传学易位对诊断提供了有力支持。原始巨核细胞形态多变,从大体积未分化的原始细胞到类似细胞质内有空泡的未成熟小巨核细胞都可能出现。该病例出现的明显核旁淡染区非常少见。通过免疫分型来诊断也存在一定困难,因为 MPO 阴性并且通常 CD34 阴性,CD13 和 CD33 显示不同程度的阳性,合并 CD7 表达通常异常,在部分病例可见到 CD10 的表达。免疫分型诊断依赖于细胞质 CD41 或 CD61 的表达。这些抗原在细胞膜上也表达,但是我们更倾向于测定细胞质内的表达情况,因为血小板黏附到原始细胞可引起非巨核系原始细胞出现假阳性结果。

在儿童巨核细胞白血病中已经报道了许多细胞遗传学异常[2],而产生 RBM15-MKL1 融合基因的 t(1;22)(p13;q13)是 3 岁以下非唐氏综合征患儿的特征。该类患者一般对化疗反应良好,无病生存期长。

最终诊断

婴儿急性巨核细胞白血病,伴 t(1;22)(p13;q13)。

参考文献

1 Hama, A., Yagasaki, H., Takahashi, Y. et al. (2008) Acute megakaryoblastic leukaemia (AMKL) in children: a comparison of AMKL with and without Down syndrome. British Journal of Haematology, 140 (5), 552–561. PubMed PMID: 18275433.

2 Hama, A., Muramatsu, H., Makishima, H. et al. (2012) Molecular lesions in childhood and adult acute megakaryoblastic leukaemia. British Journal of Haematology, 156 (3), 316–325. PubMed PMID: 22122069.

病例 95

患者,女,53岁,因"乏力、容易瘀伤"就诊。既往史无特殊。

实验室检查

血常规:血红蛋白 69g/L,白细胞 11.4×10^9/L(中性粒细胞 7.1×10^9/L),血小板 36×10^9/L。

凝血功能筛查:正常。

肾功能、电解质、肝功能及骨代谢:正常。

血涂片

中性粒细胞明显发育异常,颗粒减少、核分叶异常。可见原始细胞,部分有颗粒(图 95.1~图 95.5)。可见巨血小板(图 95.2)。有核红细胞易见,部分可见发育异常(图 95.6)。

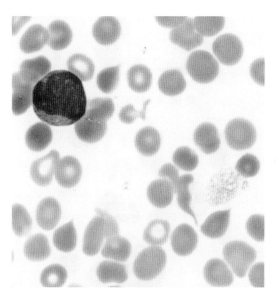

图 95.2 MGG,×1 000

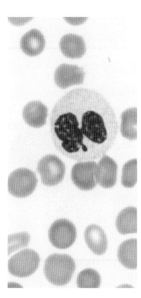

图 95.1 MGG,×1 000

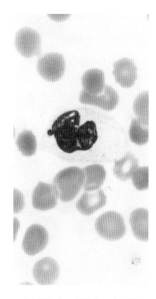

图 95.3 MGG,×1 000

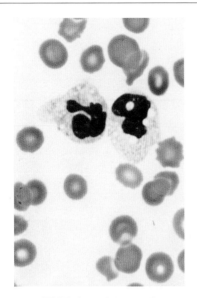

图 95.4　MGG,×1 000

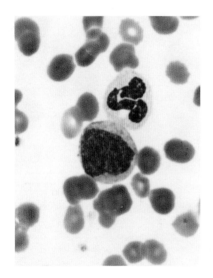

图 95.5　MGG,×1 000

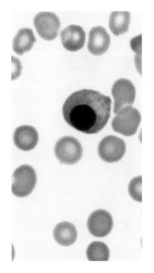

图 95.6　MGG,×1 000

流式细胞术(外周血)

由于中性粒细胞颗粒减少,在 FSC/SSC 图上与原始细胞重叠而无法区分(图 95.7,红色细胞)。CD45^{dim}CD10$^-$原始细胞(蓝色细胞)很容易与 CD45$^+$CD10$^+$中性粒细胞(绿色细胞,图 95.8 和图 95.9)区分开,通过反向射门可显示这些细胞在 FSC/SSC 上的位置(图 95.10)。髓细胞原始细胞的表型为(使用 CD45^{dim} 设门):CD34$^-$、CD117$^+$、CD13$^+$、CD15$^+$、CD33$^+$、MPO$^+$ 和 HLA-DR$^-$。

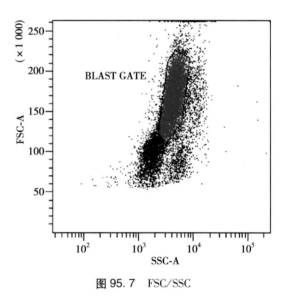

图 95.7　FSC/SSC

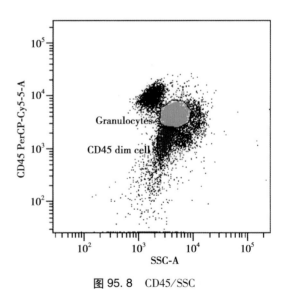

图 95.8　CD45/SSC

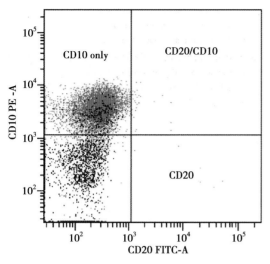

图 95.9　CD10/CD20Blast 门

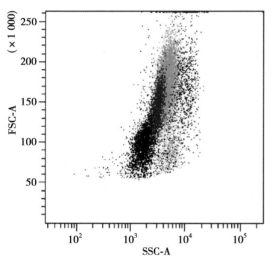

图 95.10　CD45 反向射门至 FSC/SSC

骨髓涂片

可见明显的三系发育异常,髓细胞原始细胞占 34%。

细胞遗传学

46,XX。正常女性核型。

分子生物学

NPM1 基因突变,*FLT3 ITD* 阳性。

讨论

该病例很好地说明了细胞遗传学和分子生物学分析的重要性。初步的形态学评估发现明显的发育异常特征,我们有理由怀疑在该相对年轻的患者中可能存在高风险的骨髓增生异常综合征相关细胞遗传学异常。然而细胞遗传学分析未见异常;实际上在约 50% 的 AML 患者中使用传统的染色体显带技术都未能检测出细胞遗传学异常(所谓的细胞遗传学正常的 AML,或 CN-AML)。这类患者的临床结局异质性很大,现在我们知道这在很大程度上是因为存在特定的突变。特别是,*NPM1* 和 *CEBPA* 突变似乎具有良好的预后,而 FLT3 内部串联重复(ITD)与高复发风险导致的不良预后相关。应当注意,可能同时存在多种突变,此种情况可能具有中等预后(如在 17% ~ 18% 的 CN-AML 中检测到 *NPM1* 和 *FLT3 ITD* 突变)[1,2]。这些基因异常中的一些可能与特殊表型的形成有关,特别是 *NPM1* 突变与粒-单核细胞或单核细胞的形态,CD34 的低表达以及杯口状细胞(+/-*FLT3 ITD*,参见病例 89)有关。

将分子生物学结果整合至临床治疗过程中尤其是预后评分方面是很重要的。欧洲白血病联合网已将 *FLT3 ITD*、*NPM1* 和 *CEBPA* 突变与常规细胞遗传学风险分层整合至一起,以生成一个标准化报告系统提案[2]。在分子时代,那些仍然有效的传统预后指标(如年龄、体能状况、白细胞数)不能被忽视。最近有报道将这三个临床变量与基因突变情况相结合,将 CN-AML 分为低、中、高危组,其 5 年生存率分别为 74%、28% 和 3%[3]。该积分系统很可能对患者的风险分层管理很有帮助。

最终诊断

急性髓细胞性白血病伴 *NPM1* 突变及 *FLT3 ITD*。

参考文献

1 Dohner, K., Schlenk, R.F., Habdank, M. *et al.* (2005) Mutant nucleophosmin (NPM1) predicts favorable prognosis in younger adults with acute myeloid leukemia and normal cytogenetics: interaction with other gene mutations. *Blood*, **106** (**12**), 3740 – 3746.

2 Dohner, H., Estey, E.H., Amadori, S. *et al.* (2010) Diagnosis and management of acute myeloid leukemia in adults: recommendations from an international expert panel, on behalf of the European LeukemiaNet. *Blood*, **115** (**3**), 453 – 474.

3 Pastore, F., Dufour, A., Benthaus, T. *et al.* (2014) Combined molecular and clinical prognostic index for relapse and survival in cytogenetically normal acute myeloid leukemia. *Journal of Clinical Oncology*, **32** (**15**), 1586 – 1594.

病例 96

患者,男,67 岁,因"外周血血细胞轻度减少和脾大"入院。该患者无症状,因在高血压门诊检查时发现上述症状。无明显淋巴结肿大。

实验室检查

血常规:血红蛋白 134g/L,白细胞 $2.4×10^9$/L(中性粒细胞 $1.0×10^9$/L,淋巴细胞 $1.1×10^9$/L,单核细胞 $0.1×10^9$/L),血小板 $88×10^9$/L。

肾功能、电解质、肝功能及骨代谢:正常。

免疫球蛋白:正常,未见副蛋白。

血涂片

发现一群中等至大体积的淋巴样细胞,具有明显的淡蓝色细胞质,边缘不规则,呈毛发样。该类细胞具有毛细胞的典型形态特征(图 96.1 和图 96.2)。

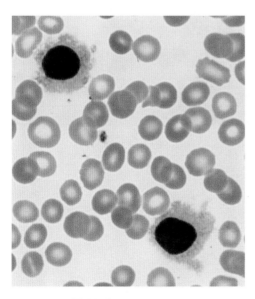

图 96.1　MGG,×1 000

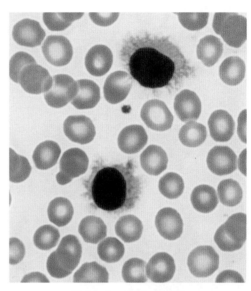

图 96.2　MGG,×1 000

流式细胞术(外周血)

利用 CD2/CD19 组合进行分析,发现 B 淋巴细胞明显增多(T 细胞占白细胞的 14%,B 细胞占白细胞的 35%),这是后续分析的重点。该群 B 细胞表达成熟泛 B 表型、CD19$^+$、CD20^{bright}、FMC7$^+$、HLA-DR$^+$、CD79b$^+$、CD22$^+$ 和 CD23^{dim},但不表达 CD5 和 CD10。B 细胞表面 κ 轻链呈限制性强表达。此外,表达 CD11c、CD25、CD103 和 CD123,证实了毛细胞白血病(HCL)的诊断(毛细胞评分 4/4)。

组织病理学

骨髓活检切片显示骨髓增生度约为 50%(图96.3),可见中等大小的淋巴样细胞呈间质浸润,核更深染,与红系前体细胞形成对比(图 96.4)。

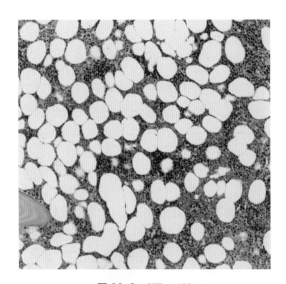

图 96.3   HE,×400

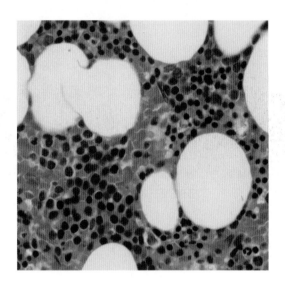

图 96.4   HE,×400

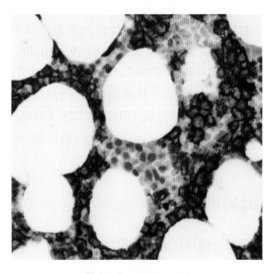

图 96.5   CD20,×400

大量的毛细胞细胞质在单个细胞的细胞核之间产生空隙,这是活检切片的显著特征。

免疫组织化学染色显示为典型的毛细胞白血病、CD20、CD11c、CD72(DBA44)、TRAP 和膜联蛋白 1 均为阳性,伴有显著的间质网状蛋白沉积(图 96.5~图 96.10)。

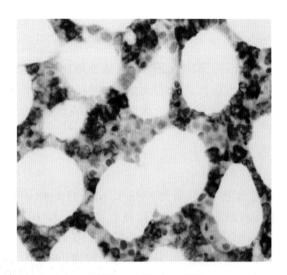

图 96.6   CD11c,×400

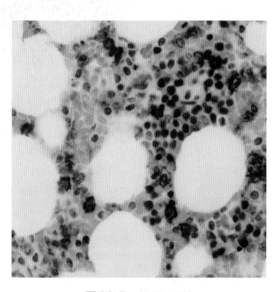

图 96.7   CD72,×400

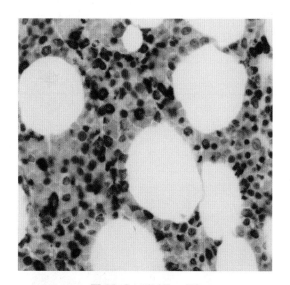

图 96.8 TRAP，×400

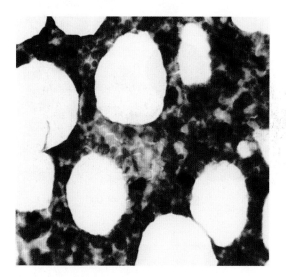

图 96.9 Annexin 1，×400

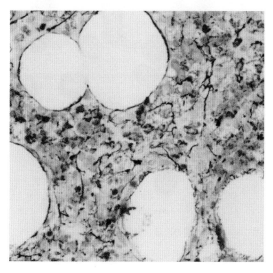

图 96.10 Reticulin，×400

讨论

　　该患者具有毛细胞白血病的典型表现。该种罕见的 B 细胞疾病在男性中更常见，大多数无症状，直到晚期阶段血细胞减少引起症状或导致机会性感染。脾大几乎普遍存在，且可导致血细胞减少。在早期阶段骨髓浸润可能难以发现，需要免疫组织化学来筛查异常细胞。需要注意的是，该病例骨髓活检增生度 50%且红系造血功能良好，因此脾功能亢进是导致外周血血细胞减少的主要原因。只要考虑到所有的特征，包括外周血涂片，需对其进行仔细检查（与病例 6 对比），诊断不难得出，否则可能会漏诊或延迟诊断。还要注意该患者预期的单核细胞减少症，这可能对诊断有用。尽管石蜡包埋切片中 Annexin 1 阳性对 HCL 的诊断具有高度的特异性，但必须强调的是，在浸润早期阶段该抗体对诊断的作用不大，因背景中有大量免疫反应性髓细胞前体细胞，结果难以解释。

　　通过目前的治疗手段，毛细胞白血病可有很好的预后，可达到接近正常的预期寿命。由于缺乏症状和惰性病程，易漏诊。在许多临床病例中，在了解病史和全血细胞计数的情况下，仔细检查外周血涂片，可提供有用的信息。

最终诊断

　　毛细胞白血病。

病例 97

患者,男,55 岁,因"乏力、盗汗、干咳"就诊。无明显既往病史,体格检查未见明显异常。

实验室检查

血常规:血红蛋白 102g/L,白细胞 17.1×10⁹/L(中性粒细胞 5.7×10⁹/L,淋巴细胞 5.5×10⁹/L,单核细胞 4.4×10⁹/L,髓系前体细胞 1.7×10⁹/L),有核红细胞 2.44×10⁹/L,血小板 35×10⁹/L。

肾功能、电解质、肝功能及骨代谢:白蛋白 30g/L,余正常。乳酸脱氢酶:560U/L。

血涂片

可见一群异常大体积淋巴样细胞伴核折叠、核裂隙、核凹陷,染色质深染,有明显的核仁(图 97.1~图 97.3)。同时可见大量的有核红细胞,髓系细胞出现核左移现象。

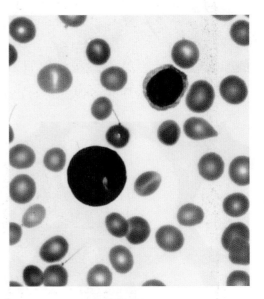

图 97.2　MGG,×1 000

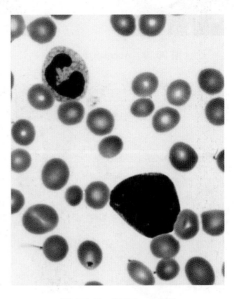

图 97.3　MGG,×1 000

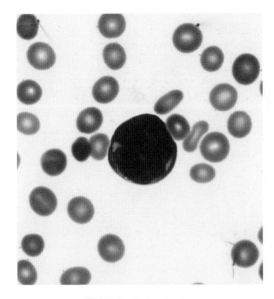

图 97.1　MGG,×1 000

影像学

鉴于患者咳嗽,进行 CXR 检查(图 97.4)。发现明显的纵隔肿块,遂进一步行 CT 检查以更好地明确病变(图 97.5 ~ 图 97.7)。CT 检查发现前纵隔一大体积肿块并侵犯大血管。此外,腹部扫描发现一肿块浸润左肾(箭头所示,图 97.8)。

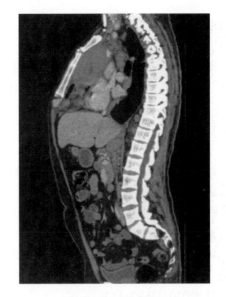

图 97.6 CT,侧位

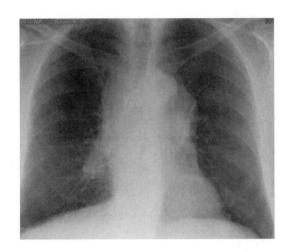

图 97.4 CXR

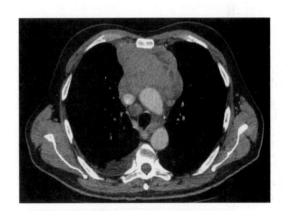

图 97.7 CT,上胸部

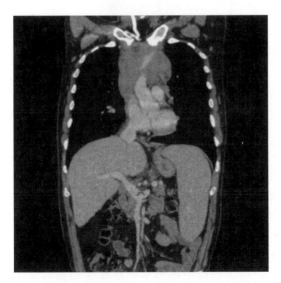

图 97.5 CT,正位

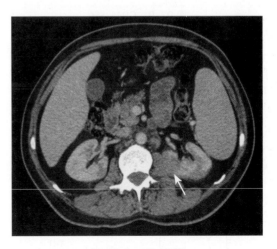

图 97.8 CT,腹部

骨髓穿刺

结果符合侵袭性肿瘤性疾病,累及血液,纵隔及肾脏。

流式细胞术(骨髓穿刺液)

骨髓穿刺液显示骨髓被与外周血中描述的相似的细胞大量浸润。这些细胞 CD45 呈异质性表达,强度介于急性白血病细胞和正常淋巴细胞之间(图 97.9)。这些细胞是 T 细胞,表达 cCD3、CD5、CD7 和 TdT(图 97.10~图 97.12),伴 CD1a 表达提示为皮质 T 细胞急性淋巴母细胞白血病。异常表达 CD10(图 97.11)。

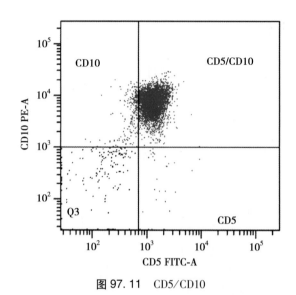

图 97.11　CD5/CD10

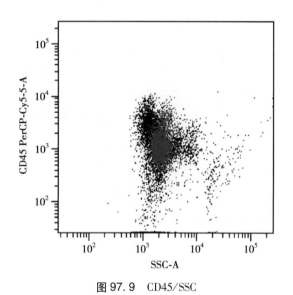

图 97.9　CD45/SSC

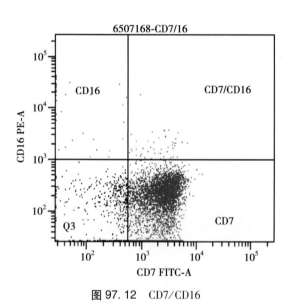

图 97.12　CD7/CD16

骨髓活检

骨髓活检为独立报告,这是与病理学接轨的良好方法,因其没有受到关于诊断的先入为主的干扰。一旦确立诊断,重要的是看它如何与临床表现、流式细胞术检测及细胞遗传学和分子生物学检测相关联。活检样本被淋巴样肿瘤细胞大量浸润,这些细胞表达 CD3、TdT、CD10 和 CD1a(图 97.13~图 97.18)。该表型与流式细胞术测定的一致。该肿瘤引起了骨髓纤维化,WHO 分级为 1~2 级(图 97.19)。

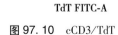

图 97.10　cCD3/TdT

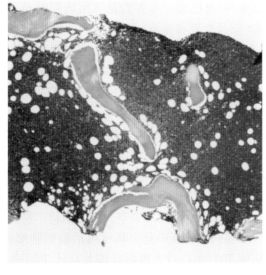

图 97.13　HE,×40

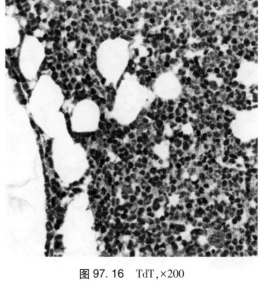

图 97.16　TdT,×200

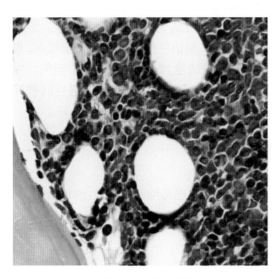

图 97.14　HE,×400

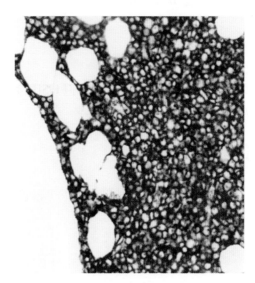

图 97.17　CD10,×200

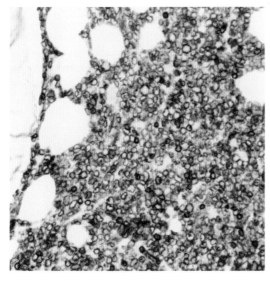

图 97.15　CD3,×200

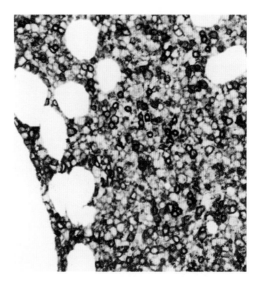

图 97.18　CD1a,×200

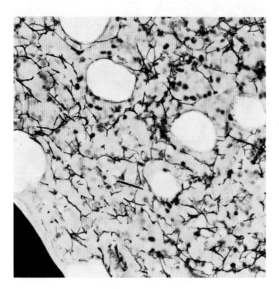

图 97.19   Reticulin, ×200

细胞遗传学

标准分裂中期细胞制备失败, 但 FISH 检测显示为近四倍体。

讨论

该患者是典型的皮质型 (CD1a$^+$) T 淋巴母细胞白血病/淋巴瘤。重要的是该疾病同时显示白血病(累及骨髓和血液)和淋巴瘤(纵隔和肾脏肿瘤)的特征。皮质型 T 淋巴母细胞淋巴瘤常产生前纵隔肿块; 据悉, 该类细胞起源于胸腺 T 细胞(胸腺细胞), 在分化为 T 辅助细胞和 T 抑制细胞时获得突变。因此, 表达 CD1a 是相对独特的表型, 这是该成熟阶段细胞的瞬态特性。一些克隆(在不同的患者中)显示向 CD4 分化, 一些克隆向 CD8 分化, 一些同时表达两种抗原。

T 淋巴母细胞白血病/淋巴瘤的预后由患者的年龄、健康状况、疾病表现及细胞遗传学特征决定。该疾病在儿童中是一高度可治愈的肿瘤(参见病例 70), 但在成人预后有较大差异, 因为治疗有毒性且疗程较长, 往往难以持续。该患者存在近四倍体核型, 伴侵袭性临床表现(结外多个部位被累及), 这被认为是不良预后指标。该患者在进行了 ALL 型诱导化疗后达到完全缓解, 骨髓中肿瘤细胞被清除, 纵隔和肾脏肿瘤消失。由于同胞供体可用, 在首次完全缓解后进行同种异体移植。18 个月后随访, 患者仍状态良好。

最终诊断

皮质型 T 淋巴母细胞白血病/淋巴瘤。

病例 98

患者,男,64 岁,因"急性发热、盗汗、右侧腹部疼痛"就诊,怀疑为感染性疾病所致。

实验室检查

血常规:血红蛋白 120g/L,白细胞 7.5×10⁹/L(中性粒细胞 4.0×10⁹/L,淋巴细胞 2.0×10⁹/L),血小板 164×10⁹/L。

肾功能、电解质:入院时肌酐 146μmol/L,数日后升高至 522μmol/L。

骨代谢:钙 2.4mmol/L,磷酸盐 1.8mmol/L,碱性磷酸酶 185U/L。

肝功能:白蛋白 18g/L,余正常。尿酸升高至 1.3mmol/L。

乳酸脱氢酶显著升高,达 8 554U/L。

血涂片

可见幼稚粒细胞和有核红细胞,同时可见少量中等大小的未分化裂隙状淋巴样细胞(图 98.1);部分细胞细胞质内可见空泡。

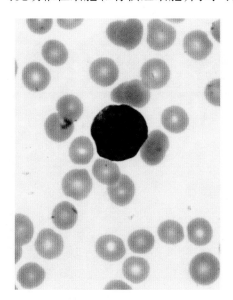

图 98.1　MGG,×1 000

影像学

为确定腹痛原因并对肾脏进行评估,进行急诊影像学检查。CT 扫描显示左肾集合系统管壁弥漫性增厚,无局灶性肿块,无肾积水。肾周可见广泛异常阴影,在肾门处有一围绕肾血管的大肿块。肠系膜及腹主动脉旁区域可见淋巴结肿大。进行了骨髓穿刺及活检,计划进行肾周肿块活检。

骨髓穿刺

骨髓穿刺可见小至中等大小、具有大核仁的淋巴样细胞异常浸润(图 98.2 和图 98.3)。

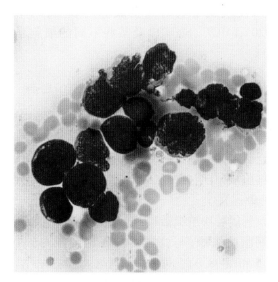

图 98.2　MGG,×500

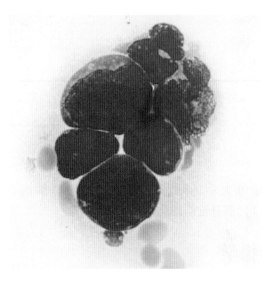

图 98.3　MGG,×1 000

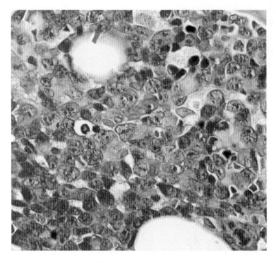

图 98.4　HE,×500

流式细胞术（外周血和骨髓穿刺液）

发现一群异常克隆性 B 淋巴细胞,表达膜 κ^{dim}、$CD20^{dim}$、CD10、CD38、HLA-DR、CD22 和 CD79b,而 FMC7 为阴性。考虑为一种侵袭性 $CD10^+$ B 淋巴细胞疾病,但从表型来看又不同寻常,表达膜表面轻链提示为成熟阶段肿瘤,但不表达 FMC7 及 CD20 部分阳性却符合前体细胞肿瘤。临床怀疑为伯基特淋巴瘤（Burkitt lymphoma）,而其通常具有完全成熟的表型:$CD10^+$、$CD20^+$、$FMC7^+$、Sig^+（以及某些不同的细胞学特征）。

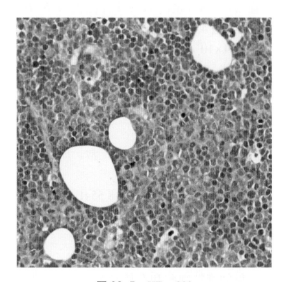

图 98.5　HE,×200

组织病理学

骨髓活检:可见多形性、母细胞样淋巴样细胞广泛弥漫性浸润,该类细胞具有中等至大体积泡状细胞核,有明显核仁;正常造血组织几乎无残留（图 98.4）。

肾周肿块组织活检:可见淋巴样细胞弥漫性浸润脂肪组织,与骨髓活检所见细胞一致（图 98.5 和图 98.6）。可见坏死区域。

免疫组织化学显示该类细胞表达 CD79a（图 98.7）,CD20 弱阳性/局灶性（图 98.8）,CD10（图 98.9）,BCL2（图 98.10）,MUM1（图 98.11）,PAX5 和 p53。增殖指数高达 90%（图 98.12）。

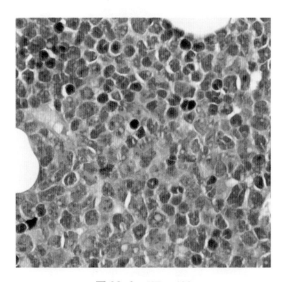

图 98.6　HE,×400

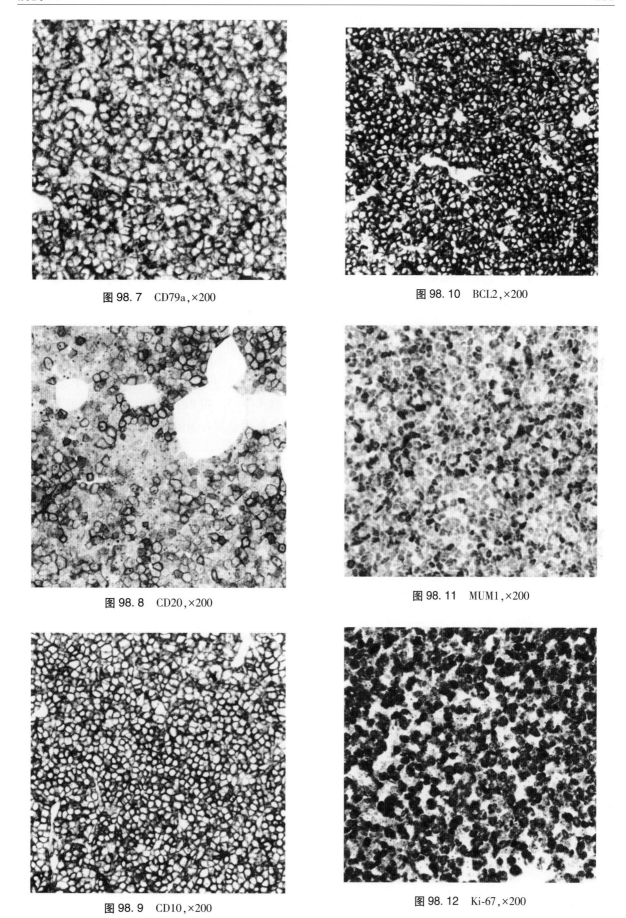

图 98.7　CD79a,×200

图 98.10　BCL2,×200

图 98.8　CD20,×200

图 98.11　MUM1,×200

图 98.9　CD10,×200

图 98.12　Ki-67,×200

肿瘤细胞 CD5、CD138、CD30、cyclin D1、ALK1、TdT、CD23 和 CD21 为阴性。

细胞遗传学及荧光原位杂交

肾周组织活检标本的 FISH 检查发现 BCL6、BCL2 和 MYC 基因重排。对骨髓样本进行经典的细胞遗传学检查,发现三重易位,即 t(8;14;18)(q24;q32;q22),涉及 MYC(8q24),IGH(14q32) 和 BCL2(18q22)。

讨论

该患者是高增殖活性的 CD10$^+$ B 细胞肿瘤,由于侵犯结外组织包括肾脏、骨髓和血液而导致症状迅速发作。同时存在高血清 LDH 和自发性肿瘤溶解的特征。因其表达膜表面轻链且不表达 TdT,可排除 B 淋巴母细胞淋巴瘤的诊断。尽管形态学上与伯基特淋巴瘤有些相似,但并不是经典的伯基特淋巴瘤,因其弱表达 CD20 且不表达 FCM7,尽管增殖指数较高,但不如在 BL 中预期的高。更重要的是肿瘤细胞表达 BCL2,而 BCL2 在 BL 中为阴性。虽然 BL 中通常可见 MYC 易位,但一般是单一易位。该病例为复杂的三重易位,涉及 MYC、IGH 和 BCL2 基因。该病例表达 BCL2 可能是由于 IGH 基因(14q32)的启动子区域和 BCL2 基因座(18q21)融合导致后者表达上调。表达 BCL6 蛋白,BCL6(3q27)易位常见于 DLBCL,偶见于滤泡性淋巴瘤。由于该病例同时具有 DLBCL 和 BL 两者的形态学和遗传学特征,按照 WHO 分类应归为 B 细胞淋巴瘤,未定义型,特征介于弥漫性大 B 细胞淋巴瘤(DLBCL)和伯基特淋巴瘤(BL)之间。

针对此种淋巴瘤亚型,有时候被称为双重打击淋巴瘤(涉及 MYC 和 BCL2 基因)或三重打击淋巴瘤(涉及 MYC、BCL2 和 BCL6 基因,如该病例所示),最佳治疗手段尚不明确。标准的 "R-CHOP" 治疗效果差,常表现为原发难治[1]。除了强化化疗(两个周期的 CODOX-M-IVAC 加利妥昔单抗)之外,患者还接受了拉布立酶静脉注射液。尽管早期对治疗有反应,但在治疗完成之前,该患者出现疾病进展。

最终诊断

B 细胞淋巴瘤,未定义型,特征介于弥漫性大 B 细胞淋巴瘤(DLBCL)和伯基特淋巴瘤(BL)之间,伴外周血及骨髓侵犯。

参考文献

1 Green, T. M., Young, K. H., Visco, C. et al. (2012) Immunohistochemical double-hit score is a strong predictor of outcome in patients with diffuse large B-cell lymphoma treated with rituximab plus cyclophosphamide, doxorubicin, vincristine, and prednisone. *Journal of Clinical Oncology*, **30 (28)**, 3460–3467. PubMed PMID: 22665537.

病例 99

患者,男,12 岁,因"近期出现腹痛、嗜睡、呕吐"就诊。查体发现腹部膨隆但未见明显肿块。超声检查显示右侧髂窝有异常的边界不清的肿块,CXR 检查发现右侧大量胸腔积液。

实验室检查

血常规:血红蛋白 130g/L,白细胞 12×10⁹/L(中性粒细胞 8×10⁹/L,淋巴细胞 2.1×10⁹/L,单核细胞 0.8×10⁹/L),血小板 312×10⁹/L。

血常规:血红蛋白 130g/L,白细胞 12×10^9/L(中性粒细胞 8×10^9/L,淋巴细胞 2.1×10^9/L,单核细胞 0.8×10^9/L),血小板 312×10^9/L。

肾功能、电解质:钠 135mmol/L,钾 4.2mmol/L,碳酸氢盐 13mmol/L,尿素 11.9mmol/L,肌酐 65μmol/L。C 反应蛋白 293mg/L,尿酸盐 1.36mmol/L。

骨代谢:钙 2.48mmol/L,磷酸盐 1.41mmol/L,碱性磷酸酶 85U/L。

肝功能:白蛋白 29g/L,余正常。

血清乳酸脱氢:3 075U/L。

血涂片

血涂片正常,未见幼粒幼红细胞增多和循环异常细胞。

影像学(CT)

右侧腹部发现一大小为 8.6cm×8.1cm×7.3cm,边界不清的肿块(图 99.1,箭头所示)。由于肿块被小肠包裹,难以进行经皮穿刺活检。肠壁出现增厚和浸润,脾脏扩大,肾脏显示片状增强符合肿瘤浸润(图 99.2,箭头所示)。腹膜明显增厚(长箭头所示),并有大量腹水(短箭头所示)(图 99.3)。颈部、腋窝、腹股沟淋巴结未见明显

肿大,不适合进行活检。

患者于麻醉下进行右侧胸腔置管并获取胸腔积液样本进行分析,同时进行骨髓穿刺和骨髓活检,进行微型腹腔镜检查以获得大网膜活检标本。

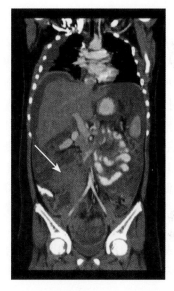

图 99.1 CT

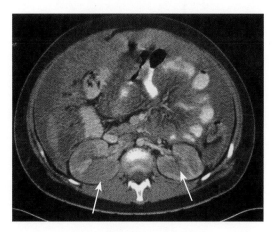

图 99.2 CT

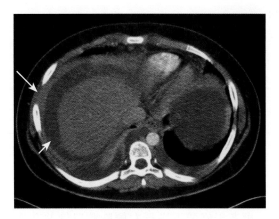

图 99.3　CT

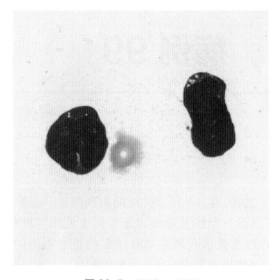

图 99.5　MGG,×1 000

流式细胞术（胸腔积液）

胸腔积液细胞数增高（白细胞 $34×10^9/L$），蛋白含量高，LDH 高。发现一群淋巴样细胞，该类细胞具有大核仁，细胞质呈嗜碱性，可见空泡（图 99.4～图 99.7）。可见相当数量的细胞碎片和分裂象（分别为图 99.4 和图 99.7）。检查结果提示为高级别淋巴瘤，其特征符合伯基特淋巴瘤。

通过免疫分型进一步对大淋巴样细胞进行定性，用 CD19 设门发现 $CD19^+$ 细胞增多。分析 $CD19^{bright}$ 细胞，其表型为 $CD20^+$、$CD10^+$、$CD38^+$、$HLA-DR^+$、$FMC7^{dim}$、$CD22^+$、$CD79b^+$、膜表面 $κ^{dim}$（图 99.8～图 99.10）。

这种成熟的 $CD10^+$ B 细胞表型符合临床表现所提示的伯基特淋巴瘤。伯基特淋巴瘤通常克隆

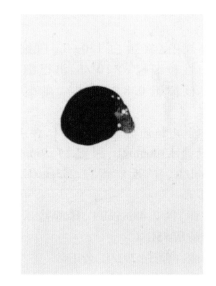

图 99.6　MGG,×1 000

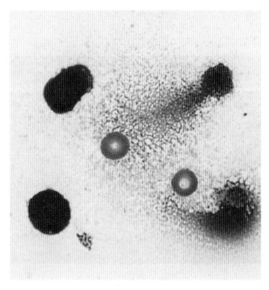

图 99.4　MGG,×1 000

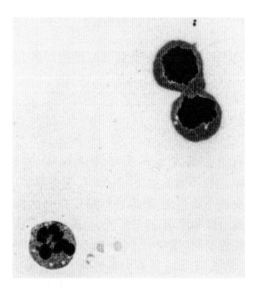

图 99.7　MGG,×1 000

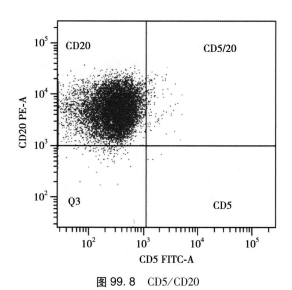

图 99.8　CD5/CD20

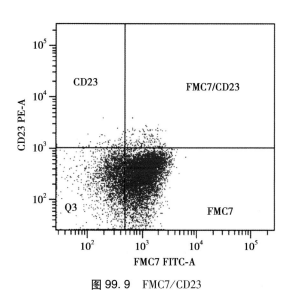

图 99.9　FMC7/CD23

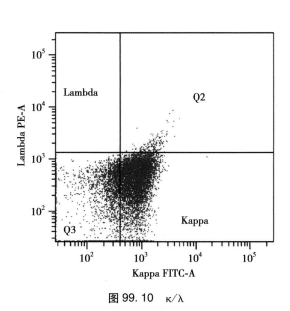

图 99.10　κ/λ

限制性表达表面轻链和表达 FMC7,尽管积液和腹水中的细胞有时可丢失表面 Ig。

骨髓穿刺及活检

均显示为反应性特征,但无肿瘤细胞浸润。

大网膜活检

大网膜脂肪被一类单形性、中等大小的肿瘤细胞广泛浸润。该类细胞核深染,具有多个小核仁,细胞质量少(图 99.11 和图 99.12)。可见散在的可染小体巨噬细胞形成星空样外观。分裂象散在可见,凋亡现象易见。免疫组化显示肿瘤细

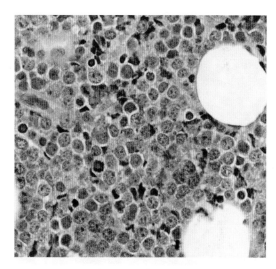

图 99.11　HE,×400

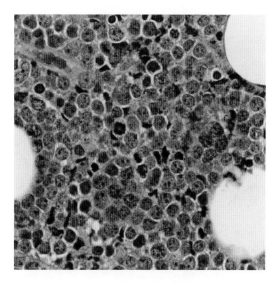

图 99.12　HE,×400

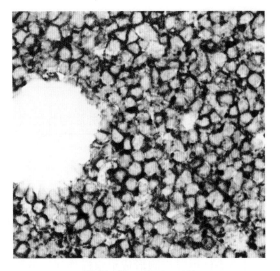

图 99.13　CD20,×400

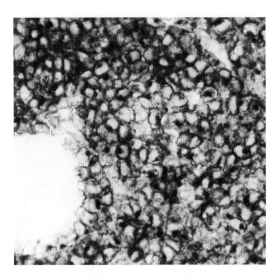

图 99.14　CD10,×400

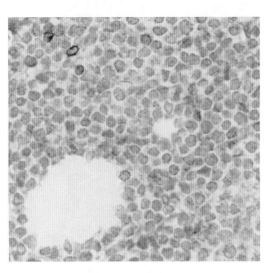

图 99.15　BCL2,×400

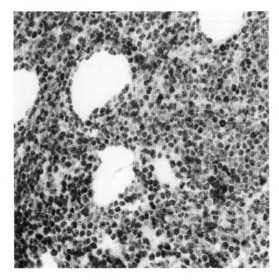

图 99.16　Ki-67,×200

胞 CD45、CD20(图 99.13)、BCL6 和 CD10 均为阳性(图 99.14)。BCL2(图 99.15)和 TdT 阴性。增殖指数高于 95%(Ki-67,图 99.16)。

细胞遗传学

制备标准分裂中期细胞,可见 t(8;14)(q24;q32)。

荧光原位杂交

FISH 检测证实存在 *MYC-IGH* 易位。

讨论

该患者表现为高级别 B 细胞淋巴瘤的特征,处于临床晚期,可见广泛、体积较大的结外病变,高血清 LDH 和自发性肿瘤溶解的实验室特征。这一系列特征应高度怀疑伯基特淋巴瘤。胸腔积液的形态学及免疫表型分析支持该诊断,随后大网膜活检及细胞遗传学检查证实了该诊断。当正式的组织活检需要仔细的计划并需外科医生协助时,流式细胞术的快速性使其成为一个非常有用的早期检测手段。它可使早期治疗计划尽早开始,这在这种紧急情况下是很重要的。

伯基特淋巴瘤是血液学实践中遇到的最具侵袭性的 B 细胞肿瘤之一。患者通常病史短暂,有明显的 B 症状并且肿瘤进展迅速通常累及多个结外部位。回肠末端通常是疾病的原发部位。高血清 LDH 几乎是普遍存在的,肿瘤溶解是常见的,这是这类高增殖性肿瘤发生自发性细胞凋亡导致的。该淋巴瘤细胞具有成熟的 CD10$^+$B 细胞表型,表达 BCL6 而不表达 BCL2。细胞遗传学检测可见涉及 *MYC* 和 *IGH* 的 t(8;14)(q24;q32)经典易位,或较少见的涉及 IGK 和 MYC 的 t(2;8)(p12;q24)或涉及 *IGL* 和 *MYC* 的 t(8;22)(q24;q11)易位。其他的细胞遗传学异常可能偶尔会见到,但通常与较差的预后相关[1]。复杂核型的存在,特别是 t(14;18),应考虑到 B 细胞淋巴瘤,未定义型,特征介于伯基特淋巴瘤(BL)和弥漫性大 B 细胞淋巴瘤(DLBCL)之间。早期发现对于伯基特淋巴瘤至关重要,因为早期应用拉布立酶的强效水合作用、合适的化疗方案联合利妥昔单抗可以快速缓解临床症状,并获得很高的长期存活概率。

最终诊断

伯基特淋巴瘤伴多部位结外病变,无骨髓受累。

参考文献

1 Poirel, H. A., *et al.* (2009) Specific cytogenetic abnormalities are associated with a significantly inferior outcome in children and adolescents with mature B-cell non-Hodgkin's lymphoma: results of the FAB/LMB 96 international study. *Leukemia,* (2009) **23** (**2**), 323–331.

病例 100

患者,男,41岁,十余年前因系统性红斑狼疮所致的肾衰竭接受过尸体肾移植,现因"急性发作全身无力、发热、厌食、盗汗"就诊。移植肾功能良好,但仍需服用免疫抑制药物他克莫司和低剂量泼尼松龙。

实验室检查

血常规:血红蛋白 54g/L,白细胞 $18.5×10^9$/L,血小板 $42×10^9$/L。

肾功能、电解质:钠 136mmol/L,钾 4.1mmol/L,尿素 24.3mmol/L,肌酐 371μmol/L,尿酸盐 1.25mmol/L。C 反应蛋白 136mg/L,乳酸 11.1mmol/L。

骨代谢:钙 2.5mmol/L,磷酸盐 2.5mmol/L,碱性磷酸酶 74U/L。

肝功能:谷草转氨酶 115U/L,谷丙转氨酶 54U/L,白蛋白 23g/L,总蛋白质 55g/L。

免疫球蛋白:正常,无副蛋白。

血涂片

发现一群大的、多形性浆细胞样细胞,细胞质深蓝,部分有空泡(图 100.1~图 100.4),该类细胞是导致白细胞增多的原因。鉴别诊断应在浆细胞肿瘤和具有浆母细胞形态的高级别淋巴瘤之间进行。

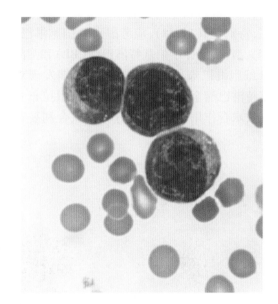

图 100.1 MGG,×1 000

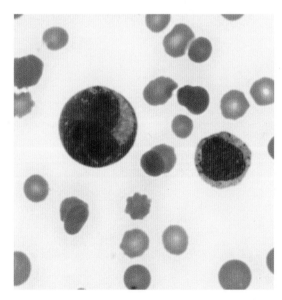

图 100.2 MGG,×1 000

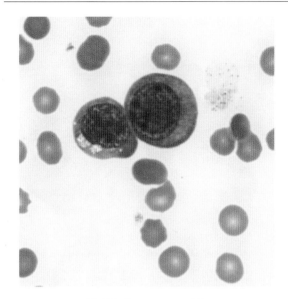

图 100.3   MGG,×1 000

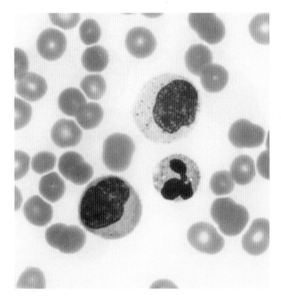

图 100.4   MGG,×1 000

流式细胞术(外周血)

利用 FSC/SSC 散点图中细胞的大小,CD45 及 CD138 的表达等一系列策略来圈定该类大体积细胞。流式细胞术通常可提供帮助,甚至对于最有经验的形态学家,但在此病例中并非如此。该群大体积细胞的表型为 CD45$^+$、CD138^{dim}、CD38$^+$、HLA-DR$^+$,不表达所有的 B 系,T 系和髓细胞相关抗原。其 CD138 呈弱阳性、异质性表达,而在浆细胞肿瘤中 CD138 通常呈强阳性(图100.5,P1,红色细胞)。在图 100.6 中可以看出肿瘤细胞的体积大小(P1,红色细胞)。细胞质

κ/λ 轻链表达可证实其克隆性;肿瘤细胞为 λ 轻链限制性表达(图 100.7 和图 100.8)。

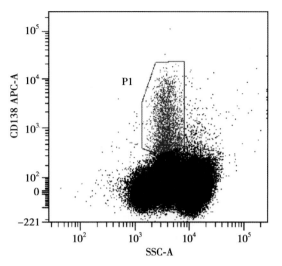

图 100.5   CD138/SSC

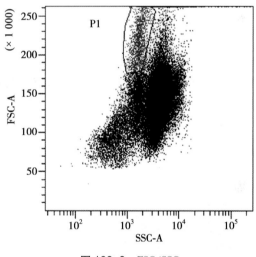

图 100.6   FSC/SSC

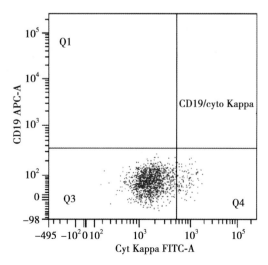

图 100.7   CD19/细胞质 κ

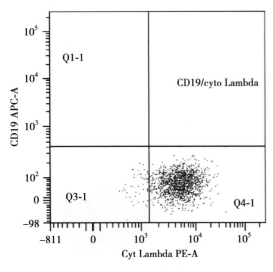

图 100.8　CD19/细胞质 λ

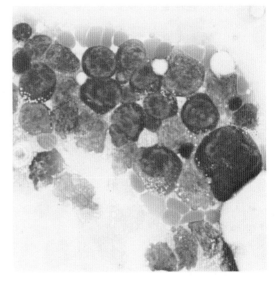

图 100.10　MGG,×500

骨髓穿刺

　　骨髓被上述大体积细胞大量浸润。细胞质内空泡更明显,部分细胞有多个细胞核(图 100.9~图 100.12)。我们很好奇该类细胞的起源,怀疑可能为免疫抑制相关的肿瘤,可能为浆母细胞淋巴瘤。

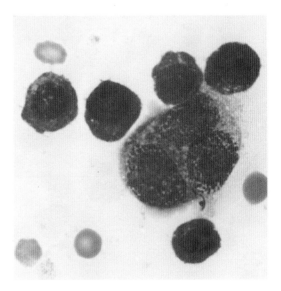

图 100.11　MGG,×1 000

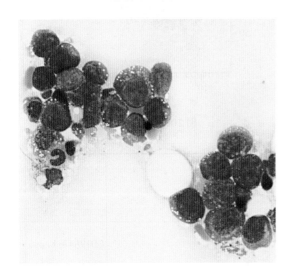

图 100.9　MGG,×500

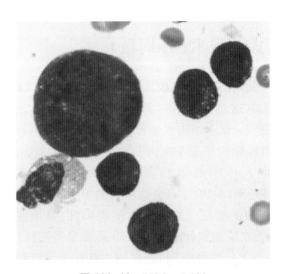

图 100.12　MGG,×1 000

组织病理学

用仔细挑选的免疫组化抗体组合对骨髓活检切片进行检查,得到了重要信息。HE 染色切片显示大体积、多形性肿瘤细胞浸润间质(图 100.13),该类细胞 CD138 表达不一(图 100.14),但无 CD20 或 CD30 表达(图 100.15 和图 100.16)。因此,尽管具有高级别淋巴瘤的行为,但被确认是一种向浆细胞分化的造血肿瘤。MUM1 染色为阳性,MUM1 表达于生发中心后活化 B 细胞肿瘤和正常浆细胞中(图 100.17)。EBV EBER 原位杂交为阴性。最后,ALK(间变淋巴瘤激酶)在肿瘤细胞细胞质中强表达(图 100.18)。

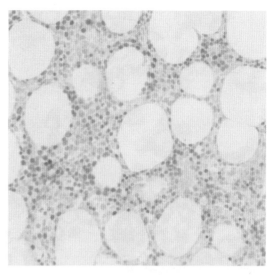

图 100.15　CD20,×400

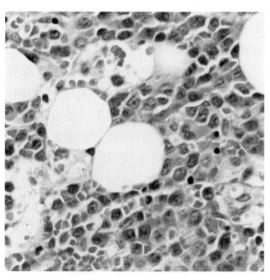

图 100.13　HE,×400

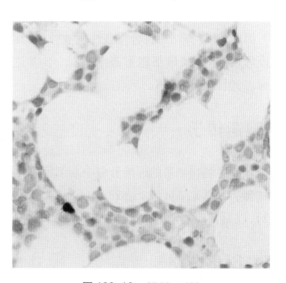

图 100.16　CD30,×400

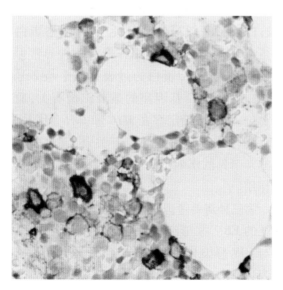

图 100.14　CD138,×400

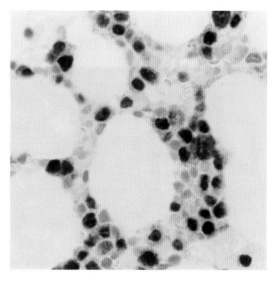

图 100.17　MUM1,×400

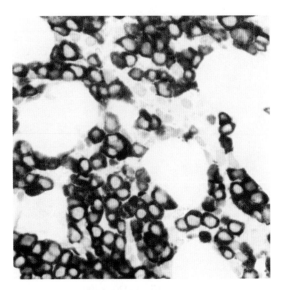

图 100.18　ALK,×400

因此,该检查结果符合侵袭性血液肿瘤,具有免疫母细胞性/浆母细胞形态学特征,不表达 B 系标志,但强表达 ALK。

细胞遗传学

骨髓穿刺物制备的标准分裂中期细胞可见以下核型:46,XY,add(2)(p23),t(8;14)(q24;q32),以及其他复杂的非特异性异常。

荧光原位杂交

使用 *ALK*(2p23)分离探针没有检测到易位,但是 2p23 位点基因明显扩增(图 100.19,长箭头所示)。跟预期一致,在正常拷贝的 2 号染色体短

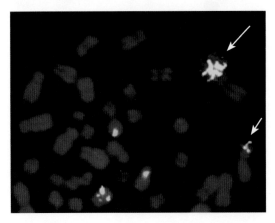

图 100.19　ALK 在 2p23 的 FISH 结果

臂上可见两个融合信号(每个染色单体上一个)(图 100.19,短箭头)。

讨论

这是一个有趣的临床病例,从疾病分类到肿瘤细胞起源都伴随着一系列疑问。该患者正在进行免疫抑制治疗,其发病较急,外周血和骨髓中免疫母细胞迅速累积。该肿瘤细胞的表型与浆细胞非常相似,但并不是典型的浆母细胞淋巴瘤,因为在大多数浆母细胞淋巴瘤中,EBV EBER 与 CD30 同时表达,而 ALK 通常不表达。ALK 蛋白高强度表达提供了重要的信息,这再次说明了多种检测方法联合使用(形态学,免疫表型,免疫组织化学和细胞遗传学/分子谱)对于诊断的重要性。

在淋巴瘤细胞浸润时若 ALK 强表达需要考虑三种肿瘤。第一种,CD30+ ALK+ 的 T 细胞/裸细胞间变大细胞淋巴瘤(ALCL),是由多形性大细胞组成的一种高级别肿瘤。它通常具有经典的 t(2;5)(p23;q35)易位,使 ALK 与核磷蛋白基因(*NPM1*)发生重排,从而导致胞核和细胞质内 ALK 蛋白表达。ALK+ ALCL 的 CD30 为阳性,不同于上述病例的阴性。第二种 *ALK* 阳性的淋巴瘤是 ALK 阳性的弥漫性大 B 细胞淋巴瘤,其形态学特征为免疫母细胞/浆母细胞,不表达 B 系、T 系标志和 CD30,强表达浆细胞标志,细胞质内 ALK 蛋白通常呈颗粒状阳性。这通常与 t(2;17)(p23;q23)易位产生 ALK-网格蛋白融合蛋白有关。在该病例中怀疑有此种异常但并未得到确认;ALK 蛋白的过表达似乎与 2 号染色体短臂上 *ALK* 基因座的显著扩增有关,而不是易位。最后,确定存在 *MYC* 和 *IGH* 基因易位,这可能与肿瘤的高度增殖有关,尽管目前在这种非常罕见的疾病的生物学中并没有描述其确切作用。

第三种需要考虑鉴别的是具有浆母细胞形态特征的 EBV+ 浆母细胞淋巴瘤,尽管不是唯一的,但与 HIV 感染相关。该类肿瘤缺失 B 系标志但常表达 CD30,ALK1 阴性,EBV EBER 通常阳性。患有该类罕见肿瘤的患者预后非常差,虽然有报

道称一些局限期患者可获得长期生存。因该病例 EBER 为阴性故排除此诊断。我们这例患者,因其肿瘤增殖、自发性肿瘤溶解和进行性肾衰竭,其临床情况迅速恶化,在诊断后短时间内死亡。我们目前的理解是,本文所描述的疾病并不能解释为移植后免疫抑制治疗所引起的后果。

最终诊断

ALK 阳性的弥漫性大 B 细胞淋巴瘤。

附录1：免疫组化所用抗体

抗体	目标抗原	肿瘤组织表达情况
ALK1(CD246)	识别 NPM-ALK 嵌合和正常人 ALK 蛋白中的表位。在一些正常的 CNS 细胞中表达	在部分 ALCL, ALK+DLBCL 和炎性肌成纤维细胞瘤中表达到阳性
Annexin1	Annexin1 属于钙依赖性磷脂结合蛋白家族,参与先天性和适应性免疫应答。通过基因表达谱分析发现其在 HCL 中表达上调。骨髓前体细胞,巨噬细胞和一部分正常 T 细胞	对 HCL 具有高度特异性,但在早期骨髓受累时很难确定,因为正常的骨髓早期细胞染色也阳性。HCL-V,SMZL 和其他低度恶性淋巴瘤阴性
BCL2	完整的线粒体内部蛋白,作为细胞凋亡的抑制蛋白。许多细胞均表达,包括正常 B 淋巴细胞和 T 淋巴细胞。反应性生发中心细胞为阴性	可用于区分反应性和肿瘤性滤泡。许多淋巴瘤表达。大部分 BL 为阴性。许多恶性肿瘤也是阳性的
BCL6	锌指转录抑制因子,参与 B 细胞的活化和增殖。通常在生发中心 B 细胞的细胞核内表达	在大多数 FL 和 DLBCL,NLPHL 的 L&H 细胞和一些 T 细胞淋巴瘤中观察到阳性。在许多其他类型淋巴瘤中可见弱表达
Cam5.2	鉴定低分子量细胞角蛋白 CK7 和 CK8	许多恶性上皮肿瘤的各种类型上皮细胞均为阳性,但不是所有的恶性上皮肿瘤均为阳性
CD1a	非多态性 MHC I 类相关细胞表面糖蛋白,通常由髓质胸腺细胞和朗格汉斯细胞表达	LCH 和前体-T 细胞淋巴瘤。胸腺瘤中的淋巴细胞 CD1a 呈阳性
CD2	几乎所有 T 淋巴细胞和 NK 细胞表达的跨膜糖蛋白和泛 T 细胞抗原	鉴定早期和成熟 T 细胞淋巴瘤和 NK 细胞淋巴瘤
CD3ε	抗体识别 CD3 的细胞质内 ε 链,其存在于所有外周 T 细胞,胸腺中的前体 T 淋巴细胞和 NK 细胞中	一类有用的泛 T 细胞标记物,用于诊断 T 细胞淋巴瘤。通常 NK 细胞淋巴瘤 CD3ε 呈阳性(免疫组织化学),但是当通过流式细胞术检查时,相同的细胞膜表面 CD3 是阴性的
CD4	跨膜糖蛋白,作为 MHC II 类限制性抗原介导的 T 细胞活化中的共同受体。辅助 T 细胞,一些抑制性/细胞毒性 T 细胞,60% 的外周血成熟 T 淋巴细胞,单核细胞和朗格汉斯细胞表达	用作 T 细胞淋巴瘤分型抗原组合中的一部分,特别是在 MF 和 AITL 的诊断中。组织细胞和树突细胞在组织切片中染色也强烈阳性使结果难以解释
CD5	参与信号转导的跨膜糖蛋白。大多数 T 细胞和一小部分正常 B 细胞强表达。一些上皮细胞可能为阳性	这是一种可靠的泛 T 细胞抗原,T 细胞的 CD5 丢失是肿瘤形成的强烈指征。在 CLL、MCL、5%DLBCL 和少数的 MZL 的 B 细胞中可见 CD5 的异常表达
CD7	膜结合糖蛋白,是最早表达的 T 细胞抗原,存在于大多数外周 T 细胞和 NK 细胞上	在抗原组合中用作泛 T 细胞抗原。尽管在成熟 T 细胞肿瘤中观察到 CD7 表达的丧失,但在反应性 T 细胞群中也可见到
CD8	一类二聚体膜糖蛋白,与 MHC I 类蛋白结合	由细胞毒性/抑制性 T 细胞(20%~30% 的外周血 T 淋巴细胞),一些 NK 细胞和脾窦内衬细胞表达

抗体	目 标 抗 原	肿瘤组织表达情况
CD10	由多种类型细胞表达的表面金属内肽酶,包括淋巴母细胞,正常生发中心细胞,成纤维细胞,一些上皮细胞和肌上皮细胞	ALL、FL、BL、一些 DLBCL 和滤泡 T 辅助细胞淋巴瘤表达。一部分由上皮衍生的肿瘤和子宫内膜间质细胞肉瘤也可能是阳性的
CD11c	CD11c 是黏附蛋白整合素家族的成员,正常单核细胞强表达,而粒细胞弱表达	HCL 的特征在于石蜡包埋切片中 CD11c 的相对高表达。巨噬细胞也阳性表达。正常的骨髓细胞通常在石蜡包埋切片中是阴性的
CD15	识别 X-半抗原,是一类表达在正常成熟粒细胞,早幼粒细胞和一部分巨噬细胞/单核细胞(非淋巴样细胞)上的膜相关碳水化合物抗原。一些上皮细胞也有表达	大多数典型 HRS,一些白血病和少见类型淋巴瘤的病例中表达。由于正常骨髓细胞染色,很难在骨髓中解释。腺癌通常 CD15 阳性
CD20	在 B 细胞(晚期前体和成熟的 B 细胞,但不包括正常浆细胞)上表达的非糖基化磷蛋白。它是利妥昔单抗和其他抗 CD20 靶向治疗的目标	在 B 细胞淋巴瘤中可见阳性表达,尽管在 CD20 靶向治疗后可能丧失阳性。L&H 细胞均为阳性。在经典 HL 中可为弱表达,并且可以在 T 细胞淋巴瘤和 MM 中异常表达
CD21	膜糖蛋白,作为 C3d 补体受体	滤泡树突状细胞染色强阳性,某些 B 细胞淋巴瘤中的 B 细胞染色弱阳性
CD23	低亲和力 IgE 受体,可染色一部分滤泡树突状细胞和正常的套细胞	CLL/SLL 为阳性,尽管在某些情况下表达可能较弱并且局限于生发中心。少数 FL,MZL 和纵隔 DLBCL 染色也为阳性
CD30	膜糖蛋白,其作为 TNF 样细胞因子,CD30 配体的受体,并且在调控细胞生长中发挥作用。通常表达在激活的 T 和 B 细胞。EBV 感染时表达上调	HRS 和 ALCL 细胞表达强阳性。一部分 DL-BCL,浆母细胞淋巴瘤和外周 T 细胞淋巴瘤也可能为阳性。CD30 阳性的反应性免疫母细胞可能被误认为是单个核霍奇金淋巴瘤细胞
CD33	糖基化跨膜蛋白,是唾液酸结合免疫球蛋白样凝集素(Siglec)的成员。该抗原在最早的骨髓祖细胞中表达,并且在髓细胞和单核细胞分化期表达,同时在成熟粒细胞和单核细胞中低水平表达	有助于 AML 和 ALL 的鉴别及组织切片中髓样肉瘤的诊断。然而,某些 ALL 的亚型可以表达 CD33,因此,该抗体应该用作补充的抗体组合的一部分
CD34	由造血干细胞,血管内皮细胞和正常血管周围基质树突细胞表达的功能未知的跨膜糖蛋白	MDS 中的原始细胞阳性。大多数急性白血病的细胞染色为阳性。还可以评估骨髓中的血管分布情况。许多其他肿瘤对 CD34 具有免疫反应性,包括卡波西肉瘤和胃肠道间质瘤(GIST)
CD42b	一类参与瑞斯托霉素诱导的血小板聚集和血小板与血管壁结合的糖蛋白辅因子。由正常的巨核细胞表达	用于鉴定髓外造血中的巨核细胞并检测 MDS 患者的骨髓活检切片中的小巨核细胞
CD45	白细胞共同抗原。存在于大多数人白细胞表面的高分子量糖蛋白	用于筛选未分化的肿瘤是否为造血系统来源。一些淋巴瘤,如浆细胞淋巴瘤,可能是阴性的。尽管由于周围的阳性淋巴细胞干扰,CD45 在经典 HL 中为典型的阴性
CD56	膜糖蛋白,神经细胞黏附分子(NCAM)。许多正常细胞可被该种抗体染色,包括全身的神经细胞和神经内分泌细胞	NK/T 细胞淋巴瘤,一些 PTCL 和 γδT 细胞淋巴瘤为阳性。骨髓瘤中的浆细胞虽然在流式细胞术上呈阳性,但在活检标本中可能是阴性或仅显示弱阳性。神经内分泌肿瘤如肺小细胞间变性癌和许多其他肿瘤类型,例如神经母细胞瘤,类癌瘤和内分泌肿瘤都是阳性的

续表

抗体	目 标 抗 原	肿瘤组织表达情况
CD57	由一部分 T 细胞和 NK 细胞表达的糖蛋白。神经（髓鞘相关蛋白）和神经内分泌组织也表达	CD57 在约 80% 的 T-LGL 白血病中表达。另外可突出显示 NLPHL 的 L&H 细胞周围形成玫瑰花结的特殊 T 淋巴细胞
CD79a/b	CD79 复合物是由二硫键连接的异二聚体,其与 B 细胞上的膜 Ig 非共价连接。CD79a 在早 B 前体上表达,而 CD79b 由成熟 B 淋巴细胞和浆细胞表达	大多数 B 细胞淋巴瘤可被染色,包括前体淋巴瘤和一些浆细胞瘤。当 CD20 在抗 CD20 治疗后变为阴性时,可用于建立 B 系抗原谱。在 T-ALL 中可以看到异常表达
CD99	由 MIC2 基因编码的跨膜糖蛋白参与调节细胞间黏附分子之间的相互作用,T 细胞聚集和凋亡。由许多不同的细胞类型表达,包括淋巴细胞,基质细胞和上皮细胞	CD99 在多种恶性肿瘤中强表达,包括尤因肉瘤,T-ALL,骨髓肉瘤,肺小细胞间变性癌和外周神经外胚层肿瘤。其主要用途是诊断尤因肉瘤肿瘤家族,表现为细胞质和胞膜表面强阳性表达
CD117	具有酪氨酸激酶活性的跨膜受体,由 KIT 原癌基因编码,参与造血,配子发生和黑色素生成。正常黑色素细胞,髓系早期细胞,肥大细胞和各种上皮细胞会表达	可用于鉴定系统性肥大细胞增多症中的纺锤形肥大细胞和某些 MDS 和 AML 中的原始细胞。胃肠道间质瘤和一部分的黑色素瘤也为强阳性
CD123	鉴定白细胞介素-3 受体的 α 亚基。许多正常的造血细胞表达	95% 的 HCL 阳性。大部分 HCL-V 均不表达。也可用于鉴定组织切片中的浆细胞样树突细胞（如 CMML）和 BPDCN 病例的诊断
CD138	除了鳞状和其他上皮细胞外,在未成熟 B 细胞和浆细胞表达的跨膜糖蛋白	用于鉴定活检标本中的浆细胞。然而,CD138 不是系列特异性的,另外在一些恶性上皮肿瘤和黑素瘤是阳性的。转移性黑色素瘤中 CD138 反应性阳性和浆细胞样形态的组合可能导致骨髓瘤的错误诊断
CyclinD1	细胞周期调节蛋白家族中的一种,其通过调节细胞周期的 G1 期中细胞周期蛋白依赖性激酶的活性发挥作用。正常上皮的基底核和血管内皮细胞的细胞核可被染色	在 MCL 和一部分 HCL 和 MM 病例中可见细胞核阳性。在一些未分化的恶性上皮细胞肿瘤中也是阳性的
DBA44(CD72)	在中心母细胞系上产生针对未知抗原的抗体,反应性淋巴结中正常的套区 B 淋巴细胞可被染色	在 HCL 中阳性,通常仅是局部阳性,但不特异,因为它在 HCL-V 和 SMZL 中也可能是阳性的。当用作 HCL 诊断抗体组合的一部分时是有用的
Desmin	53kDa 中间丝蛋白,是肌细胞中肌节的结构成分	具有肌肉分化的肿瘤表现阳性,包括平滑肌瘤,平滑肌肉瘤和横纹肌肉瘤
EBV LMP-1	该抗体识别 EBV 潜伏膜蛋白-1,其在 EBV 感染潜伏期 II 或 III 期的细胞的细胞质和膜上表达	在大多数 EBV+ 的经典 HL 和 PTLPD 中 HRS 被染色。EBV+ 的 BL 不会被染色,因为后者显示延迟程序 I. 染色可能是局灶性弱阳性。EBER 原位杂交更敏感,并且在所有潜伏期中都是阳性的
Glycophorin C (CD236R)	红细胞膜糖蛋白,对维持红细胞稳定性很重要	有助于识别活检标本中的早期红细胞。也可用于鉴定脾脏和淋巴结中髓外红细胞生成灶
Granzyme B	存在于 NK 细胞和细胞毒性 T 细胞的细胞毒性颗粒中的一种丝氨酸蛋白酶	在结外 NK/T 细胞淋巴瘤,一些 PTCL 和 T-LGL 白血病中观察到溶菌酶 B 阳性
Ki-67	细胞周期的所有增殖活性中的细胞表达的细胞核抗原,除了处于静息期的细胞（G0）。人类所有细胞均可表达	可用于测定肿瘤细胞中的增殖指数。较高的 Ki-67 阳性率与各种淋巴瘤的临床表现相关,在伯基特淋巴瘤中接近 100%

续表

抗体	目标抗原	肿瘤组织表达情况
MUM1	多发性骨髓瘤原癌基因-1 是干扰素调节因子家族(IRF4)的成员,并且在干扰素应答的基因表达中发挥作用。通常由晚期生发中心 B 细胞,浆细胞,活化 T 细胞和一些黑色素瘤细胞表达(在细胞核中)	与 CD10 和 BCL6 一起用于 DLBCL 的生发中心和活化 B 细胞亚型分类(后者为阳性而前者为阴性)。在经典 HRS 强表达,但通常 NLPHL 的 L&H 细胞不表达。在浆细胞瘤/骨髓瘤以及一些 PTCL 和 ALCL 中是强阳性的
MyoD1	MyoD1 编码诱导肌细胞生成的核磷蛋白转录因子。细胞核表达仅见于骨骼肌起源组织。成熟的骨骼肌细胞通常是阴性的	检测到 MyoD1 细胞核阳性是指向肌源性分化的有用指标,有助于区分横纹肌肉瘤与前驱细胞淋巴瘤和其他小圆形"蓝细胞肿瘤"。细胞质被染色是非特异性表现,并不意味着肌源性起源
NB84a	抗神经母细胞瘤是通过利用神经母细胞瘤组织作为抗原来源产生的单克隆抗体。该抗原存在于多种正常上皮细胞和内皮细胞中	90%的神经母细胞瘤和50%的尤因肉瘤,20%~40%的尤因肉瘤家族肿瘤阳性,其他肿瘤类型为阴性,如白血病和其他儿童时期肉瘤
NSE	神经元特异性烯醇化酶是在中枢神经细胞和外周神经细胞,神经内分泌细胞及其肿瘤中发现的糖酵解酶。抗体针对 R-烯醇化酶	神经内分泌细胞的敏感标记物,但由于许多细胞类型表达并且会与其他更广泛分布的烯醇化酶交叉反应而,因此缺乏特异性。神经母细胞瘤,小细胞癌和类癌瘤强表达
PD-1(CD279)	程序性死亡蛋白-1 是参与淋巴细胞活化的共抑制受体。通常在早 B 前体细胞和生发中心相关的 T 辅助细胞中表达	在一些 T 细胞淋巴瘤(特别是 AITL),CLL/SLL,富含 T 细胞的 B 细胞淋巴瘤中的 T 细胞和 NLPHL 的 T 细胞中表达
S100	由施旺细胞,黑色素细胞,软骨细胞,脂肪细胞,朗格汉斯细胞和淋巴结交叉网状细胞表达的低分子量蛋白质家族	用于识别骨髓或淋巴结中的转移性黑素瘤,并且在 LCH,交叉网状细胞肉瘤和神经衍生的肉瘤中也为阳性的。Rosai-Dorfman 病的组织细胞也会被染色
TRAP	针对抗酒石酸碱性磷酸酶的抗体,这种酶通常由破骨细胞,活化的巨噬细胞和神经元高水平表达	组织化学技术最初用于评估 HCL 中的 TRAP 活性,但这已被免疫组织化学取代。尽管在 HCL 中可见高水平表达,但染色不是特异性的,因为 SMZL 和 HCL-V 也可能是阳性的。组织切片中的组织细胞和破骨细胞也是强阳性的。应该用作抗体组合的一种

AITL,血管免疫母细胞性 T 细胞淋巴瘤;ALCL,间变性大细胞淋巴瘤;ALL,急性淋巴细胞白血病/淋巴瘤;AML,急性髓细胞性白血病;BL,伯基特淋巴瘤;BPDCN,母细胞性浆细胞样树突状细胞肿瘤;CMML,慢性粒-单核细胞白血病;CNS,中枢神经系统;DLBCL,弥漫性大 B 细胞淋巴瘤;EBV,EB 病毒(Epstein-Barr virus);FL,滤泡性淋巴瘤;HCL,毛细胞白血病;HCL-V,毛细胞白血病变异型;HL,霍奇金淋巴瘤;HRS,霍奇金淋巴瘤中的里-施细胞(Hodgkin Reed-Sternberg cells);Ig,免疫球蛋白;L&H 细胞,淋巴细胞和组织细胞-NLPH 的肿瘤细胞;LCH,朗格汉斯细胞组织细胞增生症;MCL,套细胞淋巴瘤;MDS,骨髓增生异常综合征;MF,蕈样肉芽肿;MM,多发性骨髓瘤;MZL,边缘区淋巴瘤;NK,自然杀伤细胞;NLPHL,结节性淋巴细胞为主的霍奇金淋巴瘤;PTCL,外周 T 细胞淋巴瘤;PTLPD,移植后淋巴细胞增生性疾病;SLL,小淋巴细胞淋巴瘤;SMZL,脾边缘区淋巴瘤;T-LGL,大颗粒 T 淋巴细胞白血病;TNF,肿瘤坏死因子。

附录 2：流式细胞术所用抗体

应用流式细胞术进行免疫表型分析的外周血、骨髓、脑脊髓液或渗出液中的细胞，所用的抗体为单克隆抗体和其他抗体，以显示反应的特异性。

抗体	表达情况
FLAER	荧光染料连接的气单胞菌溶素变异体；检测正常血细胞中的糖基磷脂酰肌醇锚（GPI）；不能与 PNH 中性粒细胞结合
FMC7	检测 CD20 结构表位的抗体；因此，表达趋势与 CD20 的强度相关；CD20^{dim} 或阴性肿瘤往往是 FMC7 阴性；由正常成熟 B 细胞和大多数肿瘤性成熟 B 细胞表达，但 CLL 细胞或早 B 前体肿瘤不表达
HLA-DR	人类白细胞分化抗原 DR；由造血干细胞，髓系细胞，B 细胞，活化 T 细胞，NK 细胞，单核细胞和浆细胞样树突状细胞表达；在一些骨髓瘤和浆细胞瘤中表达但在正常成熟浆细胞中不表达；大多数 AML，所有 B-ALL 和少数 T-ALL 的肿瘤细胞表达；一些成熟 T 细胞肿瘤呈阳性；被视为对病毒感染的反应的活化 T 细胞通常是 HLA-DR 阳性
CD1a	由正常胸腺皮质细胞，树突状细胞和朗格汉斯细胞表达。一些 T-ALL 表达，提示为皮质细胞表型
CD2	由 T 细胞表达，包括肿瘤性 T 细胞和大多数 NK 细胞；可能在 AML 和成熟 B 细胞肿瘤中异常表达；表达于系统性肥大细胞增多症和某些病例中的母细胞性浆细胞样树突状细胞肿瘤
CD3	由 T 细胞，T-ALL，成熟 T 细胞淋巴瘤和 MPAL 表达，具有高度系别特异性；可为细胞质或细胞膜表达
CD4	在正常 T 细胞亚群，单核细胞/巨噬细胞，一部分 T-ALL，大多数 T 细胞淋巴瘤，母细胞性浆细胞样树突状细胞肿瘤，系统性肥大细胞增多症和一些 AML 亚型中表达
CD5	由 T 细胞表达，包括肿瘤性 T 细胞和正常 B 细胞亚群；通常由 CLL 和 MCL 中的肿瘤细胞表达，很少在边缘区淋巴瘤和弥漫性大 B 细胞淋巴瘤中表达
CD7	由正常 T 细胞和 T-ALL 表达；通常在成熟 T 细胞的肿瘤中表达丢失，但在 T-幼淋巴细胞白血病中保留；在活化的反应性 T 细胞中表达可能减弱或丢失
CD8	在 T 细胞亚群，一些 T-ALL，大多数 LGLL 和少数其他 T 细胞淋巴瘤中表达
CD10	表达在生发中心 B 细胞，前 B 细胞和中性粒细胞。在许多 B-ALL 中表达（是"常见的 ALL 抗原"），在一些 T-ALL 中弱表达；表达于滤泡性淋巴瘤，生发中心来源的弥漫性大 B 细胞淋巴瘤和大多数伯基特淋巴瘤；血管免疫母细胞性 T 细胞淋巴瘤的 T 细胞表达
CD11c	由中性粒细胞，单核细胞，NK 细胞，毛细胞，SMZL 和肿瘤肥大细胞表达
CD13	表达在粒细胞和粒单系早期细胞；在大多数 AML 中表达并且在一些 ALL 中异常表达
CD14	成熟单核细胞表达，中性粒细胞表达较弱；在 AML 中表达代表单核细胞分化；由于 GPI 锚定，在 PNH 中表达丢失
CD15	许多单核细胞表达，大多数中性粒细胞表达较弱；常在 M2-AML 和单核细胞分化 AML 中表达；HRS 表达；非造血细胞也可表达

抗体	表 达 情 况
CD16	由 NK 细胞,单核细胞,中性粒细胞和一些 T 细胞表达;PNH 中性粒细胞不表达;在某些 AML 中表达,尤其是单核细胞分化的 AML;表达于侵袭性 NK 细胞白血病/淋巴瘤和一些鼻型 NK 细胞白血病/淋巴瘤
CD19	由 B 细胞和正常浆细胞表达,但通常骨髓瘤细胞不表达;在大多数 B-ALL 和成熟 B 细胞肿瘤中表达;在一些 AML 亚型中异常表达
CD20	正常和肿瘤性成熟 B 细胞均表达,CLL 弱表达;在部分 B-ALL 中表达;通常浆细胞不表达,但可以在细胞周期蛋白 D1 阳性的骨髓瘤中表达
CD21	在一部分成熟 B 细胞,大多数 CLL 和一些 B-NHL 中表达
CD22	在成熟 B 细胞的细胞膜表面和一部分早 B 前体的细胞质中表达;在大多数 B-ALL 中可见细胞质表达;在成熟 B 细胞淋巴瘤中可见细胞膜表达,但在 CLL 中表达较弱
CD23	不到一半的正常成熟 B 细胞弱表达;由 CLL 细胞表达,在 B-NHL 中表达更为少见
CD24	在 B 淋巴细胞和前体细胞以及中性粒细胞和嗜酸性粒细胞上表达;B-NHL 和 ALL 表达;由于 GPI 锚定,表达在 PNH 中丢失
CD25	在活化的 T 细胞和 B 细胞,毛细胞白血病,ATLL 和系统性肥大细胞增多症中表达
CD26	由一些 T 细胞,B 细胞和 NK 细胞表达;在正常 T 细胞上存在一定程度的表达,而肿瘤性 T 细胞可均质性表达或表达缺失
CD30	由活化的 B 细胞和 T 细胞,HRS 以及间变性大细胞淋巴瘤,一些外周 T 细胞淋巴瘤,浆母细胞性淋巴瘤和原发性渗出性淋巴瘤表达
CD33	原始粒细胞,早幼粒细胞和中幼粒细胞上表达;在大多数 AML 中表达;可能在 ALL 中异常表达
CD34	由造血干细胞,淋巴干细胞,原始粒细胞和原红细胞表达;通常 AML 和 B-ALL 表达,T-ALL 常表达
CD38	造血干细胞和早期 B 细胞和 T 细胞,单核细胞表达;许多细胞的激活标记物;经常在 AML 和 ALL 表达;浆细胞和骨髓瘤细胞表达
CD41	血小板糖蛋白 Ⅱb/Ⅱa,在血小板和巨核细胞上表达
CD42	血小板糖蛋白 Ⅰb/Ⅸa,在血小板和巨核细胞上表达
CD45	常见的白细胞抗原;通常在所有白细胞上表达,包括正常和肿瘤白细胞;CD45 弱表达通常是 AML 和 ALL 的特征;偶尔在 ALL 中表达丢失;非造血系统肿瘤为 CD45 阴性
CD56	通常由 NK 细胞和一小部分 T 细胞表达;表达于 NK 细胞和一些成熟的 T 细胞肿瘤和一些 T-ALL;在 AML,特别是在 CMML 中肿瘤性单核细胞表达;正常浆细胞不表达,通常由骨髓瘤细胞表达,但在浆细胞白血病中循环浆细胞不表达;在浆细胞样树突状细胞肿瘤中表达;可在非血液肿瘤中表达,例如神经母细胞瘤和肺小细胞癌
CD57	表达在 NK 细胞和 T 细胞和 B 细胞亚群;通常 LGLL 的 T 细胞表达,有时在 LGLL 中的 NK 细胞表达
CD64	由单核细胞及其前体细胞表达;在具有单核细胞分化的 AML 中表达
CD66b	正常的中性粒细胞表达,但由于 GPI 锚定,PNH 表达丢失
CD79b	成熟 B 细胞表达,包括大多数肿瘤成熟 B 细胞,但 CLL 中表达减弱或丢失
CD103	由上皮内 T 淋巴细胞和极少部分的循环 T 细胞表达;表达于毛细胞白血病,肠病相关 T 细胞淋巴瘤和 ATLL
CD117	由造血早期细胞,原始粒细胞,早幼粒细胞和肥大细胞(强表达)表达;表达于 AML,系统性肥大细胞增多症和某些多发性骨髓瘤;非造血系统肿瘤也可表达
CD123	在造血干细胞,嗜酸性粒细胞,单核细胞,巨核细胞和 B 淋巴细胞上不同程度地表达,但不在 T 淋巴细胞或中性粒细胞中表达;表达于毛细胞白血病,大多数 AML,母细胞样浆细胞样树突状细胞肿瘤和 B-ALL

抗体	表 达 情 况
CD138	包括骨髓瘤细胞在内的浆细胞表达,原发性渗出性淋巴瘤细胞,浆细胞淋巴瘤和某些 NHL 细胞表达
Cyclin D1	在一些细胞的 G1 期间在细胞核中表达,但在正常淋巴细胞或造血细胞中未检测到表达;在套细胞淋巴瘤和约 1/5 的多发性骨髓瘤细胞核中表达
MPO	髓过氧化物酶,鉴定髓系细胞系别的胞内抗原;在 MPAL 中也表达
TdT	末端脱氧核苷酸转移酶:由早期 T 和 B 细胞表达的细胞核抗原;在大多数 B-ALL 和 T-ALL 和少数 AML 中表达,尤其是分化较早期细胞

ALL,急性淋巴细胞白血病;AML,急性髓细胞性白血病;ATLL,成人 T 细胞白血病/淋巴瘤;CLL,慢性淋巴细胞白血病;CMML,慢性粒-单核细胞白血病;GPI,糖基磷脂酰肌醇;LGLL,大颗粒淋巴细胞白血病;MPAL,混合表型急性白血病;NHL,非霍奇金淋巴瘤;PNH,阵发性睡眠性血红蛋白尿症;SMZL,脾边缘区淋巴瘤。

附录 3：分子学术语

缩写	基因英文全称	基因中文全称	染色体定位
ABL1	Abelson oncogene	Abelson 致癌基因	9q34
AFF1	AF4/FMR2family member1	AF4/FMR2 家庭成员 1	4q21
ALK	Anaplastic lymphoma kinase	间变性淋巴瘤激酶	2p23
BCL2	B cell lymphoma 2	B 细胞淋巴瘤 2	18q21
BCL6	B cell lymphoma 6	B 细胞淋巴瘤 6	3q27
BCR	Breakpoint cluster region	断点集群区域	22q11
CALR	Calreticulin	钙网蛋白	19p13
CCND1	Cyclin D1	细胞周期蛋白 D1	11q13
CDKN2A	Cyclin-dependent kinase inhibitor 2A	细胞周期蛋白依赖性激酶抑制剂 2A	9p21
CDKN2B	Cyclin-dependent kinase inhibitor 2B	细胞周期蛋白依赖性激酶抑制剂 2B	9p21
DKC1	Dyskeratosis congenita 1, dyskerin	先天性角化不良 1, dyskerin	Xq28
FANCA	Fanconi anaemia complementation group A	范科尼贫血补体成分 A	16q24
EVI1	Ecotropic virus integration site 1	Ecotropic 病毒整合位点 1	3q26
ETV6	ETS variant 6	ETS 变异体 6	5q31-33
EWSR1	Ewing sarcoma gene	尤因肉瘤基因	22q12
FLT3	FMS like tyrosine kinase 3	FMS 样酪氨酸激酶 3	13q12
FIP1L1	FIP1like 1	FIP1 样 1	4q12
FGFR1	Fibroblast growth factor receptor 1	成纤维细胞生长因子受体 1	8p11
FGFR3	Fibroblast growth factor receptor 3	成纤维细胞生长因子受体 3	4p16
FLI1	Fli-1proto-oncogene	Fli-1 原癌基因	11q24
GP1BA	Glycoprotein 1b alpha	糖蛋白 1bα	17p13
HOX11（*TLX1*＊）	Homeobox gene11	同源框基因 11	10q24
HOX11L2（*TLX3*＊）	Homeobox gene11L2	同源框基因 11L2	5p35
IGH	Immunoglobulin heavy chain locus	免疫球蛋白重链基因座	14q32
IGK	Immunoglobulin light chain kappa locus	免疫球蛋白轻链 κ 基因座	2p12
IGL	Immunoglobulin light chain lambda locus	免疫球蛋白轻链 λ 基因座	22q11
JAK2	Janus kinase 2	Janus 激酶 2	9p24
KIT	Stem cell factor receptor, CD117	干细胞因子受体, CD117	4q12

续表

缩写	基因英文全称	基因中文全称	染色体定位
MKL1	Megakaryocyte leukaemia 1	巨核细胞白血病 1	22q13
MLL（*KMT2A**）	Mixed lineage leukaemia	混合谱系白血病	11q23
MLLT10	Mixed lineage leukaemia translocated to 10	混合谱系白血病易位至 10	10p12
MLLT	Mixed lineage leukaemia translocated to 3	混合谱系白血病易位至 3	9p22
MPL	Myeloproliferative leukaemia virus oncogene	骨髓增生性白血病病毒致癌基因	1p34
MYC	Myc oncogene	Myc 致癌基因	8q24
NPM1	Nucleophosmin1	核磷蛋白 1	5q35
NOTCH1	NOTCH1	NOTCH1	9q34
PCM1	Pericentriolar material 1	中心粒外周物质 1	8p22-p21.3
PDGRFA	Platelet-derived growth factor alpha	血小板衍生生长因子 α	4q12
PDGRFB	Platelet-derived growth factor beta	血小板衍生生长因子 β	12p12
PICALM	Phosphatidylinositol binding clathrin assembly protein	磷脂酰肌醇结合网格蛋白装配蛋白	11q14
PML	Promyelocytic leukaemia	早幼粒细胞白血病	15q22
RARA	Retinoic acid receptor alpha	维 A 酸受体 α	17q21
RBM15	RNA binding motif protein 15	RNA 结合基序蛋白 15	1p13
RUNX1	Runt-related transcription factor	与 Runt 相关的转录因子	8q22
RUNX1T1	Runt-related transcription factor translocated to 1	与 Runt 相关的转录因子易位至 1	21q22
STAT3	Signal transducer and activation of transcription 3	信号转导和转录激活 3	17q21
TAL1	T-cell acute lymphocytic leukaemia 1	T 细胞急性淋巴细胞白血病 1	1p32
TCR alpha（*TRA**）	T-cell receptor alpha locus	T 细胞受体 α 基因座	14q11
TCR beta（*TRB**）	T-cell receptor beta locus	T 细胞受体 β 基因座	7q34
TCR delta（*TRD**）	T-cell receptor delta locus	T 细胞受体 δ 基因座	14q11
TCR γ（*TRG**）	T-cell receptor gamma locus	T 细胞受体 γ 基因座	7p15
TERC	Telomerase RNA component	端粒酶 RNA 组分	3q26
TERT	Telomerase reverse transcriptase	端粒酶反转录酶	5p15
WAS	Wiskott-Aldrich syndrome	维斯科特-奥尔德里奇综合征	Xp11.4-11.21

* 人类基因组计划命名委员会批准了基因或基因座的名称。

附录 4：病例根据诊断分类

骨髓增殖性肿瘤：
病例 12、25、37、64 和 78。

髓细胞和淋系肿瘤伴嗜酸粒细胞增多和 PDGRFA、PDGRFB 或 FGFR1 异常：
病例 15 和 49。

骨髓增生异常/骨髓增殖性肿瘤：
病例 9、15 和 29。

骨髓增生异常综合征：
病例 32、67 和 80。

急性髓细胞性白血病及相关前体肿瘤：
病例 3、8、12、18、22、29、32、41、47、54、57、62、64、67、72、74、76、78、85、89、91、94 和 95。

急性系列不明白血病：
病例 61 和 82。

前驱淋巴细胞肿瘤：
病例 36、37、45、51、70、85、87 和 97。

成熟 B 细胞肿瘤：
病例 2、6、10、11、14、20、23、26、28、31、33、39、40、43、46、48、53、60、77、79、81、84、90、92、96、98、99 和 100。

浆细胞肿瘤：
病例 4、19、24、52、57、65 和 69。

成熟 T 细胞和 NK 细胞肿瘤：
病例 1、17、34、38、55、56、58、66、68、75 和 83。

霍奇金淋巴瘤：
病例 90。

免疫缺陷相关的淋巴细胞增生性疾病：
病例 55 和 86。

血小板疾病：
病例 7、27 和 63。

红细胞疾病：
病例 16、30、59 和 71。

骨髓发育不良：
病例 42。

非造血系统肿瘤：
病例 13、35、44、73 和 93。

反应性现象：
病例 5、21、30、45、50 和 88。

索引